《邵征洋中医儿科临证经验辑要》编委会

主　编：邵征洋　连俊兰

副主编：周　红　田浦任

编　委：（按照姓氏笔画顺序）

丁佳君　田浦任　朱苑晴　刘　玥　许斌斌

李吉意　李瑞琦　连俊兰　张雨燕　张春辉

陈　玥　邵征洋　林成雷　林婷婷　周　红

姚　想　葛　亮　葛泰慧

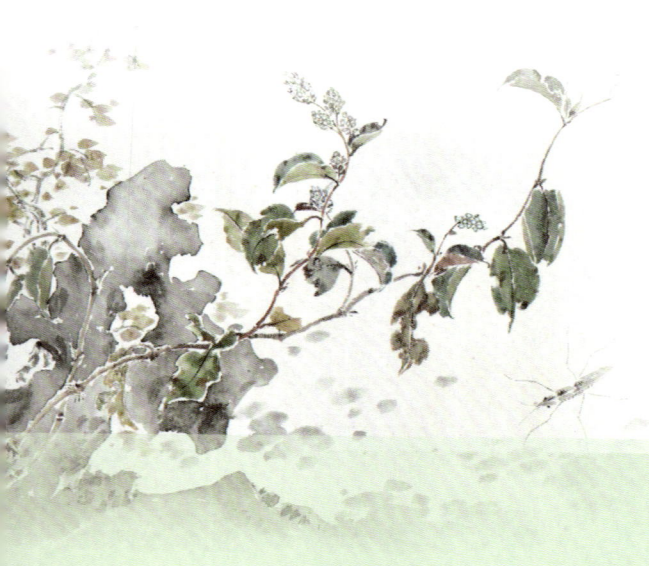

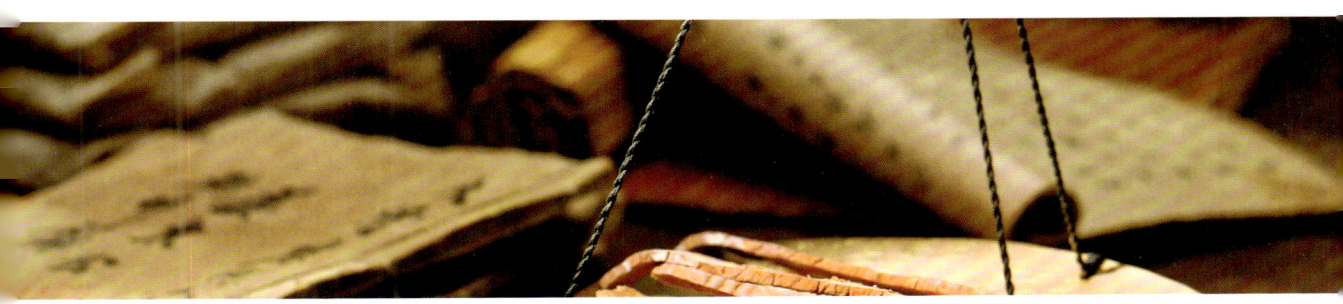

邵征洋
中医儿科
临证经验辑要

邵征洋　连俊兰　主编

厦门大学出版社
国家一级出版社
全国百佳图书出版单位

图书在版编目（CIP）数据

邵征洋中医儿科临证经验辑要 / 邵征洋，连俊兰主编. -- 厦门 : 厦门大学出版社，2025.4. -- ISBN 978-7-5615-9527-5

Ⅰ. R272

中国国家版本馆 CIP 数据核字第 20252VA053 号

责任编辑　李峰伟
美术编辑　李夏凌
技术编辑　许克华

出版发行	厦门大学出版社
社　　址	厦门市软件园二期望海路 39 号
邮政编码	361008
总　　机	0592-2181111　0592-2181406（传真）
营销中心	0592-2184458　0592-2181365
网　　址	http://www.xmupress.com
邮　　箱	xmup@xmupress.com
印　　刷	厦门金凯龙包装科技有限公司

开本　787 mm×1 092 mm　1/16
印张　13.5
插页　4
字数　300 千字
版次　2025 年 4 月第 1 版
印次　2025 年 4 月第 1 次印刷
定价　58.00 元

本书如有印装质量问题请直接寄承印厂调换

厦门大学出版社
微信二维码

厦门大学出版社
微博二维码

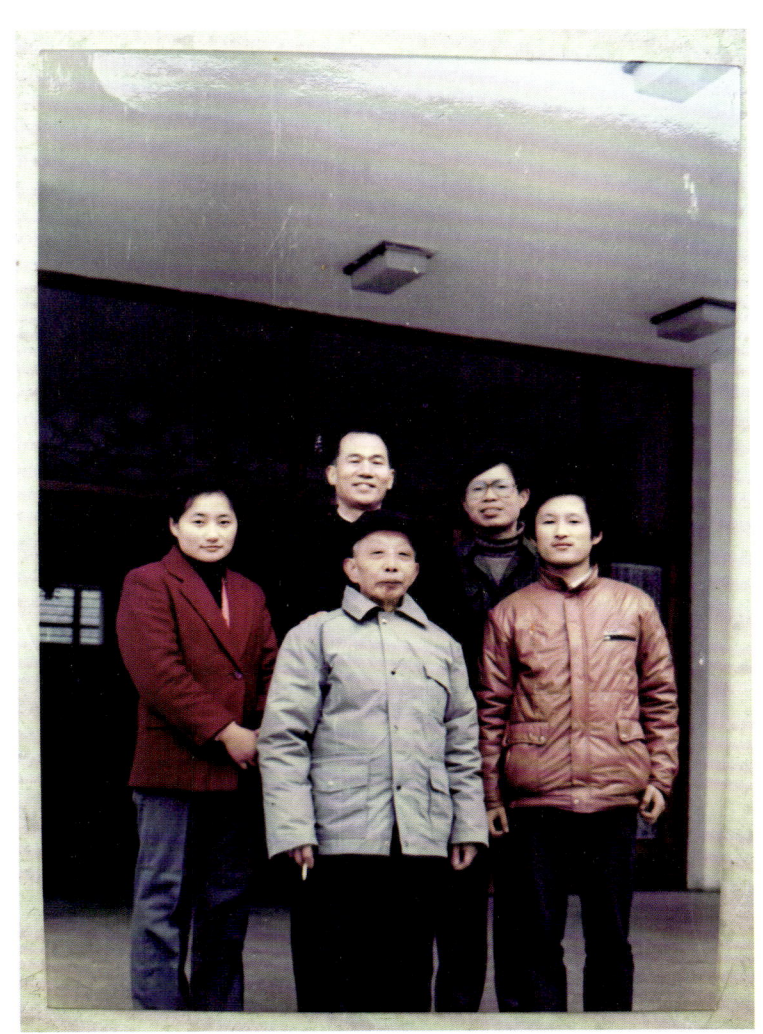

初为医生,与同人跟随林钦廉(前排左一)、胡培德(前排右一)前辈学习

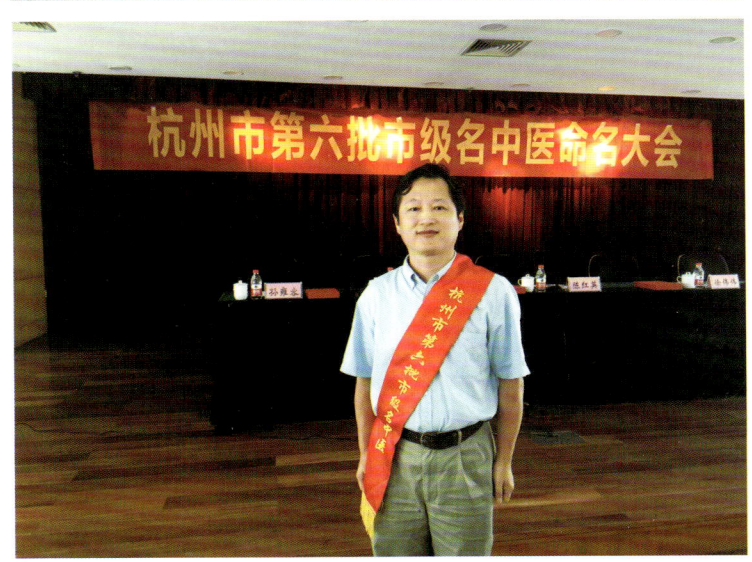

2016年荣获"杭州市名中医"称号

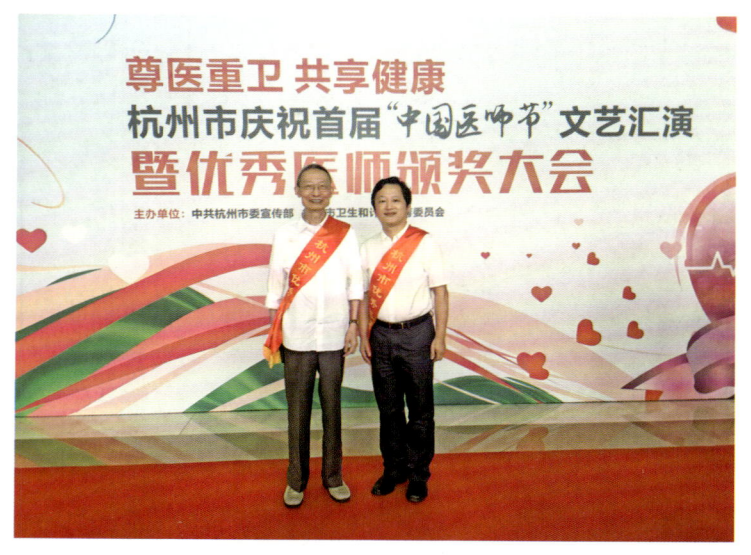

第一届中国医师节，有幸与国医大师王永钧（左一）教授合影

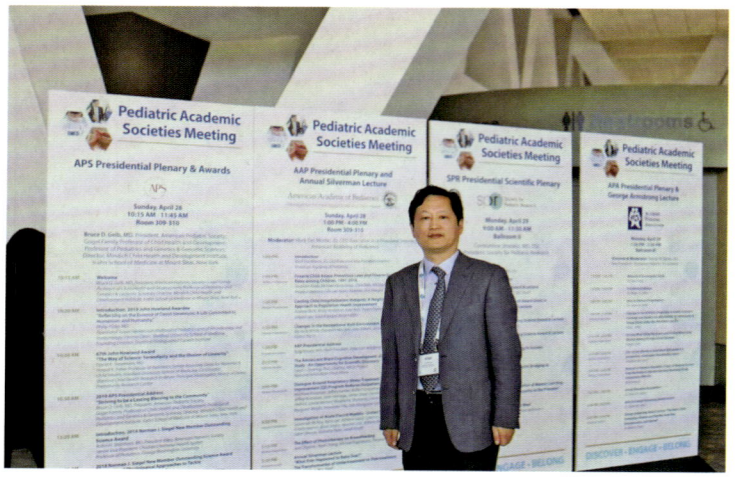

2019年参加美国儿科团体学术会议

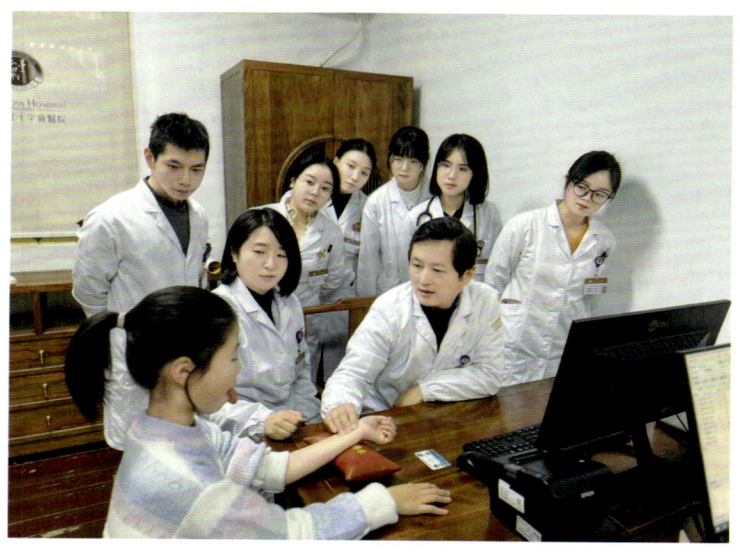

门诊日常，带教传承人及硕士研究生

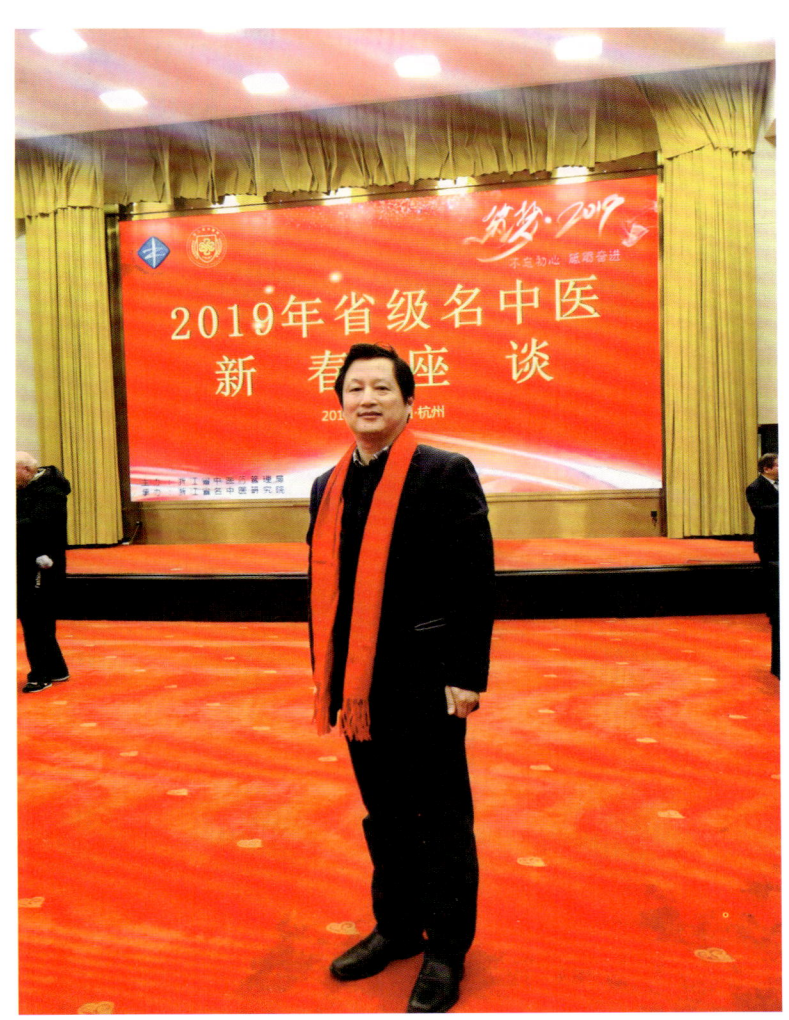

2019年荣获"浙江省名中医"称号

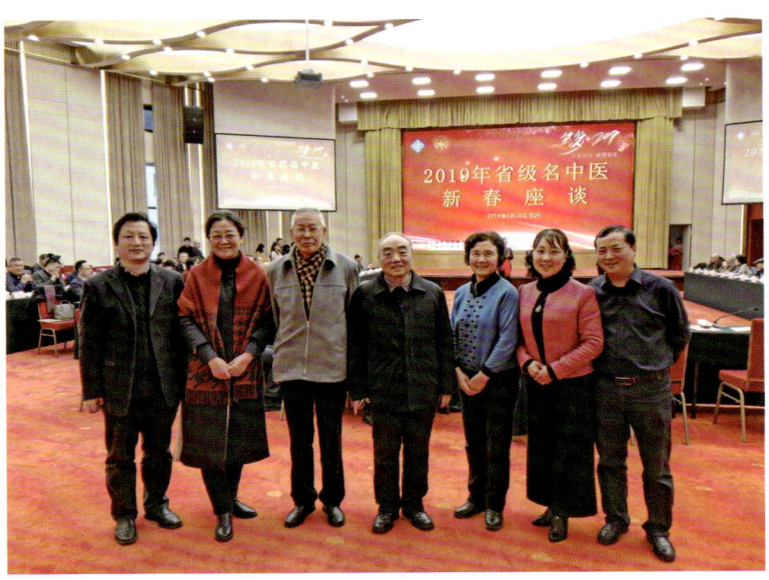

2019年新春座谈会，与宣桂琪（左三）、俞景茂（左四）、盛丽先（右三）、王晓鸣（左二）、陈华（右二）、邱根祥（右一）6位前辈同人合影

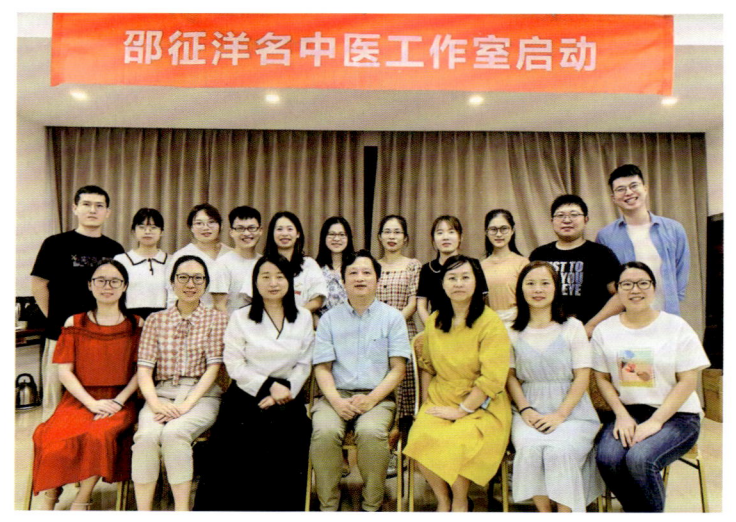

2020年金秋时节，浙江省邵征洋名中医工作室正式启动

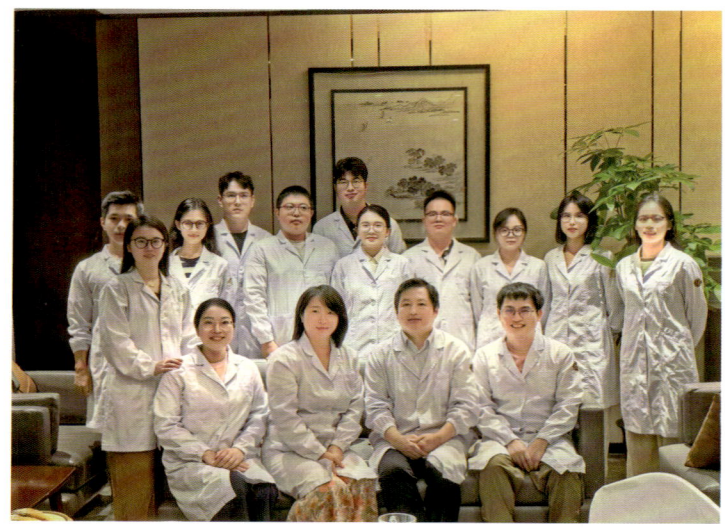

2024年9月完稿之际，全体编委合影留念

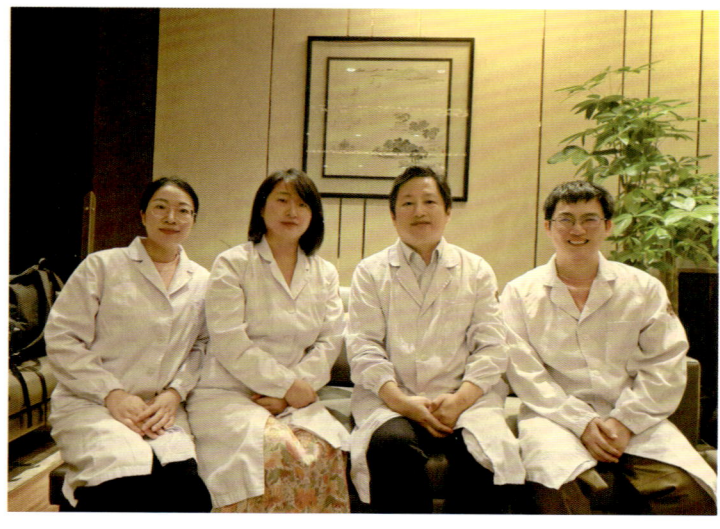

2024年9月，主编、副主编齐聚教师节

中医儿科学历史悠久。《史记·扁鹊仓公列传》记载，扁鹊名闻天下，"入咸阳，闻秦人爱小儿，即为小儿医"。《颅囟经》则是有文字记载的最早小儿方书。浙派中医儿科传承历代儿科名家学术精华，逐渐形成了偏于滋阴清热、重视固护脾胃、巧用和解之法、善用清宣祛风的临床治疗特色，杭州宣氏儿科、宁波董氏儿科、绍兴石门槛徐氏儿科、嘉兴戈氏儿科、衢州龚氏儿科等儿科世家，在中医儿科百花园中独树一帜、争奇斗艳。"痧、痘、惊、疳"是古代儿科四大难证、险证，今天已成为常见病，痘证已很少见。但是，当今儿科疾病谱不断变化，儿科领域新理论、新观念、新技术、新药不断涌现，精准治疗、智慧治疗、整合治疗等对中医儿科如何发挥特色优势提出了新的更高要求。为此，许多中医儿科同人在各自岗位上承先贤遗风，不懈探索。

征洋是其中敢于探索、善于探索、辛勤工作、终有所成的一位。1980年他考入浙江中医学院（现浙江中医药大学），1985年毕业后在杭州市红十字会医院工作至今。征洋是幸运的，王永钧、胡培德、林钦廉、俞景茂、盛丽先、詹乃俊等一批德才兼备的儿科大家，熏陶其德养，传授其秘术；他又获得了难得机遇，正值医院中医儿科发展之时。经过近四十年风风雨雨的磨炼，他已从当年那位懵懂青年医学生，成为学验俱丰、名扬一方的名中医。他既紧紧把握传统中医的"体"，又擅于灵活驾驭现代医学的"用"；既能积极发挥中医儿科外用外治特色优势，又能从大量古籍中探索现代儿科疾病的病机，挖掘良方，古为今用，提出幼儿喘咳"分期诊治"思路，将其分为"未发"、"欲发"与"既发"3个阶段，有的放矢，并新制"祛风止咳方""喘咳口服液""调肺止咳方""疏风通窍方"等临床效方。

其中"喘咳口服液"已获批院内制剂，造福更多患儿。随着国家开放政策力度不断加大，在杭的外籍人士日益增多，征洋诊治外籍小儿的人数也越来越多，且屡获佳效。外籍人士在赞叹中医药神奇功效的同时，也给征洋竖起了大拇指！

  一花独放不是春，百花齐放春满园。征洋自觉担起传承发展的重任，像当年老一辈中医名家带教他一样，他把所得所悟毫无保留地传授给年轻人，带领全科人员推动医院中医儿科学科建设，使之不断发展壮大。

  征洋是我浙江中医学院的同班同学，担任班长，是同学中少有集临床、科教、行政管理于一身的佼佼者。当年他组织全班同学西湖泛舟、超山观梅、植物园寻药等往事犹如昨日，而今我们都已年至花甲。甲辰初夏，我收到征洋寄来的《邵征洋中医儿科临证经验辑要》书稿，并邀我写序。一气拜读全书，书中记载其学术观点、临证思路、对药特色、医案精选，条理清晰，启人心智，对拓展中医儿科辨证论治思路与提高疗效，大有裨益，乐为之序。

  莫道桑榆晚，为霞尚满天。衷心祝愿征洋为浙派中医再续新篇，生活更美满、更丰富！

沈钦荣

2024 年 5 月 28 日于沐阳斋灯下

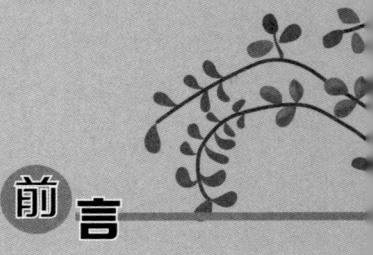

前言

　　时光飞驰，光阴荏苒，进入校门的那一刻仿佛就在眼前。1980年9月，因高考第一志愿未被录取，我被扩招进入浙江中医学院，当时学号"183"，就这样走上了中医道路。幸运的是，学院给我们配备了非常强的师资力量，当时很多中医大家都给我们上过课，如徐荣谦、朱古亭、蒋文照、林乾良等。这些教授传授的通俗易懂的中医知识，使我慢慢地接受中医思想，慢慢地学会中医思维，慢慢地运用中医知识，走上为之努力的中医之路。从1985年大学毕业，时间一晃近四十年，自己已经从一名年轻的医生成长为一名主任中医师，有杭州市名中医、浙江省名中医称号，也在母校兼职教授带了十多名研究生。但面对博大精深的中医学、面对各种顽症难症、面对人类生命的奥秘，还有很多值得我去探索、去学习。作为现代中医人，面对这一传承数千年的民族瑰宝，我不仅要做好传承者，更要做实守正创新的责任者和担当者。

　　1985年8月，我从当时的浙江中医学院本科毕业后，分配到杭州市红十字会医院工作。杭州市红十字会医院是我毕业实习的医院，因为在中医内科门诊、病房实习近十个月，工作初起在中西医结合病房从事内科临床工作，应该说得心应手。说起与儿科的情缘，我只能用"机缘巧合"来描述。当时医院希望发展中医药在儿科方面的优势，决定将刚毕业的我调派到儿科，这对于一个从来没有接触过儿科的年轻医生，是一个很大的挑战和任务。回忆起当时的情景，我记忆深刻的是，时任医院副院长王永钧主任中医师（现在的国医大师）找我谈话时说："中医药在儿科是可以做点成绩的。"正是这句话进一步坚定了我对中医儿科的理想信念。当时的儿科主任胡培德老先生是浙江省著名的中西医结合儿科专家，记得当时老主任对我提出的要求是在半年内迅速掌握儿科常见病、多发病的诊治，能独立参加急诊、病房的值班。由于当时教育模式不同，自己在大学学习、临床实习时都未系统学习过西医儿科学知识，加之儿童生理病理特点的特殊性，于我而言这无疑是一个巨大的挑战。自己只能天天坚持"早七晚七"，即早上七点上班，晚上七点下班，在儿科病房和急诊中摸爬滚打，从最基础的开始学起，逐步掌握抗生素剂量、儿科补液疗法等很多基础知识；直面各种危急重症患儿的诊治，主动留班参与抢救危重患者，把一些死因不明的患者护送至浙江医科大学进行尸体解剖，明确病因。记得有个孩子因"肾病综合征"高度浮肿，在当时条件下经中西医结合治疗未见好转，转去腹透治疗，病情曾一度好转，突然有天"气促"抢救无效身亡。家长同意做尸体解剖，我主动要求陪同前往浙江医科大学并做病例介绍，最后从患儿小心包里抽出 500 毫升积液。当时的解剖老师对在场的学生讲：人是一个整体，肾病别老盯着肾，这么多积液心脏还怎么跳啊！这句话深深地刺痛了我。临床医生的成长就是要多学习、多临床实践，不能只停留在书本中的理论知识，纸上得来终觉浅，绝知此事要躬行，只有在临床中不断实践、不断积累才能真正获得成长。经过3～4个月，我已经成为一名能独当一面的儿科医生。这段经历于我而言是极为宝贵的财富，也奠定了日后临床的基础。

真正深刻认识到中医学在儿科疾病中的重要作用，还要从 20 世纪 80—90 年代时期说起。在当时儿科呼吸系统疾病仍然是一个比较严峻的问题，特别是儿童感染后咳嗽，多见于儿童大叶性肺炎、支原体肺炎、百日咳等病后期。中医上这属于"余邪未尽，痰热互结"，西医往往没有很好的治疗方法，单纯的西医治疗下，恢复期患儿往往迁延难愈。这时我不禁想起王永钧老先生在初入临床时对我的勉励，为何不去探寻中医药在此方面的作用。我从古方《千金苇茎汤》治疗"肺痈"得到启发，化裁形成的"加味苇茎汤"治疗儿童感染后咳嗽取得显著疗效。随着自己独立地开展儿科临床工作，我才真正体会到中医药在儿科能发挥更大的作用。老主任胡培德医师擅长用"汉方"，看病药简量少，临床疗效特别显著，深受患者家属欢迎。在老主任的带领下，我利用休息时间跟随浙江省儿童医院林钦廉老中医侍诊学习，目睹林老对疑难、危重症的中医药治疗的独到之处，如血液病、脑炎后遗症、哮喘等。90 年代中期，浙江中医药学院儿科学的老师俞景茂教授、盛丽先教授、詹乃俊教授利用假期来医院儿科门诊出诊，我目睹了医院中医儿科门诊从门可罗雀到门庭若市，看着老师们如何在繁杂的病症中抽丝剥茧，如何在千变万化的病情中精准把握，被老师们的精湛医技所折服。同时在平时和老师们的交谈中、在老师们的医案中我学到了他们很多的临床经验和处方特色。我虽然跟随多位浙江省内的名老中医学习临证经验，但始终未系统地传承、研习名医的学术思想，是一大遗憾。

中医经典承载着数千年的医疗智慧与实践经验，更是中医理论体系的基石。这些经典不仅记录了古人对疾病、病理、药理的深刻洞见，还蕴含了独特的诊断方法和治疗手段，为后世中医的发展奠定了坚实的基础。励志于医道者，必当笃学之、精研之。从1993年担任医院儿科主任，直至后面担任医院副书记、副院长，我始终坚持在临床一线工作，每周3个半天的中医儿科门诊，在儿科逐步开展"冬病夏治""冬季膏方"等特色中医疗法，治疗范围逐步扩大，"名医定制""一人一方"成为特色。俗话说"世间有病皆有其法，皆有其药，只可惜世人不知法而已"，在具体的临床过程中，确实常常会碰到很多疑点、难点，也有很多的无奈。我慢慢地学会从经典中找思路，从医案中找方法，从文献中找答案。例如，儿童哮喘从仲景经典找到"麻黄类方"的平喘，从历代医家摸索辨证遣方要点，从文献检索中明白"麻黄类方"平喘的机制。平时我常温习中医四大经典、《临证指南医案》等中医经典，以及《小儿药证直诀》《幼科发挥》《育婴百问》等中医儿科专著，喜欢翻阅《裘沛然医案》《蒲辅周医案》《岳美中医案》等名家医案，看得最多的是《儿科心悟》，这些都是浙江省著名儿科前辈的经验荟萃，我从中吸取中医辨证论治、临证遣方用药的经验。"学经典、跟名师、做临床"的治学成才理念值得我们坚持。从我自身体会来讲，"做临床"非常重要，只有在临床中碰到问题、难题，自己束手无策时，才有"学经典、跟名师"的动力和毅力。随着临床实践和专业理论的学习，我逐步建立起中医和中西医结合临床思维，指导临床诊疗取得很好的疗效。例如，将儿童呼吸系统生理病理特点与中医对小儿肺系疾病的研究相结合，提出了小儿咳喘"分期诊治"的思路，将儿童哮喘分为"未发""欲发""既发"3个阶段防治。哮喘"未发期"的防治应"有证按虚实论治，无证顾脾肾论治"，侧重"痰""瘀"等致"炎"物质治疗。"欲发阶段"是临床控制哮喘发作的关键期，应标本兼治、攻补兼施，提倡"抢先治疗"，即在哮喘即将发作前，出现咳嗽、咳痰、鼻塞、喷嚏、身痒等前驱症状，临床上不能只治疗感冒、咳嗽，必须抢先对哮喘进行治疗，方能减少哮喘的发作机会。可在辨证论治的基础上，选用麻黄、旋覆花、地龙、白芍等宣肺平喘、降气化痰药；或直接选小青龙汤、定喘汤等止咳平喘方。"既发阶段"应"急则治标"，注重降气平喘，温化痰饮、清肺化痰、泻肺涤痰是常用方法。同样治疗小儿咳嗽重在宣降肺气，兼行化痰止咳、散风解表，在经典处方"止嗽散"的基础上化裁形成系列协定处方，如"祛风止咳方""咳喘口服液""润肺止咳方""疏风通窍方"等系列治疗小儿咳嗽、咳嗽变异性哮喘、鼻炎等的方剂，成为科室的特色协定处方，其中"咳喘口服液"已获批成为医院院内制剂。同时，学习经典也要懂得变通，遵古不泥古，创新不离宗，方可循源而觅新境。随着社会经济的发展以及近几年疫情的影响，儿科的疾病谱发生了不小的改变，很多情志类疾病如注意力缺陷、多动症；神经系统方面疾病如抽动障碍、睡眠障碍；内分泌系统方面如生长发育疾病的发病率显著增加，大部分疾病在以前是没有相应的病名、病机、方药的记载，只是作为症状散在其他的文献记录中。清代陈士铎在《本草新编》中提到"人不穷理，不可以学医，医不穷理，不可以用药"，所以"穷理"是我们临床用药的关键，如何去寻找临床治疗的思路非常重要。要学会"古""今"两手抓，所谓"古"是指中医独有的古籍的研究，从简单的症状描述探究相关联病因病机；所谓"今"是指现代名家新的理论、诊疗方法，从古今中吸取精华，并在临床中积极尝试运用，做好总结，形成自己的诊疗方案。很多儿童神经系统疾病如睡眠障碍、多动症、抽动症，都可以从《小儿药证直诀》获得启示，把握好小儿"心肝常有余"的生理特点，从"心热""不甚搐"论治小儿夜惊夜啼、睡眠障碍、抽动障碍，化裁古方（导赤散），注重清心泻火安神，临床上收效显著。这一独特的治疗角度引起中西医儿科同行的认可，在第22届全国中西医结合儿科年会进行论文交流。因此，对一些临床的疑难杂症，注重中医古籍的研读尤其重要，遇疑难病症，必探幽析微，潜心经典，依古训而不落窠臼，传验方以融会贯通，寻求核心病机，临床验之确效。

中医学博大精深，是中华民族传统文化中的瑰宝，其独特理论体系和治疗手段传承千年依然存在。中医治法分内治法和外治法，治病之理同而方法不同。清代吴师机《理瀹骈文》有云："外治之理，亦即内治之理，外治之药，亦即内治之药，所异者法耳。"在临床实践中，除了中药内服，不可忘了外治这一法宝，中医外治法在临床应用中具有很大的灵活性和实用性。内外联合或多种外治方法综合干预治疗小儿疾病，起效更快，具有操作简单、易于推广、缩短疗程、安全可靠、减少不良反应的优点。我从20世纪90年代开始接触中医外治法，在儿科开始独立开展"冬病夏治"。当时每年只接收30～50个患者，"药粉"配方、制作都由医院针灸科帮助提供。但由于成人、儿童体质的差异，很多孩子还是出现一些皮肤反应，这也限制了这项技术的开展。由于临床上患者需求量还是很大，我开始自己逐步调配适合儿童体质的"药粉"，注重每次贴敷后孩子皮肤的反应，通过家长照片上传来分析药物的比例、姜汁的浓度，经过几年摸索形成适合儿童的"三伏贴"。它不仅疗效可靠，而且无副反应。每年来做"三伏贴"的患儿也增加至

800~1000人次。同时我不断推出新的治疗措施，来提高"三伏贴"的疗效；如个性化定制三伏贴，一人一病一方，专人贴敷等，使医院儿科的"三伏贴"成为一种品牌。相对于成人，儿童有其特殊的生理病理特点，口服药物依从性相对差，但同时有脏腑娇嫩、皮肤通透、经络敏感的优势，外敷之剂可从经脉孔穴到达病处，调理阴阳，以求康复，为广大家长和患儿所接受。根据多年的临床经验，我带领儿科外治医护及研究生团队，创新开发多种适合儿童的外治方法，如贴敷疗法（夜惊贴、盗汗贴、止吐贴、消食贴、健脾贴、止泻贴、通便贴）、灌肠法（退热灌肠剂）、放血疗法（耳尖放血、刺四缝）、耳穴压豆、中药外涂（生长膏、湿疹膏、红臀膏）、中药熏洗（退黄协定方、温浴熏洗方）、推拿疗法等中医特色疗法。在诊室里，常常有许多慕名而来的小小患儿，最小的刚刚满月，这时候家长给小宝宝喂中药就十分困难，通过"贴贴""揉揉"就能够解决问题。有些产品深受患儿家长欢迎，吸引了很多成人和儿童使用。同时引进新中医理疗技术，如激光针灸用于小儿变应性鼻炎、遗尿、厌食的治疗；扶阳罐、推脊疗法用于促进生长发育；通窍中药配方精油缓解鼻塞、提高儿童抵抗力等，扩大中医外治的适应证，在省内最早开展中医外治治疗儿童矮小症的研究。2008年在儿童手足口病的防治中，医院推出"清瘟口喷协定方"用于小儿手足口病的防治，并被纳入浙江省中医药儿童手足口病的防治方案中。我作为专家参与浙江省手足口病、H7N9、甲流中医药诊疗方案的制订，被国家中医药管理局授予"全国中医药应急工作先进个人"。我们中医儿科医生除了会辨证开方给患儿口服中药，还要会辨证选取适合孩子们的外治方法，这样可以减少他们服药的困难。外治法简便廉验，何乐而不为呢？在长期的临床实践过程中，我也体会到中医外治必须操作规范，在理论上必须辨证施治，组方有据；在方法上必须因人而异，因法而异；在治疗上必须主次分明，缓急有别；在运用上必须简便易行，减少创伤。我指导医院儿科团队定期更新《儿科适宜技术操作规范》，全省乃至全国来进修学习的医护人员络绎不绝，自己也受邀在人民卫生出版社出版的《实用儿童外治疗法》一书中担任副主编。

临床工作中，离不开优秀的团队，2005年后一些优秀的人才陆续加盟了儿科，如连俊兰、许先科主任中医师，詹璐、林隆主任医师，其中连俊兰、许先科是省内儿科名家盛丽先、俞景茂的学生，有非常好的理论基础和科研思维。2012年开始我受聘为浙江中医药大学教授，开始招收中医儿科专业型硕士研究生，逐步在儿科形成临床、科研相结合的研究团队。研究团队以临床面临的实际问题为导向，从临床中发现问题、解决问题，重点针对呼吸系统疾病和消化系统疾病，对于临床总结形成多种协定处方，如"清肺饮""咳喘口服液""调中饮""流感口服液"

进行系统的基础研究，进一步明确其作用机制，验证临床疗效。在此基础上团队取得了一定的科研成果，共申请省部级课题1项，厅局级科研项目十余项，在国内核心期刊发表论文数十篇，其中"清肺饮"对呼吸道合胞病毒感染大鼠肺功能及炎症因子的影响课题成果获浙江省中医药科学技术奖二等奖。同时团队也不断努力让研究成果"走出去"，如《负压呼气流技术在儿童支气管哮喘中的应用研究》在2019年被北美儿科年会录用，团队赴美国巴尔的摩参加会议，并进行论文交流，在国际会议上勇于发出"中国声音"。

临床科研之余，我并没有忘记自己肩上还有更重要的使命：带领学科更上一层楼。2011年医院儿科被列入杭州市重点学科（3类），2014年我担任医院行政副院长，被医院聘为儿科学科带头人，找准学科发展方向，寻求差异化发展是我的目标，努力学习现代医学的新理论和新技术，推动学科的全面发展，西医我们要有特色，中医我们要有品牌，中西医优势互补，不断提升学科的诊疗水平。我带领科室全体医护人员以小儿肺系及脾系疾病为重点研究方向，对标省级专科医院、特色专科，搭建"临床、科研、产品（协定方）"三位一体的学科特色，发挥中医传统疗法防治儿科疾病的优势，内治外治相结合，使科室在儿童呼吸、消化、内分泌以及新生儿疾病的诊治中在省内形成了独具特色的中西医结合诊疗体系。我先后参与多个《中医儿科临床诊疗指南》的制定，科室先后成为浙江省中医药"十三五"重点学科、专科（中西医结合儿科）、浙江省重大疾病中医药防治中心（儿童呼吸病）、杭州市医学重点学科（小儿呼吸病及感染病学），已逐步形成以"中西医结合，内外治结合"为主要特色，中西医学科交叉，中药内外治结合的优势学科。2024年，科室更是成为国家中医优势专科（中医儿科学）建设单位。

2016年7月我有幸被杭州市人社局、杭州市卫健委评为"杭州市名中医"；2019年被浙江省人社厅、浙江省中医药管理局评为第七批"浙江省名中医"；同年被浙江省中医药管理局评定为"浙江省老中医药专家学术经验继承工作指导老师"。我成立了"邵征洋名老中医专家传承工作室"，工作室的负责人为医院中医青年人才连俊兰主任中医师，形成以中医儿科研究生为核心的老中青相结合的学术继承团队，涵盖中西医、院内外的临床医师，经常开展经典学习、专题讲座、案例探讨、经验交流等学术活动。作为工作室的指导老师，我尽自己的努力做好传帮带的工作，以"简单而坚守的医者"作为开场第一讲，和大家交流了自己简单的工作目标和永不放弃的工作态度：为医者，在医道医术精湛的同时，还要有高尚医德，当常修从医之德，常怀律己之心，以大医精诚作为医者之准则，坚守住自己的本真之心，踏踏实实诊病疗疾。非常高兴工作室在连俊兰医师的带领下，花费大量时间，将我个人近四十年的儿科临床感悟心得、医案医话、遣药用方等整理成册，以《邵征洋中医儿科临证经验辑要》为名，是书既成，几易其稿，虽倾心尽力，仍难免谬误，敬请学者同道赐教和斧正，不指望成为惊人大作，但希望能抛砖引玉，有益后学，为中医儿科事业尽一份力。医学之路永无止境，在未来的日子里，我们仍需不断学习、探索和实践，以应对日益复杂的疾病挑战，我也期待与各位同道共同交流、学习，共同为医学事业的进步贡献我们的力量，在传承、发扬中医学的道路上奋勇攀登，寸积铢累。

在本书即将出版之际，我首先要衷心地感谢老一辈的儿科专家林钦廉、胡培德、俞景茂、盛丽先、宣桂琪、董幼祺，是他们打开了我儿科临床的大门，给了我太多临床上的启迪和教诲；其次要感谢杭州市红十字会医院，这所有着百年历史的医院给了我成长的沃土，感谢医院的儿科团队给了我成长的坚实基础；再次要感谢千千万万的患儿和家长，你们的信任是我坚持的动力；更要感谢我的同学沈钦荣在百忙之中为书赐序；特别要感谢我的家人一直以来对我无私的支持和付出；最后要感谢工作室连俊兰医师和工作室的全体成员，你们辛苦了。

邵征洋
2024 年 5 月 21 日于杭州

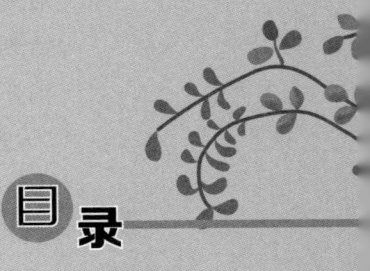

第一部分	学术思想 ·································	**001**
	博采众长，勇于创新 ······························	001
	重视四诊，中西合参 ······························	002
	注重脏腑，脾胃为本 ······························	002
	慢病分期，预防为重 ······························	004
	杂病难症，治痰为要 ······························	004
	中病即止，以和为贵 ······························	005
	内外兼修，外治为奇 ······························	006
第二部分	专题讲座 ·································	**007**
	从痰、瘀、气论治儿童腺样体肥大 ···················	007
	分期论治儿童支气管哮喘 ··························	011
	标本兼顾防治儿童过敏性鼻炎 ······················	014
	分因论治儿童慢性咳嗽 ····························	017
	消补兼施调治儿童单纯性肥胖 ······················	021
	从"虚、火、痰、瘀"论治女童特发性性早熟 ···········	026
	调治矮小症立足五脏之偏颇 ························	032
	运用温胆汤从"痰"论治儿童情志病经验 ···············	036
	从"风、痰、火"论治抽动障碍 ······················	041
	基于"腑气以通为用"理论探讨儿童功能性便秘的辨证思路 ···	045
	基于"运脾法"运用七味白术散治疗小儿功能性消化不良 ···········	049

.1.

活用保和丸治疗儿科杂病·················052
清热药在小儿脾系疾病中的应用···········056
消补兼施治疗小儿疳积·················058
"运脾"学说的基础研究和临床应用········061
中医儿科外治的临床思路和方法··········065
导赤散方证探析与临床应用·············069

第三部分　对药应用·················074

谷精草　密蒙花·····················074
葛根　伸筋草·······················074
白芍　枳壳·························075
枸杞　菊花·························075
芍药　甘草·························076
天麻　钩藤·························077
连翘　谷精草·······················078
白前　百部·························078
三棱　莪术·························079
皂角刺　路路通·····················079
龟甲　鳖甲·························080
潼蒺藜　谷精草·····················080
徐长卿　刺蒺藜·····················081
地鳖虫　醋三棱·····················081
荆芥　防风·························082
女贞子　墨旱莲·····················083
防风　乌梅·························083
白鲜皮　地肤子·····················084
苍术　白术·························084
辛夷　白芷·························085
鸡内金　生山楂·····················086
金银花　连翘·······················087
紫菀　款冬花·······················087
半夏　陈皮·························088
旋覆花　代赭石·····················089
桔梗　甘草·························089

石菖蒲　蒲公英 …… 090
连翘　栀子 …… 091
牡蛎　珍珠母 …… 091

第四部分　经方名方应用 …… 093

银翘散 …… 093
小青龙汤 …… 095
理中汤 …… 097
小柴胡汤 …… 099
苇茎汤 …… 102
旋覆代赭汤 …… 104
升降散 …… 105
止嗽散 …… 108
温胆汤 …… 109
保和丸 …… 111
六味汤 …… 114
桂枝加龙骨牡蛎汤 …… 117
瓜蒌薤白半夏汤 …… 119

第五部分　医案精选 …… 121

支气管哮喘 …… 121
抽动障碍（难治性） …… 123
抽动障碍（发声性） …… 125
腺样体肥大 …… 127
睡眠障碍（阴虚火旺型） …… 128
睡眠障碍（心火炽盛型1） …… 130
睡眠障碍（心火炽盛型2） …… 132
睡眠障碍（心火旺盛型） …… 133
睡眠障碍（夜惊症1） …… 134
睡眠障碍（夜惊症2） …… 135
代谢综合征 …… 136
发热 …… 139
腹痛 …… 140
疳积 …… 141

干燥综合征 ……………………………………………… 143
过敏性紫癜 ……………………………………………… 145
慢性荨麻疹 ……………………………………………… 146
擦腿综合征 ……………………………………………… 148
焦虑症 …………………………………………………… 150
刻板性运动障碍 ………………………………………… 151
头晕 ……………………………………………………… 152
消化不良 ………………………………………………… 153
变应性鼻炎 ……………………………………………… 154
单纯性肥胖 ……………………………………………… 155
青春期痤疮 ……………………………………………… 157
手汗症 …………………………………………………… 158
过敏性鼻炎 1 …………………………………………… 160
过敏性鼻炎 2 …………………………………………… 161
注意力缺陷多动障碍 …………………………………… 162
遗尿（脾肾两虚型） …………………………………… 164
遗尿（肾气不固型） …………………………………… 165
腹泻 ……………………………………………………… 167
便秘（食积型） ………………………………………… 168
便秘（胃肠积热型） …………………………………… 170
盗汗 ……………………………………………………… 171
痞满 ……………………………………………………… 172
脱肛 ……………………………………………………… 174
血尿 ……………………………………………………… 175

第六部分 读书心得 …………………………………… 177

读《医学心悟》有感 …………………………………… 177
《肘后备急方》之抗疫 ………………………………… 180
浅读《温疫论》有感 …………………………………… 183
论《黄帝内经》体质学说 ……………………………… 186
读《小儿药证直诀》有感 ……………………………… 189
基于内经官窍理论，探思鼻之用在于通 ……………… 192
《厘正按摩要术》读书心得 …………………………… 195
《小儿药证直诀·变蒸》浅思 ………………………… 197

第一部分　学术思想

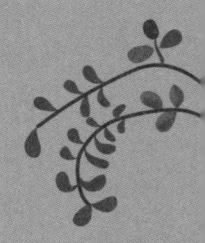

邵师从医近四十年，从理论学习到临床实践，遵仲景之法，博采众长，常温习中医四大经典、《临证指南医案》等中医经典，以及《小儿药证直诀》《幼科发挥》《育婴百问》等中医儿科专著，研读《裘沛然医案》《蒲辅周医案》《岳美中医案》等名家医案，以及浙派儿科专著《儿科心悟》。他从中吸取中医辨证论治、临证遣方用药的经验，积累了丰富的临证经验，形成了独特的学术思想体系。邵师临床上重视四诊，中西合参；选方用药注重脏腑辨证，尤以脾胃为本；治疗慢性疾病，主张分期论治，预防为先；对于反复发作的杂病难症，不忘治痰治瘀；善用和法、清法，少用攻下，中病即止，以和为贵；活用经方、验方和药对；创新发展中医外治，主张中医内外合治多途径防治儿童疾病。

博采众长，勇于创新

大学毕业后，为了满足医院儿科医生短缺的需求，邵师从内科实习医生迅速转为一名儿科医生。在临床工作中他逐渐意识到中医药在防治儿科疾病中的重要地位，同时又深感自己中医知识的不足，于是利用工作之余，跟随多位名老中医学习临证经验，如俞景茂、林钦廉、盛丽先教授等，同时进一步研读儿科相关经典著作和名家医案，逐步树立起自身的中医临床思维。20世纪80—90年代时期，儿科呼吸系统疾病仍然是一个不小的问题，感染性疾病占儿科病房疾病的绝大部分，特别是感染后急慢性咳嗽，西医往往没有很好的治疗方法。邵师结合临床经验，在古方《千金苇茎汤》的基础上形成的"加味苇茎汤"，在治疗大叶性肺炎、支原体肺炎、支气管炎、百日咳等属肺热痰瘀互结证中疗效显著。他还提出治疗小儿咳嗽重在调理肺气，兼行化痰止咳、散风解表，自拟"祛风止咳方""咳喘口服液""润肺止咳方"等一系列治疗小儿咳嗽、咳嗽变异性哮喘、鼻炎等的有效方剂。对于喘息性疾病，邵师将儿童呼吸系统生理病理特点与中医对小儿肺系疾病的研究相结合，提出了小儿咳喘诊治思路，即儿童哮喘分期论治，分为"未发""欲发""既发"3个阶段。哮喘"未发阶段"应"有证可辨辨虚实，无证可辨顾脾肾"，同时侧重"痰""瘀"等致"炎"物质；"欲发阶段"应标本兼治、攻补兼施；"既发阶段"应注重健脾化痰、温化痰饮、清肺化痰、泻肺涤痰。对于小儿消化系统疾病，如功能性腹痛、厌食，邵师主张运脾健脾的重要性，同时不忘调肝，在四逆散的基础上创制院内制剂调中饮。此方应用近二十年，口感好，服用方便，易被小朋友接受，经工作室申请的多项科研项目研究证实其有效性和安全性。

重视四诊，中西合参

在辨证论治的过程中，邵师提出，一是要重视儿科四诊，二是要中西医结合。儿科又被称为"哑科"，因此优秀的儿科医生尤其需要"望、闻、问、切"四诊合参。邵师回忆起自己曾经碰到的一个患儿，因为反复呕吐而就诊，曾经在外院用了中药和西药但是效果都不明显。医生们都觉得就是单纯的消化不良，起初邵师也觉得没有什么特殊的，但是在开完药方患儿离去时，邵师偶然发现母亲抱孩子的姿势有些奇怪，不像正常儿童，而是以一种"熊抱"的姿势，邵师立刻意识到这个孩子可能有其他问题，经过进一步的询问、检查，发现患儿其实发生了肠套叠，这种体位是强迫体位，若再不及时诊治，部分肠段将会坏死。由此可见，四诊对于儿科的重要性。邵师经常告诫我们，做医生，尤其是儿科医生，要做到"火眼金睛"，接诊患者时要尽快通过望诊判断其精神状态，这是诊疗的第一步也是非常关键的一环。此外，邵师认为，作为一名21世纪的中医儿科医生还应该将中西医融会贯通，这样才能站在更高的角度对疾病有一个全面的认识，要学会把现代的检验检查方法和治疗手段变成是我们与疾病斗争过程中的一把利刃，更好地为临床服务。

注重脏腑，脾胃为本

钱乙作为中医儿科鼻祖，被称为儿科之圣，他在儿科学上也有许多开创性的建树。钱圣所创建的五脏虚实辨证对后世脏腑辨证体系的发展影响深远。儿童从生理上而言"五脏六腑，成而未全，全而未壮"，况且"脏腑柔弱，易虚易实，易寒易热"，所以邵师临床上，尤重脏腑。

根据多年的经验，在钱乙提出心主惊、肝主风、脾主困、肺主喘、肾主虚的辨证纲领上，邵师又做出了个人总结，认为儿童：心易热而昧，肝易旺而动，脾易伤而滞，肺娇而易病，肾未充而虚。"心常有余"为心系疾病的发病基础，心得热，则神明不清，血脉不宁，神志不定，夜寐不安。心火下移，则溲赤短数。肝秉少阳生发之气，但感邪后易火化，则将生理上"有余"转为病理上"亢盛"，故而作慢惊风、瘾瘕、多动、抽动等，皆是为动也。脾为后天之本，其薄而弱，易被乳食或时病所伤，故而失运，致使水谷滞留，气血生化无力，是为滞也。肺为华盖在上，上通口鼻，为宗气出入之所，外合皮毛而煦泽肌肤，具有卫外抗病之职。然肺本娇弱，加之调养不当，小儿更易受六淫外邪的侵袭，是为易病。肾为先天之本，天癸未至而可知小儿肾是为未充也。小儿气血未充，肾气本未固，肾本未充故而作虚。

而脏腑中，邵师又尤其重视脾胃。肾为先天之本，脾为后天之本，但是先天已不可逆改，后天犹可固护。脾又位居中焦，乃气血生化之源，是气机升降之枢纽，与其他脏腑关系密切。所谓"百病皆由脾胃衰而生"，脾胃之气衰，而气血生化无源，致使正气衰败；正气衰败则六淫和疫疠之气易乘虚而入，病从生焉。"脾气虚则四肢不用，五脏不安"，脾胃虚弱又易累及其余脏腑，脏腑经络及精气血津液功能失常则使内生邪病，变生他病。再者"五脏六腑皆禀气于胃"，五脏六腑赖脾之散精作用滋养，脾居中焦，为上下升降之枢纽，其余脏腑之气化升降皆赖脾胃之气斡旋，故脾升胃降也关乎一身气机的协调。所以脾胃有伤，不但会导致自身功能失调，而且也会导致其他脏腑功能失调，从而发生种种病证。

邵师认为对于小儿而言，其脾胃易伤，而易致饮食积滞于中焦，阻塞气机，久而化热，熏蒸成痰。食积不除，"百病蜂起"，累心可致睡眠障碍；犯肺而气逆咳嗽；引动肝风则抽动；约束腑气而便秘。所以针对脾胃，善治食积是一大要义。

另外在脾胃病治疗上，邵师提倡运脾与通腑，有运脾五法：化湿助运、化积助运、温阳助运、理气助运、益气助运。通腑有四术：攻下、导滞、补虚、化瘀。除了重视脾胃病，邵师在治疗其他病症遣方用药时也极重视对脾胃的顾护。杭城地属湿热地带，加之家长喂养不当，过食肥甘厚腻，易造成患儿脾胃湿热之象。邵师在问诊中就特别注重患儿晨起口气的有无，只要有口气，则喜用蒲公英-石菖蒲这一药对，以起到芳香化湿、醒脾开胃及清泄胃火之效。二药相伍，芳香醒脾而不伤津，苦泄清热而不伤正，胃体可安，其能自行，甚妙。

慢病分期，预防为重

邵师认为小儿肺娇而易病，所以小儿肺系疾病尤以慢性病居多，如哮喘、反复呼吸道感染、过敏性鼻炎、腺样体肥大等。大致而言小儿肺系疾病可分为急性发作期、迁延反复期及缓解恢复期3期。肺系疾病病程不一，而且不同疾病或同一疾病不同时期，病机主次又各不一，治法上亦当有所侧重。

唐代孙思邈的《千金要方》中认为"上医医未病之病，中医医欲病之病，下医医已病之病"。邵师认为对于反复发作的慢性病，我们应当尽力控制在其"未发"之时。特别是对于哮喘，邵师将哮喘的分期有别于其他肺系疾病，将之分为"未发""欲发""既发"，更加强调了对于哮喘的治疗，"瘥后防复""未病防作""欲病救萌"，预防疾病的发生发展是重中之重。

对于预防，主要是讲究两方面：一方面是体质的调节。体质禀赋因人而异，也绝对不可以一言以蔽之。对于婴幼儿之偏颇体质，邵师建议主要以日常饮食起居调养，辨体施养，同时可以采取小儿推拿等经络调理以改善其偏颇体质。其他年龄段儿童，在日常调养之上，可根据其不同体质，予益肺健脾、温补肺肾等不同治法调理。另外，对于哮喘等疾病，邵师认为"冬病夏治"穴位贴敷等中医外治方法，能固本扶正，有效预防哮喘的发作，且顺应性好，对于儿童预防调理也较为推荐。另一方面是疾病的控制。很多慢性疾病会因各种因素而诱发急性发作，所以应当摸清诱发因素，采取相应的方法以避免急性发作，扭转疾病发展方向，从而避免反复发作。对于特禀质的儿童，控制过敏原的接触是要点。除此之外，邵师提出很多疾病的发生，都有一定苗头，我们应当见微知著，防微杜渐，可以预先采取干预手段，进行"抢先治疗"。比如哮喘患儿在哮喘发作前出现先兆征象（流涕、喷嚏、夜咳等）至急性喘息发作，通常有约5天的"机会窗"时间，预先干预治疗可有效预防后续可能的哮喘急性发作。

杂病难症，治痰为要

痰饮是病理产物和致病因素，"百病多由痰作祟"，痰饮致病广泛，变幻多端，加之易于兼邪致病，若与瘀血相兼而为病则更使病情复杂、严重、缠绵难治。现今儿童杂病越来越多，其发病也都与痰、瘀有关。邵师认为痰瘀互结导致怪病纷起，但究其根本，是为痰饮内生，久而化瘀，所以治痰方为根本。体现在诊治多个疾病的选方用药中，如腺样体肥大宜从"痰、瘀、气"出发，特发性性早熟从"虚、火、痰、瘀"

论治，善用温胆汤加味治疗儿童情志类疾病，尤其是抽动、多动症、睡眠障碍的治疗，临床取得了非常好的疗效。

痰饮是为津液之变，其之为病，在乎风寒湿热诸邪之侵袭，更在饮食起居情志之失常。究其成因都源于气滞、气虚、气化失调，气不化津则积饮成痰；气不行液则聚而成饮。所以，邵师认为治痰当和以调畅气机，临床上多以散痰、下痰、温痰、清痰等法治痰。如肥胖患儿，邵师喜以散痰法，使水湿痰脂等实邪缓缓消散；抽动患儿以痰热内扰为基本病因，临床以清痰法也多收效颇佳。

中病即止，以和为贵

杭城将小儿呼作"芽儿"，是指儿童时期，譬如草木萌芽之态，受气初生，而又未经寒暑，其质娇嫩柔弱。但是儿童其气方盛，脏气清灵，随拨随应，所以邵师强调，小儿用药，用量宜轻，中病即止，勿反伐其根本。邵师遣方用药较轻灵，有时因病情需要，使用偏寒凉，或过于辛散，或略有毒性之药，往往都是中病则止。再者用药后病情已经得到控制或痊愈，邵师也往往能及时减用药量，或及时停药，以求不伐其正。

随着时代的变迁，儿童的疾病谱也随之改变，致病因素日益复杂，杂病相对增多。但总的来说儿童的特点是其体嫩娇柔，稚阴稚阳，易虚易实，易寒易热，传变多端，所以临床上治法本当时时随之应变。邵师经常叮嘱我们需要重视寒热错杂，虚实夹杂，而治法上也喜和法，以和为贵。

和解法，又称和法。中医学在两千多年的发展历程中，始终重视"和"，重视天地自然之"和"、人与自然之"和"以及人体自身之"和"。而"失和"是致病的根本原因，所以治疗的目的正是"阴平阳秘""致和平""以平为期"之"和"。清代戴天章总结"寒热并用，谓之和；补泻合剂，谓之和；表里双解，谓之和；平其亢厉，谓之和"。邵师将之概括为解表里、调脏、平阴阳，如常用小柴胡汤、柴胡桂枝汤调理过敏性鼻炎、反复呼吸道感染，泻心汤类、四逆散调理功能性腹痛、功能性消化不良。正如张景岳所言："（和法）亦犹土兼四气，其于补泻温凉之用无所不及，务在调平元气，不失中和之为贵也。""和"跟"土"的性质有相似之处，邵师以和法调脏腑，尤其重视调脾胃，常予调和肝脾、和理肠胃等法治疗便秘、肥胖、积滞、疳积等都有较好的疗效。

内外兼修，外治为奇

育儿诚难，治儿尤难。儿科之难，除了儿童哭闹无端，查体欠配合，难以描述病情，诊断时需多有赖于医者的细心观察，还难在儿童普遍存在服药困难，继而空有治病之药，而无治病之效，使得临床疗效不理想，甚或拖延病情等。邵师曾对我们说："当医生要切记不能没有办法！"所以临床上，除了常用的口服药物予以内治，邵师又尤其重视中医外治疗法，所谓"良工不废外治"，内外兼修，内治外治两手抓。

中医外治历史悠久，具有简便价廉的特点，是中医药体系的重要组成部分。但是目前对于中医外治的理论体系有待完善，机制亟须探索，治疗务必规范。所以，邵师也一直致力于儿童中医外治的研究，参与编撰《实用儿童外治疗法》，对中医外治的作用机理深入探索。另外，邵师也在临床中推陈出新，在运用传统敷贴法、涂擦法、药浴法、推拿法等的同时，也积极挖掘现代新型中医外治疗法，如激光针灸、超声药物导入、电热温灸、扶阳罐等，且在以芳香疗法改善儿童鼻炎及增强免疫力中寻求新的突破，并申请相关专利多项。邵师曾说好的外治要有"特效"。曾有一位男患儿，经常夜间梦游，家长来自乡下，以为是自己孩子碰到脏东西，或是受惊所致，多方求医症状未能好转，到邵师处，就诊时描述患儿病情仍是难以启齿。邵师予以内外兼治，外用夜惊贴贴敷涌泉穴，患儿竟一药而愈。这就是对运用好外治当有奇效的最好诠释。

邵师根据多年外治经验，提出：对于中医外治，在理论上需"辨证施治，组方有据"；在方法上需"因人而异，因法而异"；在疗效上需"主次分明，缓急有别"；在运用上需"简便易行，减少创伤"。他对于临床运用外治总结出5种治则：因"病"施治，因"治"施治，因"人"施治，因"时"施治，因"急"施治。总而言之，好的外治要出奇。

（田浦任　刘　玥　连俊兰）

第二部分 专题讲座

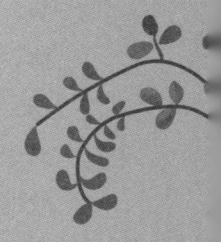

从痰、瘀、气论治儿童腺样体肥大

腺样体又称咽扁桃体、增殖体，位于鼻咽顶壁、后壁交界处，为咽淋巴内环的组成部分之一。正常生理情况下，儿童2～6岁时腺样体增生最显著，易形成腺样体生理性肥大，10～12岁时逐渐萎缩，成人时基本消失。腺样体生理性肥大的异常增生，或长期慢性炎症刺激腺样体及其邻近组织将导致腺样体病理性肥大，常引起儿童耳鼻咽喉及呼吸道等一系列临床症状，称为腺样体肥大。临床表现为鼻塞、打鼾、张口呼吸、咽部异物感等症状，持续进展将导致中耳炎、颌面骨发育异常、阻塞性睡眠呼吸暂停综合征（obstructive sleep apnea syndrome，OSAS）等，最终影响孩子的生长发育。分度方法有Ⅳ度分法及A/N分法。

腺样体位于中医学中"颃颡"的解剖位置。《灵枢集注》道："颃颡者，腭之上窍，口鼻之气及涕唾，从此相通。"中医古籍中未有其相应病名，但有对其相应临床症状的描述。巢元方主编的《诸病源候论》中提及："鼾眠者，眠里咽喉间有声也……迫隘喉间，涩而不利亦作声。"《素问玄机原病式·六气为病》中云："鼻窒，窒，塞也……但见侧卧上窍通利，下窍窒塞。"遂将其归为"鼾眠""鼻窒"范畴。治疗方面，西医多以药物抗炎、改善气道反应、洗鼻等对症治疗，必要时考虑手术切除；中医治疗以辨证论治选方用药为总则，汤剂、推拿、刮痧、穴位贴敷等多种中医疗法综合诊治。

1. 病因病机

邵师认为，儿童腺样体肥大的关键病因在于痰、热、瘀、虚。小儿稚阴稚阳之体，具有脏腑娇嫩、形气未充的特点，易受外邪侵袭。风为百病之长，风邪上受，首先犯肺，肺失宣肃而气机失调，津液输布代谢失常，则水湿停聚，凝聚成痰。小儿纯阳之体，感后易化热，热炼津液成痰，痰湿交阻于鼻道，气血运行两滞，加之小儿饮食内伤，积滞生热，热熏于咽，久则成瘀。且其出生后，脾、肺、肾三脏皆成而未全，全而未壮，故常有脾、肺、肾的不足，临床上以肺气虚、肺阴虚、脾气虚为主要表现。故邵师总结认为本病多属本虚标实证，以脾肺两虚为本，与肾相关；以痰热瘀结为标。痰、热、瘀三者搏结于颃颡，而致腺样体肥大，表现为反复鼻塞流涕，咳嗽耳闷，睡眠打鼾，腺样体面容，生长发育迟缓，听力、记忆力下降，语言发育障碍等。

2. 辨证论治

腺样体肥大外及六淫邪气、饮食，内涉"痰""瘀"，其主要症状是张口呼吸和打鼾，解除腺样体鼻咽阻塞是关键。邵师细分其病机，认为应重视本虚，标实解决为先，在治疗腺样体肥大上进行分期论治，将其分为急性期、反复期、缓解期进行治疗，分别将疏风豁痰、运脾化痰、益肺健脾作为3个分期的治疗原则。

（1）急性期：小儿在外多受风邪外袭之影响，多夹寒、湿、热为患，风邪犯肺则宣发肃降功能失调，临床多表现为鼻塞，打鼾，流涕，咳嗽，舌红苔薄，脉数。此时病位在肺，病机关键在于六淫邪气袭表。治则当恪守病机，痰瘀互结、宣通为先。治法以通窍散结、疏风豁痰为主。常用川芎茶调散加减（川芎、荆芥、防风、细辛、白芷、薄荷、甘草、羌活、浙贝、苍耳子、桔梗、路路通、黄芩），适用于外邪留恋，痰瘀互结型。方中细辛散寒通窍，温肺化饮；荆芥、防风解表祛风，透疹止痛；黄芩、浙贝合用，清肺化痰，散结消痈；苍耳子、桔梗通窍利咽，宣肺排脓；路路通、川芎祛风活络，活血通经；甘草调和诸药。全方药性辛散，重在疏风解表，宣肺通窍，消痈散结佐之。

（2）反复期：为急性期进展而来，表邪入里，郁而化热。水饮内停，热炼津液同为成痰之因，久则化瘀。临床表现为打鼾，呼吸不畅，清咽咳嗽咳痰反复，舌红苔薄腻或黄腻，脉滑数。病位由肺及脾，病机关键在于脾失健运。治则当细分病机，痰凝成瘀，运脾为要。治法当以健脾化痰，宣通散结。常用清腺通络方（夏枯草、生牡蛎、玄参、白芷、丝瓜络、浙贝、苍术、姜半夏、薏苡仁、黄芩、桑白皮、桔梗），适用于咳、痰、鼾、塞反复或伴口气、脾气急躁。方中白芷、桔梗升清通窍，利咽排脓；夏枯草、黄芩清热燥湿，解毒散结；浙贝、桑白皮降气平喘，清热化痰止咳；生牡蛎软坚散结消痰；苍术、姜半夏、薏苡仁健脾化痰，燥湿散结；玄参凉血散结，滋阴降火；丝瓜络则取其活血通络之功。全方性味平和，以清热化痰、通瘀散结为主，兼以滋阴清热，理气平喘。

（3）缓解期：此时患儿邪去正虚，若肺脾气虚，肺卫不固，则反复感冒、鼻炎、鼻窦炎。治则当深究病机，虚实夹杂，扶正为本。治宜益肺健脾，兼以祛痰化瘀散结，方用四君子汤合玉屏风散加减（党参、白术、茯苓、黄芪、防风、甘草、姜半夏、薏苡仁）。方中党参性甘而平，不燥不腻，可补脾益肺，养血生津；黄芪甘温升补，归肺脾经，既能补气升阳和中，生津养血，又固表止汗，利水消肿；白术、茯苓燥湿利水，健脾益气宁心；姜半夏健脾化痰，燥湿散结；薏苡仁健脾渗湿，解毒散结；防风胜湿祛风解表；甘草补脾益气祛痰，调和诸药。全方治以运脾化湿，祛痰散结，兼以祛风通络行气。

3. 临证加减

临床上，根据患儿兼证的不同，需进行用药加减调整。邵师认为，小儿肺脾肾本不足，则阳气虚弱，气化失司易致水液停聚成痰。《金匮要略》中提到："病痰饮者，当以温药和之。"饮本为阴邪，其得寒聚，得温行。温药者，甘温则补，苦温则燥，辛温则散；然不可过于刚燥，温过则伤正，故应酌加开阳、行气、导泄、消痰之品。故在临床辨证用药时，若患儿鼻塞流清涕，加用白芷、细辛、辛夷、防风、苍耳子等加强辛散行气、温痰通窍之功。若患儿腺样体肥大程度较重，或服药效果不佳，可加用皂角刺、川芎等活血行气、通络消肿之品。若晨起多咳欲呕，喉间痰鸣，则加白前、蜜紫菀、蜜麻黄、姜半夏等以温中降气消痰，平喘止咳止呕。除此之外，邵师根据患儿兼证进行用药加减，如鼻塞打鼾，呼吸不畅明显，可加丝瓜络、路路通活血通经，祛风通络；干咳明显，加射干、百部润肺利咽，下气止咳；体弱、反复发作者，加黄芪、白术、北沙参益胃生津，养阴固表；过敏明显者，加僵蚕、地龙以熄风通络；涕脓色黄者，加桑白皮、野荞麦泻火解毒，排脓祛瘀；病情反复，迁延难愈，呼声不绝者，加墨旱莲、玄参、赤芍活血祛瘀，凉血除烦；纳差挑食者，酌情加山楂、麦芽、莱菔子等消食化积要药。

4. 内外合治

痰瘀为实邪，结于咽喉不易消散。邵师主张治疗时应配合外治疗法，注重内外结合治疗，运用耳穴压豆疗法，于鼻咽点、内鼻、扁桃体、肺、脾、肾、咽等耳穴施贴，有补脾益肾、消肿散结之功效，且简单易行，易被患儿接受。揿针疗法同样对治疗小儿鼻塞流涕效果显著。将揿针贴于鼻通、迎香穴位，以埋针于穴位，起到穴位按摩的作用，从而达到宣通鼻窍的效果。推拿疗法均是运用手法刺激经络穴位从而激活机体，凭其自身改善体内状态，实现脏腑组织间的平衡，常用手法有开天门、推坎宫、揉太阳、揉迎香、揉鼻通、搓鼻翼、清补肺脾经等。小儿肌肤娇嫩，皮肤透过性好，施中药贴敷于皮表穴位，通过经脉循行或通过穴位的局部治疗作用直达病所，常用穴位有天突、肺俞、大椎、神阙、中脘等，通过补益脾肺的方法，间接达到治疗腺样体肥大的目的。同时配合芳香疗法，将精油涂抹于皮肤，通过推拿的方式透入，从而达到芳香化湿、醒脾开胃之功效。

5. 医案举隅

郑某，女，3岁，2022年11月9日初诊于杭州市红十字会医院，患儿1个多月前出现阵发性连声咳嗽，日夜均有，伴流涕，咳痰欠畅，先后静滴头孢，口服阿奇霉素、中成药后咳嗽减轻，昨日一过性低热，最高体温38.3℃，后体温自行恢复正常，现见咳嗽阵作，鼻塞流黄白涕，稍有喷嚏，胃纳一般，无口气，夜寐欠安，打鼾，二便无殊。2022年11月7日鼻咽部侧位片示：A/N:0.95，腺样体重度肥大。查体：咽部充血，双肺呼吸音稍粗，舌红，苔薄黄腻，脉浮，余无殊。西医诊断为"腺样体肥大"，中医诊断为"鼻窒"，辨病为肺系病，辨证为"风邪犯鼻"，治拟宣肺解表，化痰利咽。处方：白前6g，蜜紫菀6g，浙贝6g，黄芩6g，蜜百部6g，甘草3g，陈皮6g，旋覆花6g，桔梗6g，茯苓6g，蜜麻黄6g，姜半夏6g，细辛2g，桑白皮6g，蜜款冬花6g。3剂，水煎服，日1剂，早晚温服。

2022年11月14日二诊：咳嗽较前好转，单声为主，咳黄痰，伴鼻塞流涕，夜寐打鼾，胃纳一般，偶见口气，大便无殊，舌苔薄腻，脉数。辅检：血常规+CRP：白细胞：10×10^9/L。中性粒细胞：5.55×10^9/L。超敏CRP：1.11 mg/L。查体：咽部略肿。治疗予前方加射干6g，白芷6g，夏枯草9g，共5剂。中医外治予小儿推拿开天门、推坎宫、揉太阳、揉迎香等手法，配伍芳香疗法，予迎香穴处施揿针治疗。

2022年11月24日三诊：现鼻塞流涕，咳嗽偶有，伴喉间痰鸣，夜寐打呼改善，胃纳欠佳，二便无殊，舌脉同前。处方：黄芩6g，夏枯草9g，丝瓜络9g，浙贝6g，生牡蛎9g，薏苡仁12g，白芷6g，石菖蒲9g，苍术6g，甘草3g，姜半夏6g，辛夷6g，桔梗3g，鸡内金9g，昆布6g，细辛2g，蜜紫菀6g。14剂，水煎服，日1剂，早晚温服。中医外治同上。

2023年1月19日复查，鼻咽部侧位X线片示：A/N：0.66。

按语：该患儿腺样体肥大程度较重，气道受阻症状明显，但此时伴有外感发热症状，实为本虚标实，当急则治其标。患儿肺气上逆，痰湿阻滞，故有连声咳嗽，咳痰欠畅，风邪入里，郁而化热，可见黄涕，黄腻苔，咽部充血，浮脉等表现，治疗当降气化痰，清热利咽。方用止嗽散加减。方中白前、旋覆花、蜜款冬花、蜜紫菀、蜜百部润肺降气，化痰止咳；桔梗宣肺祛痰利咽；桑白皮、蜜麻黄一宣一泻，共行平喘行水之功；浙贝、黄芩同清内外之热；茯苓、姜半夏、陈皮燥湿化痰，理气降逆，健脾宁心；细辛解表通窍，化饮止咳；甘草祛痰益脾，调和诸药。全方升降齐施，宣泄并用，共奏疏风豁痰、止咳平喘之效。二诊时表证明显改善，痰能咳出，此时当巩固疗效，祛邪外出，加射干、白芷以解表化痰通窍；加夏枯草以清热泻火散结。三诊时余邪已尽，当缓则治其本，治疗以健脾化痰，消肿散结，故改为清腺通络方加减。方中白芷、桔梗、辛夷、细辛升清通窍，利咽排脓；夏枯草、黄芩清热燥湿，解毒散结；浙贝化痰止咳，散结消痈；生牡蛎、昆布软坚散结消痰；苍术、姜半夏、薏苡仁健脾化痰，燥湿散结；蜜紫菀润肺止咳；丝瓜络活血通络；甘草调和诸药。患儿胃纳欠佳，故加鸡内金以健胃消食。全方健脾燥湿同行，化痰散结共举。复诊时腺样体已然缩小，疗效显著。

6. 小结

邵师认为，腺样体肥大的病因主要在于痰、热、瘀、虚，并根据其本虚标实、肺脾两虚、痰热瘀结的病机，将病程分为急性期、反复期、缓解期进行辨证论治。外感期控制感染急症，内壅期化痰散结，缓解期扶正固本。治疗腺样体肥大时不能仅仅健脾益肺，化痰散结。《名医杂著》中提及："痰之本，水也，原于肾；痰之动，湿也，主于脾。"赵献可提出："肾阳不足，水泛为痰；肾阴不足，水沸为痰。"肾主水，主纳气，肾气不固则水液代谢失调，肺气失于纳摄，此亦为痰饮形成之病因。故治疗本病时，应适当配伍生地黄、龟甲、玄参、墨旱莲等入肾经、补肾阴之药。注重局部和整体的治疗，即不应仅局限于鼻咽、腺样体，且需检查邻近的鼻窦、腭扁桃体，根据患者整体表现进行统一治疗。合并与不合并鼻渊、乳蛾，其中医证型也有差别，辨证时应注意。腺样体感染后肥大易反复，故最有效的疗法是提高小儿自身的免疫力，使鼻炎、感冒等疾病减少，腺样体也会逐渐缩小。年龄小的患儿一般症状相对较轻，恢复较快，因此要早发现，早干预，早治疗。

（张春辉　姚　想）

分期论治儿童支气管哮喘

支气管哮喘（简称哮喘）是儿童最常见的慢性呼吸道疾病，是由多种细胞（如嗜酸性粒细胞、肥大细胞和T淋巴细胞等）和细胞组分共同参与的以慢性气道炎症为特征的异质性疾病。儿童哮喘若不及时进行早期干预，将迁延不愈发展至成人哮喘，进而导致肺气肿、慢性阻塞性肺疾病等，严重危害人体健康。

邵师对小儿哮喘的分期防治亦有许多宝贵的经验，现将其整理如下。

1. 哮喘的中医分期

哮喘是由多种原因引起的小儿时期常见的肺系疾病。《丹溪心法·喘论》首先命名"哮喘",提出"哮喘必用薄滋味,专主于痰";《幼科发挥·哮喘》中亦提到"小儿素有哮喘,遇天雨则发者"。其病位在肺,可及脾肾;病机关键正如《证治汇补·卷之五》中所言"因内有壅塞之气,外有非时之感,膈有胶固之痰",三者相合,发为哮喘,反复不已。西医常将哮喘分为急性发作期、慢性持续期、临床缓解期3个阶段,恰对应了中医根据"治未病"思想而将疾病分为"已病""欲病""未病"3个阶段。

所谓"治未病"思想,最早见于《黄帝内经》"是故圣人不治已病治未病,不治已乱治未乱"。汉代张仲景在《金匮要略》中提到"夫治未病者,见肝之病,知肝传脾,当先实脾",将"既病防变,病后康复"纳入了"治未病"范畴。唐代孙思邈的《千金要方》中认为"上医医未病之病,中医医欲病之病,下医医已病之病",将疾病分为"未病""欲病""已病"3个层次,对应了健康、亚健康和疾病这3个个体健康状态。具体而言,中医"治未病"的预防医学思想包括了"未病养生,防病于先""欲病救萌,防微杜渐""已病早治,防其传变""瘥后调摄,防其复发"等,是全过程、多层次的具有中医药特色的预防保健理论体系。

2. 分期论治

邵师根据中医"治未病"思想,将儿童哮喘分为"未发""欲发""既发"3个阶段,并根据3个阶段不同特点分期防治,取得满意的临床效果,减少儿童哮喘的急性发作和控制并发症。未发阶段即为哮喘缓解期,主要针对可能患哮喘但还未发(高危儿童)或已患哮喘但临床缓解的患儿;欲发阶段对应于哮喘的慢性持续期,是指哮喘患儿在各类诱发因素(过敏、感染等)的作用下,哮喘即将发作的时期;既发阶段是指哮喘的急性发作或慢性持续期急性发作。

(1)未发阶段:根据儿童哮喘中医病机及疾病转变规律,针对慢性气道炎症,发挥中医治"本"的优势,结合西医的缓解期预防用药,最大限度地减少哮喘的复发。如俞景茂教授认为小儿哮喘因风、痰、瘀、虚相互作用,影响肺之宣发肃降而发病,在治疗上强调疏风、豁痰、活血三因制宜,注重先证而治,未病先防,以求将哮喘控制于早期发作阶段;董幼祺教授认为"脾为生痰之源,肺为贮痰之器",治疗缓解期哮喘尤应注意豁痰平喘,培土生金。

邵师认为哮喘缓解期的防治应"有证辨虚实,无证顾脾肾",同时侧重"痰""瘀"等致"炎"物质。治"痰"宜补肾温肺化痰,益气健脾化痰,如肾气丸、六君子汤、二陈汤加减,可选用生地黄、黄芪、半夏、太子参、仙灵脾等;治"瘀"宜活血祛瘀,如加入赤芍、桃仁、仙鹤草、三棱、丹参等，可以减少哮喘的发作，提高疗效，尤其对于病情反复不愈的患儿。另外，邵师推荐"冬病夏治"穴位贴敷等中医外治方法，其能固本扶正，有效预防哮喘的发作，且顺应性好。

（2）欲发阶段：哮喘患儿多因各种因素而诱发急性发作。邵师认为在此阶段应摸清诱发因素，采取相应的方法以避免急性发作，扭转疾病发展方向。为达到这一目的，邵师提出了"预先干预"治疗，也就是"抢先治疗"。邵师认为哮喘患儿在哮喘发作前出现先兆征象（流涕、喷嚏、夜咳等）至急性喘息发作，通常有约5天的"机会窗"时间，预先干预治疗可有效预防后续可能的哮喘急性发作，而这种急性发作往往由外感风邪诱发，所以方可选用小青龙汤、定喘汤等，或者在辨证论治选方用药的基础上加用宣肺平喘、降气化痰药，如麻黄、旋覆花、葶苈子、白芍等。"预先干预"的方法主要适用以往反复喘息、咳嗽变异性哮喘、合并有鼻炎或湿疹、API指数阳性、经常雾化或口服β受体激动剂等的患儿。

哮喘属本虚标实之证，邵师打破了以往的"发时祛邪，缓时扶正""已发治肺，未发治肾"的框架，认为无论是发作期还是缓解期均用标本兼治、攻补兼施之法。虽然哮喘慢性持续期的证候相当复杂，临床表现咳喘互现，但痰瘀内伏、气道阻塞、肺失宣降仍是其中医病理基础。邵师总结了"咳喘并存，以喘为主，重在治喘；以咳为主，重在治咳"的治则。治喘当分寒热，选用大小青龙汤、麻杏石甘汤等方；治咳以止嗽散加减治之，必加旋覆花、射干、麻黄，以降气、平喘，治其之本；当只咳不喘，或临床诊断为咳嗽变异性哮喘时，当属"风咳"，重在治风，祛风止咳化痰，自拟"祛风止咳方"，方由荆芥、旋覆花、麻黄、地龙、黄芩、防风、银柴胡、苏叶、百部、桔梗、甘草等组成，临床研究有改善肺功能的作用。

（3）既发阶段：应当采用各类措施以减轻或控制哮喘的发作，同时防治并发症。气道变应性炎症是引起哮喘发作最为关键的发病机制，故而糖皮质激素类药物是目前防治哮喘的主要药物。邵师认为激素和支气管扩张剂的雾化吸入局部用药与中药合用可取得最佳疗效。

哮喘急性发作期属于中医学的"哮"证，中医对此期治疗虽不占优势，但诸如大青龙汤、小青龙汤、射干麻黄汤、麻杏石甘汤、三拗汤、三子养亲汤、定喘汤等均具有良好的治疗作用，加用后哮喘发作明显减轻。邵师尤推崇"三拗汤"及《伤寒论》的方剂，平素常以麻黄、杏仁、甘草三味为核心药物，若证偏寒则加用桂枝、干姜、细辛等，若证偏热则加用黄芩、石膏、桑白皮等。

邵师为提高哮喘疗效提出以下几种思路：①气道高反应，配伍祛风脱敏的药物：过敏物质是引起哮喘发作的关键，其症状特点为发作来去无踪，与祖国医学的风邪相似，而中药祛风药（蝉蜕、僵蚕、地龙）具有祛风脱敏的作用，可增加疗效。②重视气机调顺，配以理气调中的药物：哮喘发病，痰气交阻，肺气壅塞，宣降失调，气道挛急；而情绪变化也会加重或诱发哮喘发病，可加用理气调肝之品，柴胡、木香、枳壳、川朴、白芍、郁金等。③注重祛邪，配伍清热解毒的药物：呼吸道感染（病毒、细菌、支原体），是诱发哮喘的主要因素，在治喘的基础上加银花、桑白皮、黄芩、鱼腥草、三叶青等清热解毒之品，可以增加疗效。④重视化痰，配以清温补泻之法：有形之痰在婴幼儿哮喘中地位特殊，咳喘反复难愈与有形之痰内停气道有密切关系，而哮喘之病反复发作又与无形之痰内阻气道有关，中医中药有独特的疗效，可用"健脾化痰""温化痰饮""清肺化痰""泻肺涤痰"等治法，选用三子养亲汤、葶苈丸、理中化痰丸等。

3. 医案举隅

张某某，女，5岁，2017年3月11日就诊。患儿因"咳嗽3天"就诊，有阵发性咳嗽，夜间为多，咳剧时气急，伴咳痰欠畅，时有喷嚏、流清涕，胃纳欠佳，夜寐欠安，二便尚调。咽红，双肺呼吸音粗，未闻及干湿啰音，舌红，苔薄略黄，脉浮数。患儿既往有反复喘息史，有婴儿湿疹史，否认家族哮喘病史。治宜疏风清热，宣肺止咳。方选止嗽散加减。处方：前胡6g，浙贝6g，炙百部6g，紫菀6g，款冬花6g，荆芥6g，黄芩10g，陈皮6g，姜半夏6g，炙麻黄3g，旋覆花6g，射干6g，辛夷6g，甘草3g。共7剂，每日1剂，水煎服。2017年3月18日复诊，患儿咳嗽、咳痰缓解，无喷嚏流涕，无喘息气促，胃纳欠佳，夜寐尚安，二便畅。咽稍红，双肺呼吸音稍粗，未闻及干湿啰音，舌淡红，苔薄白，脉浮数。续予上方去辛夷，加生山楂10g，共7剂，巩固治疗后停药。随访1个月，咳嗽未发。

按语：本例患儿咳喘并存，以咳为主，当重治咳。且该患儿既往有反复喘息史，有婴儿湿疹史，属于欲发阶段，需要"抢先治疗"一类。止嗽散原方具有温而不燥、润而不腻、散寒不助热、解表不伤正的特点。故邵师在原方基础上加以炙麻黄宣肺平喘，旋覆花降气消痰，射干清热利咽消痰，黄芩清上焦火热，改白前为前胡，起散风寒、净表邪、温肺气、消痰嗽之功效。该患儿在"机会窗"期间及时预先干预，有效预防了可能的哮喘急性发作。

（丁佳君）

标本兼顾防治儿童过敏性鼻炎

过敏性鼻炎或称变应性鼻炎是最常见的五官科疾病之一。因该病在儿童期发病率较高，又常合并咳嗽、喘息，也渐成为儿科门诊的常见病、多发病。过敏性鼻炎主要临床表现为突然和反复发作的鼻痒、喷嚏、流清鼻涕和鼻塞四大症状，临床上患儿大多具备3项或以上症状。婴幼儿临床症状则多不典型。常见的过敏原为食物中的鸡蛋、牛奶、虾、蟹，动物的皮屑、毛发、羽毛、花粉与真菌孢子等，以及尘螨。其他如烟雾、油漆、香水、异味等均可诱发本病。由于患儿的临床症状往往由其家长代述，其主观感受常不能准确描述，因而本病在儿童阶段常被忽略，或被误诊、漏诊。现代医学对小儿过敏性鼻炎的治疗原则是抗炎抗过敏，主要以鼻用糖皮质激素、抗组胺药物、抗白三烯药物等为主，可明显缓解临床症状，但远期疗效不理想，易迁延反复。这些药物长期反复应用，药物的毒副作用对小儿尚未发育成熟的组织器官的潜在影响，很多家长难以接受，治疗的依从性较差，从而造成部分患儿呼吸道症状反复不愈。中医药辨证施治，标本兼治，不良反应小，效果显著，在治疗小儿过敏性鼻炎方面被越来越多的家长所接受。

过敏性鼻炎属中医学"鼻鼽"范畴，关于本病最早的记载首见于西周《礼记·月令》，《素问·脉解》篇中明确了鼻鼽的病名。中医学认为，本病是与儿童体质有关的一种疾病，发作期以治疗局部症状为主，缓解期以调理体质为主。该病发作期病机多为风邪外袭，肺窍郁闭而发病，小儿肺常不足，卫表不固，加之寒暖不能自调，易为外邪所伤；而外感六淫之邪又以风邪为首，并常因季节不同而夹杂寒热之邪，肺为外邪所侵，肺气失宣，气道不利，则鼻塞、流涕、咳嗽；外受风邪则见鼻痒、清涕、喷嚏。因此，发作期的治疗当根据"急者治其标"的原则，以疏风通窍为先，改善局部症状。缓解期的病机表现肺脾两虚，小儿的生理特点表现为"肺、脾常不足"，卫阳不足，不能固摄肌表，邪气留恋入内，内外相并，以致肺窍不利，发为鼻鼽，肺气虚弱，卫表不通，鼻为肺之窍，则鼻塞、流涕、鼻痒、喷嚏连连；脾为后天之本，气血生化之源，小儿脾常不足，饮食失节，过食肥甘厚味、甜腻之品或劳倦过度或情志不舒，常损及脾胃，母病及子，累及于肺，而致肺气虚弱，肺失宣肃，运化功能失司，津液停聚，湿浊久凝鼻部而致鼻塞、流涕等症，故缓解期因根据"缓者治其本"的原则，调理体质，以善其后，防止反复发作。

1. 发作期治当疏风通窍

"肺开窍于鼻"，肺气通于鼻，肺和则鼻能知香臭矣。鼻在上，下连于喉，直贯于肺，助肺而行呼吸。鼻之所以能知香臭，依赖肺气的通调。若二者相互协调则肺气宣畅，呼吸平和，鼻窍通利，能知香臭；若肺气失宣，则鼻窍不通，突发鼻痒，喷嚏频作；外邪遏肺，肺失清肃，气不摄津，津水外溢，则清涕自流；津水停聚，则鼻内黏膜肿胀，鼻塞不利。风邪是鼻鼽的主要病因。有学者认为，过敏性疾病具有中医学

"风邪善行数变"的致病特点,邵师认同。临证时常见过敏性鼻炎的主要临床表现,如打喷嚏、鼻痒、鼻塞、流涕等症状,常因遇风而发,发作快,消失也快,与"风善行而数变"的病理特点相一致。因此,治疗时重在祛除风邪,宣肺通窍。邵师自拟疏风通窍汤治疗发作期的过敏性鼻炎。处方:辛夷6g(包煎),白芷6~10g,细辛1~3g,白蒺藜6~10g,蝉蜕6g,薄荷6g(后下),黄芩6~10g,甘草3g。方中辛夷辛温发散,芳香通窍,其性上达,可散风寒,通鼻窍,为治鼻塞流涕之要药,用为君药。白芷、细辛既祛风散寒,又宣通鼻窍;薄荷辛散,轻扬升浮;蝉蜕甘寒清热,宣肺散热,共为臣药。黄芩苦寒,善清肺热;白蒺藜辛温,祛风利窍,共为佐药。甘草调和诸药,用为使药。全方寒温并用,表里同解,调和阴阳,共奏祛风通窍之功。临证加减:若兼风寒表证,如鼻塞、清涕、喷嚏、咽部不红肿、舌淡红、苔薄白、脉浮紧或指纹浮红,加荆芥、防风、苏叶、桂枝、白芍;若兼风热,如鼻流浊涕,甚则黄涕、咽红肿痛、口干渴、舌质红、苔薄黄、脉浮数或指纹浮紫,加连翘、芦根、鱼腥草、金荞麦、龙胆草;若鼻痒明显者,加僵蚕、地龙等虫类祛风药;若舌苔厚腻夹湿或积者,可加藿香、石菖蒲或合保和丸、二陈汤。先把药物浸泡30分钟,再加水煎煮20分钟,然后再按患儿年龄大小浓缩至50~100 mL口服,两餐之间分服,一天两次,服药前嘱家长趁热给患儿熏鼻10~15分钟。因受前人"咳喘鼻闻安"经验的启发,我们在治疗时都要求家长"先熏鼻后口服"。本方选用大部分是气味芳香的药物,水煎后浓郁扑鼻,有良好的芳香开窍效用,特别是趁热通过热气吸入,药效可直接作用于鼻,患者感觉鼻部逐渐湿润通畅,清涕减少,鼻痒减轻或消失。

2. 缓解期治以扶助正气,调理体质

肺脾两虚:主证见儿童体虚易感冒,晨起喷嚏2~3个,鼻塞,鼻痒,清涕连连,面色微黄,消瘦,食少,喜挑食,大便溏,喜静,易出汗。舌淡,苔薄白,脉无力。专科检查见:鼻黏膜色白,下甲肿大,中道可见大量清稀分泌物。脾气虚弱,化生不足,鼻窍失养,风寒、异气乘虚而袭肺卫,邪正相格,则鼻痒、打喷嚏;肺气虚则肺卫不固,腠理疏松,则易出汗;肺脾气虚,无以输布及运化精微,水湿停聚鼻窍,则鼻塞、清涕连连;脾胃虚弱,受纳、腐熟、输布功能失职,则食少、大便稀溏;少气懒言,舌淡,苔薄白,脉无力,则为肺脾气虚之证。治当益肺散寒,益气健脾。方药玉屏风散合四君子汤加减。处方:炙黄芪6~12g,炒白术6~10g,防风6g,党参6~10g,茯苓6~10g,僵蚕6g,陈皮6g,生山楂6~10g,鸡内金6~10g,炙甘草3g。炙黄芪、防风益气固表;党参、茯苓、炒白术益气健脾,生津润肺;僵蚕祛风通络;陈皮理脾化痰;鸡内金、生山楂健胃消食;佐以炙甘草补脾祛痰,调和诸药。临证加减:急躁易怒、头晕头痛者加菊花、栀子;喜叹息、闷闷不乐者加柴胡、薤白、香附；遗尿、多梦者加炙麻黄、石菖蒲；打鼾者加浙贝、夏枯草；若病程久，五官科检查见鼻甲肥大者，加仙鹤草、川芎、皂角刺、路路通、丝瓜络等活血通络药。

3. 体会

儿童处于生长发育时期，其机体脏腑的形态尚未成熟、各种生理功能尚未健全。脏腑柔弱，对病邪侵袭、药物攻伐的抵抗和耐受能力都较低。因此，在儿童疾病中使用攻伐之品，与成人相比用量小、禁忌多。我们在治疗儿童鼻鼽时应注意用药的剂量，和成人相比，儿童辨证用药当轻清、平和、剂量适宜，中病即止，平素体质较差者宜调理体质。中医药在治疗儿童鼻鼽中贯穿整体观念，改善局部症状和调理体质相结合，其疗效越来越受到认可。中医药在治疗儿童鼻鼽上可以达到稳定症状，改善体质，减少复发，不干扰生长发育，尤其在远期疗效上有显著优势。且小儿的脏气清灵，易趋康复，和成人相比中医药在治疗儿童鼻鼽上疗程更短，疗效更显著。

（林婷婷　周　红）

分因论治儿童慢性咳嗽

呼吸道感染是儿科最常见的疾病，占儿科门诊的 60%～70%，北方地区更高，冬春季更高。咳嗽是小儿呼吸道感染最常见的症状之一，还包括许多伴随症状，如咽痛、咽干、耳痛、流涕、发热、胸痛、咳痰、呼吸急促、呼吸困难、喘息等。而咳嗽本质是反射性保护机制，能清除黏液或异物，保持呼吸道通畅，阻止感染扩散。但咳嗽久治不愈，不仅影响患儿身心健康和学习生活，还给家长和社会带来额外的经济负担。儿科常根据咳嗽病程的长短来进行分类：病程在两周以内为急性咳嗽，病程在 2～4 周为迁延性咳嗽，而病程超过 4 周称为慢性咳嗽。

慢性咳嗽的原因有许多：①与变态反应相关，如咳嗽变异性哮喘、过敏性咳嗽、非哮喘性嗜酸粒细胞性支气管炎；②与感染有关，如感染后咳嗽，包括病毒、细菌、支原体感染等；③上气道综合征，如咽炎、鼻炎、鼻窦炎等；④其他还有胃食管反流性咳嗽等。邵师对慢性咳嗽的诊断思路大致可概括为从简单到复杂，从常见病到少见病，重视年龄与病因的相关性，一天内咳嗽易发的时间段等。在国内，慢性咳嗽的前三大病因分别是：咳嗽变异性哮喘、上气道综合征、感染后咳嗽。

1. 中医对咳嗽的认识

中医对咳嗽的论述也颇多。《素问·咳论》将咳嗽分为"五脏咳""六腑咳"，认为

"五脏六腑皆令人咳，非独肺也"。《黄帝内经》认为咳嗽的原因不外乎外感及内伤，即外感六淫、脏腑功能失调，二者均可致肺气宣降失常，肺气上逆而咳嗽。明清时期以万全、张景岳、王肯堂为代表的医家对咳嗽病因病机进行了深入探讨。《景岳全书·咳嗽》："咳嗽一证，窃见诸家立论太繁，皆不得其要，多致后人临证莫知所从，所以治难得效。以余观之，则咳嗽之要，止惟二证。何为二证？一曰外感，一曰内伤而尽之矣……但于二者之中当辨阴阳，当分虚实耳。"《万全家传幼科指南心法·咳嗽》："大凡咳嗽治法，必须清化痰涎，化痰顺气为先，气顺痰行咳减。"各医家治疗方面不拘一格，充分发挥辨证论治的优越性和灵活性，合理处方，遵循内经"五脏六腑皆令人咳，非独肺也"的理论，运用中医的整体观念等学术思想，在治疗慢性咳嗽方面取得良好疗效。尽管如此，治咳嗽病，古人多存戒慎之心，信心不足。明代张三锡在《医学六要》中提到"百病唯咳嗽难医"；清代名医徐灵胎亦谓其研求咳嗽治法，四十余年后稍能措手，有《咳嗽难治论》的著述。

小儿咳嗽的发病特点是发病快，病程短，多伴表证；以外感咳嗽多见，热证多，实证多；易发展为肺炎。其病位主要在肺，总的病机是肺失宣肃。外感咳嗽由肺及它脏，故以肺为本，它脏为标；内伤咳嗽则由它脏及肺，故以它脏为本，肺为标。治疗特点为外感咳嗽重在疏散外邪，宣通肺气；外感咳嗽治疗时不宜过早使用滋腻、收敛、镇咳之药，以免留邪。因痰而嗽者，痰为重，主治在脾；因咳而动痰者，咳为重，主治在肺。治痰时当注意配合理气，重视理脾化湿；久咳当配以活血化瘀之品；顽咳则用虫类药物祛风解痉；久咳不愈，当辛散与收敛通用，注意养肺润肺。自古医家，总结出了"治肺八法"，分别为疏表、通窍、宣肺、肃降、温肺、清解、补益、敛肺，在治疗小儿感冒、咳嗽、哮喘、肺炎等肺系疾患中常获良效。

2. 分因论治慢性咳嗽

（1）咳嗽变异性哮喘：又称为隐匿性哮喘，是指以慢性咳嗽为主要或唯一临床表现的一种特殊类型哮喘。在哮喘发病早期阶段，有5%～6%是以持续性咳嗽为主要症状的，多发生在夜间或凌晨，常为刺激性咳嗽，此时往往被误诊为支气管炎。咳嗽变异性哮喘是哮喘的一种形式，它的病理生理改变与哮喘病一样，也是持续气道炎症反应与气道高反应性。大量临床观察与实验室检查结果已证实，咳嗽变异性哮喘是引起儿童慢性咳嗽的常见疾病之一。咳嗽变异性哮喘与典型哮喘的相同之处是持续气道炎症与气道高反应性，激发试验阳性；咳嗽变异性哮喘与典型哮喘的不同之处是咳嗽变异性哮喘气道狭窄阻塞的程度轻，未达引起喘息的水平而较晚出现喘息，咳嗽变异性哮喘气道高反应性较典型哮喘低。

该病相当于祖国医学的"风咳"，风咳早在古代就有记载，在《礼记》中就有"季夏行春令……国多风咳"的记载；《诸病源候论》论述了10种咳嗽，其中"风咳"列为首位。金代张从正在《儒门事亲》中指出："肺风之伏……夜幕则甚，亦风咳也。"《世医得效方》指出："风痰嗽……乃肝木克脾土，风痰壅盛。"风为百病之长，具有善行而数变、风盛挛急、风盛则痒的特点。病因主要是风邪，风邪犯肺是其外因——小儿肺常不足，肺脏娇嫩，不耐寒热，易感受外邪，而"风为百病之长"，风邪袭表，肺失宣肃，肺气上逆，风摇钟鸣，气道挛急而出现咳嗽；内因则之于伏风络肺，风邪犯肺，治不得法，久而不除，又因邪易留恋，风性走窜，故久病入络，即成伏风，加之肝常有余，内风易动，同气相求，木叩金鸣。"无痰不成嗽"，痰既是咳嗽的病因，也是咳嗽的病理产物，而宿痰伏肺则是咳嗽变异性哮喘发病的重要原因。《血证论》曰："瘀血乘肺，咳逆喘促。"这说明了瘀血也可导致咳逆上气。因此，咳嗽变异性哮喘的病机多责之于风、痰、瘀，而祛风宣肺、化痰通络则为儿童咳嗽变异性哮喘的主要治疗原则。《医学三字经》曰："诸气上逆于肺则呛而咳，是咳嗽不止于肺，亦不离乎肺也。"故调畅肺之气机是治疗咳嗽变异性哮喘的重点。

自拟祛风止咳方的基本方是：地龙、荆芥、蜜麻黄、旋覆花、紫菀、黄芩、蝉蜕、紫苏叶、白蒺藜、甘草。方中地龙咸、寒，主平内风，通脉络；荆芥辛、微温，祛散外风，兼以理血，二者一内一外，使内外调和，合为君药，共奏祛风散邪、化瘀通络之效。蜜麻黄味辛、微苦，宣肺平喘，其性轻清上浮，专疏肺郁，宣泄气机；旋覆花味苦、辛、咸，功在开结下气，利水消痰，以制蜜麻黄宣散之性，二者相合，一宣一降，使肺气得以开宣而又不至于升发太过。紫菀味苦、辛，润肺下气，消痰止咳，其治肺热，从其火热之性而解之，其性辛而不燥，润而不寒；而黄芩苦、寒，清热燥湿，其性清肃，泻肺火而治脾湿，以寒胜热，折火之本，二者一清一润，既泄肺热之气，又护其津液。蝉蜕甘、寒，既能散风除热，又能熄风解痉，其内合于地龙，以平肝木，外扶于荆芥，以祛外风。诸药相互配伍，共为臣药，相制为用，使肺气得顺，伏痰得消。紫苏叶辛、温，理气和营，消痰利肺，为推陈出新之宣剂，增强理气之效；白蒺藜味辛、苦，微温，活血祛风，专入肺肝，宣肺之滞，疏肝之瘀，共为佐药。甘草甘润止咳，调和诸药之效，为使药。全方以辛、苦为主，正合《临证指南医案》"辛以散邪，佐微苦以降气"的治法特点，共奏祛风宣肺、化痰通络的功效。自拟祛风止咳方以祛风止咳见长，偏于风寒者，加防风、生姜以散风寒；偏于风热者，加薄荷以散风热；痰热者加桑白皮、浙贝或合苇茎汤；喘甚者加射干、葶苈子；偏阴虚者加麦冬、北沙参、五味子以养阴生津；久病者加仙鹤草、桃仁、丹参等以活血。

（2）上气道咳嗽综合征：又名鼻后滴流综合征。上气道咳嗽综合征是指由于鼻部疾病引起分泌物倒流鼻后和咽喉部，甚至反流入声门或气管，导致以咳嗽为主要表现的综合征。浙江省名中医盛丽先认为上气道咳嗽综合征中的咽喉源性咳嗽常因"炎症"

服用多种抗生素或苦寒清肺止咳药所致，病机为风邪被遏、肺气失宣，症见咽痒而咳或干咳少痰。邵师结合自己的临床经验指出：邪阻咽喉，肺气不宣为本病的关键。

故治疗中必须疏散外邪，使肺气宣畅，咳嗽方可缓解。首推喉科名方"六味散"，具体运用要灵活加减。六味汤以疏宣为要旨，切合本病病机。方出自清代张宗良的《喉科指掌》，由荆芥、防风、桔梗、甘草、僵蚕、薄荷组成。临证时可灵活加减，若咽不红，舌质偏淡，苔薄腻多偏寒、偏湿，酌加苏叶、细辛、白前、姜半夏等温燥化痰；若咽红，咽壁滤泡红赤多偏热，酌加牛蒡子、浙贝、前胡、三叶青等清宣化痰；若咽干而痛，舌红苔花剥偏燥，酌加增液汤、芍药等养阴润肺；若频频清嗓而咽不红不痛，酌加旋覆花、姜半夏、白芍等宣肺利咽；若频频清嗓而咽红咽痛，酌加射干、三叶青、玄参、白芍等清肺利咽；若咳嗽较剧甚则痉咳，酌加苏子、牛蒡子、葶苈子、地龙等宣肃同用，解痉止咳。

（3）感染后咳嗽：是引起幼儿和学龄前儿童慢性咳嗽的常见原因。其感染原因复杂，与小儿时期特殊的呼吸系统解剖、免疫功能特点密切相关：小儿呼吸道免疫防御功能不完善，纤毛运动功能差，肺泡吞噬细胞功能不足，Th细胞功能低，容易发生病毒、细菌、肺炎支原体感染等，且感染后气道高反应性不易彻底治愈及不合理使用抗生素后病原体对药物不敏感，导致反复呼吸道感染。临床治疗炎症的同时，可酌情给予免疫增强剂支持治疗。感染后咳嗽大多可自愈，多属肺阴不足，余邪未清，当养阴清肺。

其常用的方剂有止嗽散，止嗽散方出自《医学心悟》，药虽七味，量轻药平，却能宣肺疏风，止咳化痰。方中紫菀、百部为君，两药味苦，都入肺经，其性温而不热，润而不寒，皆可止咳化痰，对于新久咳嗽都能使用。桔梗、白前味辛平，亦入肺经。桔梗味苦辛，善于开宣肺气；白前味辛、甘，长于降气化痰，二者协同，一宣一降，以复肺气之宣降，增强君药止咳化痰之力，为臣药。荆芥辛而微温，疏风解表利咽，以除在表之余邪；陈皮理气化痰，均为佐药。甘草缓急和中，调和诸药，合桔梗、荆芥又有利咽止咳之功，是为佐使之用。综观全方，具有温而不燥、润而不腻、散寒不助热、解表不伤正的特点。

3.慢性咳嗽基础方

邵师认为治咳嗽分外感、内伤，总以宣通为第一要着。寒热偏向不明显者，可予辛平轻宣肺气，寒邪重者则当辛散宣通，温开肺气，外寒内热，肺气不利，又当温清宣肃并施。对于咳嗽，邵师最常用的方即止嗽散。临床中小儿见咳以痰起，重化痰；病易热化，多泄热；咳兼痰鸣，发宣降。新旧痰咳，均可选用止嗽散治疗，对于新久咳嗽，咳痰不爽者，加减运用得宜，都可获效。肺热咳嗽：加黄芩、桑白皮、鱼腥草、金荞麦，减荆芥、白前。痰湿咳嗽：加远志、白术、茯苓、苍术以化痰。阴虚咳嗽：加北沙参、白芍、五味子、玉竹、天花粉。咳喘（并非指哮喘，而是针对咳嗽有痰鸣的）：加麻黄、旋覆花、葶苈子、苏子、莱菔子。风咳：加蝉蜕、制天虫、地龙、白蒺藜、防风。食积咳嗽：加鸡内金、莱菔子、山楂、枳壳。久咳除辨明病因外，加活血药：侧柏叶、仙鹤草、丹参。

咳嗽虽然是最常见、最普通的疾病，但也是最难治疗的疾病。邵师常说，若你能看好所有咳嗽，那么你一定已经是个极其优秀的医生了。而邵师对于咳嗽的治疗，尚有许多需要我们继续学习总结的。

（丁佳君）

消补兼施调治儿童单纯性肥胖

肥胖作为全球突出的健康问题，发病率呈现逐年上涨的趋势。调查研究表明，我国儿童超重肥胖形势愈发严峻，儿童超重肥胖不仅会抑制身高，增加儿童期、成年期代谢综合征的风险，还容易产生外貌焦虑等心理障碍，影响到患儿正常生活学习和社交。世界卫生组织（World Health Organization，WHO）倡导要以儿童肥胖防控为全球肥胖趋势抑制的着力点，目前临床上儿童肥胖以饮食运动方案为基础，疗效有限且易反复，药物及手术方案对儿童使用仍然较为谨慎。中医药治疗历史悠久，近年来中医药在小儿肥胖治疗中得到广泛应用。邵师运用中医药治疗小儿肥胖强调"食积""湿浊"在肥胖发病中的作用，重视固护中焦，调畅情志与脏腑气机。

1. 肥胖的病因病机认识

中医认为肥胖属于"瘀胀"范畴，胖人又被称为"脂人"或"肥人"。《黄帝内经》称其为"喜食甘美而多肥"，属"膏粱之疾"。《脾胃论》中记载了"能食而肥和少食而肥"两种情况，已经认识到肥胖与脾胃之间的密切关系。《丹溪心法》中认为肥胖具有多湿多痰的特点。刘完素认为肥人多血实气虚，腠理多瘀滞，多伴气滞血瘀……后世逐渐形成胃热消灼、脾虚失运、脾肾阳虚、痰湿、气郁、瘀血久留的认识，病位以脾、胃为主，涉及五脏。小儿脏腑未充，具有"三不足两有余"的特点。儿童肥胖临床辨证分型尚无定论，现代医家多从脾胃、痰湿论治，认为肥胖总属于脾虚湿盛，以虚实夹杂多见。邵师认为儿童肥胖的发生虽然较成人简单，但终究离不开先天、后天环境因素共同影响，其中以饮食最为关键，遗传特质、运动缺乏、情志脏腑失调等占有重要地位。

（1）饮食多食偏嗜，脾胃积滞湿热。

"饮食有节，起居有常"是中医"治未病"的金玉良言。邵师立足钱乙小儿脏腑学说，认为小儿形气未充，生理功能属于稚嫩状态，脾胃与水谷相连，极易受到饮食影响。家庭高碳水饮食习惯，或是长辈"劝饭、添饭"的加持，会加剧营养过剩风险；而当前小儿娇惯，辛辣肥甘更易得到青睐，加之饮食不受约束，也会逐渐促使挑食、偏嗜等不良饮食习惯的形成。一旦饮食过度或偏嗜，五味失调，水谷郁聚不散，居中焦腐熟不及而化热，热气蒸腾于胃，胃火炽热可致纳亢，多食加剧脾胃运转失衡。脾胃中焦之湿与热结，湿热困阻，脾更虚，而常呈"胃强脾弱"之象。脾虚失运，水谷积而不化，精微难输，水湿停顿，凝聚化生痰浊膏脂，蓄积于皮肉，散于全身，而使人体日益丰盈，甚至肥胖。

（2）先天禀赋各异，后天体质相殊。

《黄帝内经》首先按五行进行体质划分，得出"阴阳二十五人"初步印象，并按人的皮肉气血状态将人分为常人、肥人、瘦人；肥人又分"有脂、有膏、有肉"等类型。杨仁斋指出肥胖者多寒湿；朱丹溪认为胖人多痰湿；《石室秘录》强调肥胖与气虚的关系；叶天士认为肥胖人是本虚标实，气虚阳虚为本，多痰多湿为标；王琦教授深谙"体质学说"，强调体质在疾病演变中的作用……邵师继承先贤思想，认为小儿先天禀赋来源于父母遗传，具有明显个体差异，而体质在先天遗传和后天环境因素如生活条件、习惯等影响下逐步形成，同样对个体生理、病理演变具有较大影响，如父母有肥胖情况，或是小儿遗传体质偏向气虚、痰湿、阳虚，则发展为肥胖的可能性更大。小儿脏腑功能未全，体质未稳，临床中更要重视体质、禀赋特点对小儿肥胖的影响，从而更好地预判肥胖之发生发展和演变。

（3）情志气机失调，脏腑功能失衡。

人有七情六欲，情志为病起于无形，却伤人最深。邵师认为儿童天性纯真，心思简单，思虑虽不及成人复杂，但情志为病，病机相仿，在儿科亦是重要致病原因，为病不容忽略。《黄帝内经》中将七情寄于五脏，有"喜则气缓，思则气结，怒则气上……"。喜、怒、悲、思等情志变动，不仅影响气机升降，还会影响脏腑功能。中医认为肺、肝对全身气机和气血具有重要的调节作用；脾胃是脏腑气机升降之枢纽。五脏一体，荣辱与共，五脏相生相克，功能上相互为用，制约平衡。在肥胖人群中，如若脾虚及肺，肺脾气虚，可见动则气短，时自汗出，倦怠懒动；若情志不舒，肝气不畅，郁滞太过，影响津液和血液的运行，木犯脾土，又会影响脾胃运化水谷精微；脾肾司水液运化代谢，若脾肾阳虚，水湿泛溢亦致肢体浮肿。五脏功能和气机可相互影响，脾胃、肝肺等脏腑的气机失调、脏腑功能失衡，是导致水湿代谢异常、产生肥胖的重要原因。因此，邵师认为全身气机通畅、脏腑功能协调是健康的必要条件，在小儿肥胖的发病和发展中具有重要影响。

（4）四肢运动缺乏，脾虚痰湿内生。

小儿运动缺乏一是习惯使然，二与脾虚相关。当前生活条件极大改善，儿童普遍生活安逸，日常体力活动减少，而家长及社会对儿童学习的重视，使得儿童户外活动时间被进一步压缩，居家久卧少动变成常态。运动缺乏，基础代谢下降，耗能减少，热量逐渐积累。脾主四肢肌肉和水谷津液运化，动主生阳，肢体少动，则正气难以调动，脾阳不振，气血运行缓慢，精微输布不畅，肌肉失养而渐消，肌肉失用，四肢羸弱而影响脾之运化。脾居中央灌四方，脾虚运化不及，水津不行，化成痰湿，故又称脾为生痰之源。痰湿反盛，湿阻肌肤腠理经络，堆积成膏脂痰浊，渐生肥胖。足见运动对肥胖的产生和发展具有重大的影响。

2. 临床辨治用药

邵师认为小儿肥胖整个疾病特点，以食积、湿盛为标，脾虚为本。本虚标实，脏腑兼杂为常态，治疗上主张早期干预，根据机体状态，以补虚泻实，调整阴阳。以"治积""治湿""扶正"等为核心，综合采用清热利湿、消食膏浊、温阳利水、调畅气机的法则。

（1）清热利湿，攻邪养阴。

肥胖初起，性质多实。饮食不节，偏嗜肥甘厚味，辛辣油腻，化生胃火，胃热消灼，胃纳亢进，饮食太过易生积滞，积而不运，化生湿热，湿热蒸灼，膏脂不化，而表现为一派实象，病性属"热、湿、实"。《素问》提到"肥者令人内热"，邵师治疗上遵循"实火可清、实则泻之"原则，以清热利湿为治疗大法，清热泻火，以解除在里之热邪。用寒药以清泄、苦药以燥湿，苦寒直折炎上之热，祛除实邪，利湿逐水。根据湿热累及之病所，常用三黄泻心汤、栀子、黄芩、黄连、黄柏等清泻三焦，除心、肺、胃、肾之湿热与邪火；用大黄泻热兼以祛阳明之实；蒲公英泻热以利肾水；龙胆草泻肝胆实火与湿热。然小儿脏腑柔弱，不可痛击，泻实攻邪勿尽，以免寒凉苦泻抑遏与损伤人体正气，故邵师用苦寒之品的疗程及剂量会根据辨证和用药后患儿机体反应来及时调整，以免攻邪而累及正气。热邪耗气伤阴，若久病热盛，伤津耗液，用药甘凉以清热养阴，如知母、生地黄、白茅根、黄精、太子参、玄参、麦冬、玉竹等，散邪而兼扶正。

（2）消积化食，散痰降浊。

小儿肥胖以痰湿膏脂为标，食积不化易生痰湿膏浊，食积实为湿浊之邪来源。湿邪性质属阴，湿性趋下、重着黏滞；痰是人体水液代谢紊乱所形成的产物；脂质来源于津液失运积聚而成；水湿痰脂可随气的运行流注经络全身，水湿困顿，阻塞气机，痰浊膏脂留积而愈发肥胖，是为有形实邪。痰浊等产物，非一日所成，热与湿结，湿热难分，而热邪可清，湿浊却难以速祛。邵师认为，消法是使有形之邪渐消缓散的一种治法，可藏于脏腑、经络、肌肉之间，气血积聚而成的水湿痰脂缓缓消散。邵师常用保和丸加减，山楂、鸡内金消食积，莱菔子化痰消食行气，合决明子又能降浊消脂，配伍丹参化瘀降浊力道更专；加藿香、石菖蒲、半夏、陈皮、橘红化痰燥湿，苍术、佩兰醒脾化痰湿，泽泻利水降浊，皂角刺、薏苡仁、昆布可软坚散结消痰、利水退肿。因病久水、湿、痰、脂胶着难分，久病成瘀，以郁金、丹参散瘀活血，攻坚破积，促进实邪消散。

（3）温阳利水，驱散阴霾。

肥胖病位离不开脾胃，以脾虚失运为本。脾与肾先后天互相滋养。脾为太阴，喜燥恶湿，痰湿为阴邪，湿胜则阳微，痰湿郁久，脾阳首先受损，脾阳不振，运化失常，脾之功能减退，气血化生乏源，脏腑失养，累及于肾，肾主水，脾肾阳虚，水湿不利更甚。水湿在表，散而发之，若久病水湿入络，散于脏腑及四肢百节。治水之法，单纯使用荷叶、茯苓、猪苓、泽泻等甘淡利水之品，功效尚浅。水湿痰浊性质属阴，阴盛则阳衰，水湿、阳虚互相胶着。小儿虽为纯阳之体，但脏腑未充，湿邪为困，稚阳受蒙，甚至稚阳受损。因此，邵师认为要治肥胖之水与湿，需振奋人体阳气，从内透散阴霾，才能使水湿消散，常选用苓桂术甘汤、参苓白术散加减，如白豆蔻、干姜、桂枝等药物，取其温热之性，发挥燥湿之效，又可扶阳气以增散湿利水之能，而获标本兼治之功。

（4）升降气机，调和脏腑。

水湿困顿，阻滞气机，气机不畅反助湿邪，涉及痰湿、瘀、气郁等互相影响而成恶性循环。因此，调动"气的功能"，促进气血津液运行输布和脏腑功能的平衡，是治疗肥胖的重要环节。根据气机失调的具体情况，邵师分别予补、调、疏等方法，调理脾胃、肝脾等脏腑的气机，多脏同治。若气虚不行则重在补气，选用黄芪、党参、茯苓、山药、白术等补益肺脾之气，或加入藿香、木香健脾行气，兼能渗湿。取七味白术之意，使脾气健则有助运化水湿，同时可促进气机升降。《血证论》曰："木主疏泄，食气入胃，全赖肝木之气水谷乃化。"因此，在调理气机时，邵师尤重肝气条畅，喜用柴胡、薄荷、玫瑰花、郁金疏理肝气，川楝子、龙胆草邪肝火而平肝。肥胖病位在脾胃，饮食消化排泄离不开六腑通降，因此以厚朴、槟榔、枳壳、枳实通腑气祛实浊，方用小承气汤，调胃承气汤。

3. 医案举隅

殳某，男，10岁2个月，2021年8月16日初诊，主诉：体胖数年，身高增长缓慢 1 年余。现病史：患儿多食，体胖数年，食饮不忌。现症见：体胖，面色红润，脾气急，口气重，入睡一般，时有身体沉重感，大便臭黏，小便黄，舌胖，苔黄厚腻，脉滑。近 1 年身高生长＜4 cm，现身高 146 cm，体重 50 kg。西医诊断：单纯性肥胖。中医诊断：小儿肥胖病、湿热内盛证。治则治法：清热利湿，消脂助长。方药：茵陈 10 g，蒲公英 6 g，黄芩 9 g，荷叶 10 g，姜半夏 6 g，茯苓、决明子各 9 g，柴胡、焦栀子、连翘、枳壳各 6 g，石菖蒲、赤芍、大枣、苍术、泽泻、生山楂、丹参、白术各 9 g，赤芍、川牛膝各 6 g，伸筋草、炒鸡内金各 9 g。中药颗粒剂 7 剂，日 1 剂，沸水冲泡，早晚温服。起居调摄：调整饮食结构，控制食量，循序增加摸高、跳跃的活动量，保证充足睡眠。2021 年 8 月 23 日二诊：体重 48.9 kg，服药后食欲稍减，脾气仍急，夜间辗转难眠。舌体淡胖，苔白厚，脉弦滑。前方去决明子、补骨脂、伸筋草、大枣、赤芍，加远志 6 g，钩藤 9 g，丹参 6 g。中药颗粒剂 14 剂，以清热利湿消脂、安神助眠。2021 年 9 月 20 日三诊：体重 46 kg，近日有暴饮暴食，口气重，夜寐欠安，大便 3 日未解。舌淡胖，苔白厚腻，脉弦滑。以保和丸加减化湿降浊，方药：枳壳、山楂、焦六曲、石菖蒲、泽泻、决明子、黄芩各 9 g，槟榔、郁金、茵陈、姜半夏、苍术各 6 g，黄连 3 g，荷叶 10 g。中药颗粒剂 14 剂，服法同前。2021 年 10 月 6 日四诊：体重 45 kg，无身体不适。舌淡胖，苔薄白，脉滑。治以化湿降脂，健脾调中。方药：陈皮、槟榔、郁金、姜半夏、苍术、茵陈、决明子、丹参、黄芩各 6 g，山楂、石菖蒲、白术、伸筋草、大枣、荷叶各 9 g，茯苓 12 g。中药颗粒剂 14 剂。2021 年 10 月 20 日五诊：体重 44 kg，无不适。舌淡红稍胖，苔白稍厚，脉滑。前方加白豆蔻 6 g，中药颗粒剂 7 剂，改为每日 1 次服完停药续观。2021 年 11 月 15 日测身高 148 cm，体重 44 kg。后续随访 2022 年 3 月身高 150.6 cm，体重 44 kg。

按语： 该案患儿饮食过度，食积生热，病程虽有数年，然其气血充实，胃强而脾未虚。故首诊抓其实，以自拟消脂方茵陈、黄芩、苍术、泽泻、生山楂、丹参、白术、荷叶为基础，加入蒲公英、决明子、焦栀子等主以清热利湿。湿热为食积所诱发，治病求本，故加入炒鸡内金、枳壳等消食通腑以减轻膏脂之来源。复诊时食积为重，急则治其标，主以保和丸重在消食导滞，泻热通腑。因湿邪难祛，清热利湿之法可贯穿治疗始终。因苦寒伤阳，故随复诊而逐渐减少苦寒之品以防久用败胃伤正，再加健脾助运及温燥之品以固护中焦之本。此外该案重要的一点在于患儿配合坚持运动锻炼。邵师认为四肢肌肉为脾之外延，适当锻炼，调动阳气循行，四极得动、脾阳得生，助化湿邪而阴霾得散。

4. 小结

肥胖作为一种机体失衡状态，病程越久、体重越重，治疗难度就越大，对健康的危害也就越大。因此，对儿童肥胖强调早期干预的重要性，治病求本，要抓住饮食、遗传、运动缺乏、情志气机失调等病因，明晰脾胃功能强弱之状态，机体阳虚、湿盛、气机不畅的病机规律，祛其"食与湿"，增益其所不能，使得机体内部保持阴平阳秘，气血脏腑和畅状态，以此来改变肥胖产生的内环境。同时要养成良好饮食习惯，坚持运动习惯，以调动正气，内外协调，才能免受邪气侵扰，痰湿膏浊才能难以生存。需要注意的是，减肥绝非朝夕之功，而是一个从量变到质变的过程，一旦松懈，体重反弹，更加不利于儿童健康成长。因此，减重任务需要家庭和社会的共同参与，为儿童健康成长提供外在动力。

（葛　亮）

从"虚、火、痰、瘀"论治女童特发性性早熟

性早熟（precocious puberty）是常见的儿童内分泌疾病，主要表现为男孩 9 岁、女孩 7.5 岁之前出现第二性征发育征象。其按发病机制和临床表现分为真性、假性和不完全性 3 种类型。研究显示，女童发病显著高于男童，其中女童单纯性乳房早发育被称为特发性性早熟（idiopathic precocious puberty，IPP），早期不进行干预，14%～23% 可发展为中枢性性早熟，最终影响患儿成年身高。目前西医治疗 IPP 主要以促性腺激素释放激素类似物为主，该类药物会产生许多不良反应且长期疗效差异大，很大程度上对患儿的身体及心理健康产生影响；此外西医治疗费用昂贵，给患儿及其家庭带来不小的经济负担。因此，寻找更为安全、有效的治疗方法成为当前的迫切需求。中医古籍中无此病病名，根据症状和表现可归属于"乳疬、月经先期"等范畴，单纯性乳房早发育与天癸密切相关，病位不离肝肾，临床上多以滋阴降火、疏肝泄火为基本治则。

邵师潜心研究儿童相关疾病，对女童性早熟治疗经验颇丰，临证中以"虚""火""痰""瘀"为辨治性早熟的总纲，结合小儿体质及生理病理特点，守正创新，以"滋补肾阴、清泻肝火、化痰散结、活血散瘀"四法治疗女童性早熟，现将其经验总结如下。

1. 病因病机

小儿有"稚阴稚阳"之体以及"三有余，四不足"的脏腑病理特点，且女子有"以血为本，以气为用，以肝为先天"的特殊之处，因此"肾之阴虚，肝之火旺，脾虚之生痰湿"是女童出现性早熟的先天因素。此外，性早熟还和后天因素密切相关，饮

食不节生痰化火、情志内伤导致气郁化火，以及久病生瘀，先后天因素夹杂，阴阳失于平衡，相火过旺，而致早熟。邵师根据多年临证经验，认为先天禀赋因素占据主导地位，而饮食及情志因素是重要诱因。"阴虚"为女童性早熟的首要病机，是该病的核心病理要素；而火、痰、瘀也是不可忽视的病理因素，影响着疾病的预后转归。

2. 辨证论治

（1）从虚论治，以药滋之。

邵师认为"肾阴不足，引动相火"是女童性早熟的首要病机。肾为先天之本，主生殖，直接调控人体生长发育，肾中有精气，肾气分阴阳，阴阳平衡则生长发育正常。而小儿为稚阴稚阳之体，在男则为阳，在女则为阴，阴血为用，故女童更易出现肾阴虚的情况。加上当前物质丰富，家长盲目进补，平素过食肥甘、激素类食物，营养过剩，化火伤阴，最终导致阴虚及肾，肾阴虚不能制约肾阳，肾中阴阳失去平衡，相火过旺则致发育亢进，一旦超出正常生理范围就可能发生性早熟。

临证时，该类患儿多体形消瘦，除第二性征提前出现外，还可能有面红潮热、夜间盗汗、手足心热、舌红少苔或花剥、脉细数等阴虚之象。邵师抓住病机关键，从滋补肾阴，清泻相火入手，方选知柏地黄丸加减，常用知母、黄柏、泽泻、生地黄、丹皮、山茱萸、茯苓、山药等药加减变化，诸药相合，共奏滋阴降火之功。邵师临证时善于辨证施药，若手足心热明显者，加用栀子清心除烦；夜间睡眠欠佳者，加用远志、夜交藤安神助眠；潮热盗汗明显者，加用地骨皮、鳖甲养阴清热。

（2）从火论治，以药清之。

邵师认为，"火"是女童性早熟的重要诱因之一。火是《黄帝内经》中病机十九条总纲之一，生理之火称为少火，具有维持机体正常运行和稳正气的作用；病理之火又称壮火，可损伤机体阴液。古代医家以此发展出"气有余便是火""五志过极皆可为火""相火内生"等理论。邵师从火的属性和儿童性早熟特点出发，认为女童早发育，虽起于阴阳失衡，但必有火的推动，火气蒸腾，而催发机体成熟，并将火之来源概括为三，一是肝肾阴虚生相火，二是情志过极而化火，三是喂养过度，乳食积而化火。首先女子以肾为本，肾主封藏，下滋天癸，为冲任之本，藏精气生阴阳；又有女子以血为本，冲为血海，任主胞胎，冲任二脉与足厥阴肝经相通，隶属于肝，乳房为肝经所循行，故女童性发育以乳房提前发育为主要表现。中医认为"肝肾同源""肝肾藏泄互用"，且有"肝血易少，肾阴易亏"的生理特点，阴血不足，日久化火，肝火亢盛，引动相火，血海浮动，加之火热内扰，灼伤冲任，易导致早熟。情志化火在女童性早熟中也较常见，七情分属五脏，怒伤肝，喜伤心，恐伤肾，小儿思绪不稳，行为不成熟，临床上此期儿童学业压力较大或因提前发育而存在焦虑、自卑甚至恐惧的心理，郁怒和思虑太过伤脾，影响脾之气机，进而导致肝失疏泄，肝气郁结生内火，或肝气太旺而发为肝火，皆是情志过极化火的表现，肝主调畅情志，因此以清肝火为治疗之要。脾胃居中焦，化生水谷精气，脾胃运化失常，一则饮食过于肥甘厚味导致糟粕难化，助火生热，熏蒸胃肠津液；二则浊气阻滞，气机升降失调，郁久化热，故以清泻脾胃之火为要。诸多因素均可导致火的产生，并且可以相互转化，故在临证时需分清火之来源，对证治疗，方可显效。

临证时邵师认为若火热之邪郁阻于胸，则见胸闷胁胀、乳房疼痛；肝郁化火，则烦躁易怒，口苦咽干；肝经火热熏蒸于上，则脸部出现痤疮；湿热流注于下，则阴道分泌物增多。治疗上，对于肝肾阴虚生相火者，当滋阴柔肝养血，以知柏地黄丸、四物汤主之；若情志过极而化火者，当行气疏肝畅气机，以柴胡疏肝散、丹栀逍遥丸为主方；至于饮食积而化火者，选保和丸联合枳实导滞丸补脾益气清火，脾气健运则脾胃之火可消。临证时若面部痤疮明显者，加用桑白皮、侧柏叶凉血解毒；脾气急躁者，加用玫瑰花疏肝解郁；湿热下注，阴道分泌物多者，加用萆薢、苍术燥湿健脾。

（3）从痰论治，以药化之。

痰既是病理产物，也是致病因素。痰可分为有形之痰和无形之痰，痰有形则结于脏腑、皮下、周流全身；痰属无形者，多有痰湿表现如倦怠、头晕、乏恶、郁闷不适、苔厚腻、脉滑等征象。邵师认为早熟女童，出现乳房早发育，乳核硬结或伴触痛不适，可视为痰结而成，临证时常从"痰"论治。《脾胃论》曰："百病皆由脾胃衰而生。"小儿脾常不足，若饮食不节，偏好膏粱厚味，损伤脾胃，导致脾失健运，谷反为滞，水反为湿，内湿不运，聚而成痰，痰湿阻络，气血运行不畅，伤及冲任，冲任失调，引动乳房发育，月经早潮。痰湿壅阻，气机不畅，则胸闷喜叹息；痰湿流注下焦，伤及任带，则带下清稀量多；痰湿郁久化热，则口苦黏腻，大便秘结，带下黄浊。

本证患儿大多形体肥胖，临证中除了第二性征提前出现，躯脂满盈、胸闷喜叹息、口中黏腻、舌苔腻、脉濡数为辨证要点。邵师在临床治疗上常遵循健脾燥湿，化痰散结，自拟早熟肥胖方加减，常用荷叶、生地黄、知母、黄柏、陈皮、姜半夏、夏枯草、茯苓、莱菔子、决明子、山茱萸、丹参、冬瓜皮、米仁等药物加减。若阴道分泌物较多质清稀者，常加用芡实、椿皮燥湿止带；大便质稀者，加用白扁豆健脾渗湿；大便秘结者，加用枳实、槟榔行气导滞；对乳核肿大疼痛明显者，以消瘰丸加减以散痰结。

（4）从瘀论治，以药通之。

"瘀"指气血停滞，从而形成的病理状态，多见于久病。邵师认为现代小儿多久坐，缺乏锻炼，气结而不走，滞而成瘀；或生活学习课业压力过大，无法及时得到疏解，情志抑郁日久致气机不畅，久病均可导致瘀血的形成。《丹溪心法·六郁》云："气血冲和，万病不生，一有怫郁，诸病生焉。"瘀血致病并非孤立为患，瘀血也可与火、痰及脏腑亏虚联合，阻碍气血精气向全身输送，清阳不能上达，致使清窍失于濡养，当瘀久化热时可灼伤津液，损其阴液，导致阴阳失衡。

瘀多在脉络，可见乳房发育，乳核肿痛；互结于胞宫，出现子宫、卵巢增大；舌质红偏暗，苔白腻，脉弦涩。邵师认为瘀血阻滞也是女童性早熟治疗的一大要点，无论患儿处于哪一病程，始终坚持将活血化瘀贯穿治疗全程，使得邪有通路外泄，气血津液有通路循环，因此临证时在滋阴降火、疏肝泻火、化痰散结的治疗基础上，加用赤芍、丹参行气活血之品。

3. 巧用对药

邵师在辨证论治前提下，善于使用对药，以滋阴清热为根本，根据临床表现不同选用清火、滋阴、散结、化湿之法，使其协同发挥肝、脾、肾同调，补虚泻实之效。

（1）清火药对：焦山栀配丹皮。

栀子味苦性寒，归心、肺、肝、胃、三焦经，为气中之血药，善清气分郁火，专泻肝中之火，《本草撮要》指出其"功专除烦泻火"；丹皮味苦而微辛，为血中之气药，既能清热又可滋阴，入血则清热化滞，滋阴则伏火可消；二者合用，一走气分，一入血分，有气血两清之功。邵师善用焦山栀、丹皮药对治疗诸多因素合而火盛所致的性早熟，认为二药相伍，可增强清热泻火的功效。临床常用量为焦山栀、丹皮各3～9 g。

（2）养阴药对：鳖甲配龟甲。

龟甲甘寒质重，入心肝肾经，善通任脉，既善滋补肝肾之真阴，又善镇潜上越之浮阳，《本草蒙筌》云其"专补阴衰，善滋肾损"；鳖甲咸寒质重，主入肝肾经，又善走督脉，性寒除热，味咸软坚，质重镇潜，《本草新编》云"鳖甲善能攻坚，又不损气，阴阳上下有痞滞不除者，皆宜用之"，有滋阴潜阳、退虚热、软坚散结之功。龟甲通心入肾滋阴力强，鳖甲走肝益肾，退热散结功著，二者相伍，一阴一阳，阴阳结合，交通任督。邵师认为鳖甲、龟甲为血肉有情之品，相互促进，滋填真阴，潜阳熄风，清热退蒸之力益彰。临床常用剂量为鳖甲、龟甲各9～12 g。

（3）散结药对：荔枝核配八月札。

八月札味甘性寒，入肝、胃二经，功善行肝中之结气，用于肝郁气滞所致的乳房胀痛不适；荔枝核甘微苦温，归肝胃肾经，偏入血分，善温肝经之寒，而行血中之滞，二者合用，为气血合治，具有较强的理气散结止痛之效。对于性早熟初期，女童单纯乳房发育，邵师结合小儿肝常有余，肝气郁结，导致气血运行不畅，则乳房经络阻滞，不通则痛，八月札、荔枝核药对可以疏肝行气，气血同调，散结止痛。临床上荔枝核、八月札常用量各6～9 g。若乳房胀痛日久，邵师常酌情加入夏枯草与八月札、荔枝核相配伍，三药合用增强其宣泄肝胆木火之郁滞、通利气血运行的功效。

（4）化湿药对：荷叶配冬瓜皮。

荷叶味苦性平，归脾、胃、肝经，功效为清暑化湿，升发清阳，凉血止血，《证治要诀》云"荷叶服之，令人瘦劣，欲容体瘦以示人者良"；冬瓜皮味甘性凉，归脾小肠经，具有利水消肿、清热解暑之功效，二药相配，清阳得升，浊阴得降，增强淡渗利湿降浊之功。邵师认为痰、湿、膏、脂既是性早熟的病理产物，也是肥胖的致病因素，因此很重视利湿化浊之法。对于脾虚痰聚型患儿的治疗，邵师提出减重、饮食控制为治疗性早熟的重点，在药物中也有体现。邵师常用荷叶、冬瓜皮这组药对，临床上常用剂量：荷叶 20 g，冬瓜皮 10 g。邵师认为脾主运化，加上小儿活动量少，久坐久卧，中气不足，气机不畅，运血无力，水湿膏脂不能运化，聚生痰湿，故在祛痰的基础上常加用茯苓、陈皮、苍术等益气健脾之品。

4. 强调疏肝、调情志的重要性

随着社会的发展，社会竞争愈加激烈，父母管教缺失以及过早接触影视媒体等，使小儿所处的社会环境发生了剧烈变化，兼之小儿脏腑成而未全，全而未壮，神气怯弱，智识不足，情绪波动比较大，而脏腑调节能力不足，因此更易发生情志致病。邵师认为一旦肝气不调，郁结为病，可出现一系列的病理变化，故在临证时强调疏肝、调畅情志在早熟治疗中的重要性。邵师提出在疾病之初可适当配伍疏肝行气之剂，在主症施药治疗的基础上，酌加柴胡、玫瑰花、薄荷、香附、绿萼梅、佛手等疏肝调肝之药，同时可通过合适的方式解除患儿的思想顾虑，帮助她们避免焦虑、抑郁、自卑等不良情绪的产生。

5. 医案举隅

章某，女，8 岁，2023 年 9 月 9 日初诊。主诉：发现双侧乳房结节 1 个多月。现病史：患儿家长 1 个多月前偶然发现双侧乳房增大，伴有硬结、触痛，无阴道分泌物，无月经来潮及面部痤疮，胃纳一般，平素喜食肉食及油炸食物，口气重，脾气急躁，夜寐辗转，手足心热，出汗较多，大便偏干，小便无殊。既往史：既往体质尚可，否认外源性性激素接触史，否认不良生活习惯史。查体：身高 139.3 cm，体重 29.9 kg，双侧乳房 Tanner 分期 Ⅱ 期，可触及乳核，伴有触痛，外阴幼稚型，无阴毛、腋毛。舌质红，苔黄腻，脉弦数。辅助检查：（2023 年 8 月杭州市儿童医院）骨龄片示骨龄偏大 1 周岁以上。子宫附件超声：子宫体大小约 2.70 cm × 1.70 cm × 1.30 cm，左卵巢大小 2.8 cm × 1.2 cm × 1.4 cm，最大一枚卵泡大小约 0.4 cm × 0.3 cm，右卵巢容积 3.0 cm × 1.7 cm × 1.3 cm，最大一枚卵泡大小约 0.4 cm × 0.4 cm。性激素：促黄体生成素 0.56 IU/L；卵泡刺激素 5.71 IU/L；泌乳素 21.37 μg/L；雌二醇 140.1 pmol/L；孕酮

0.479 nmol/L。西医诊断：性早熟。中医诊断：性早熟，阴虚火旺证。治法：滋补肾阴，清泻相火，予知柏地黄丸加减。方药组成：知母 6 g，蒸萸肉 6 g，泽泻 6 g，焦栀子 6 g，牡丹皮 6 g，黄柏 6 g，橘核 6 g，荔枝核 9 g，八月札 9 g，柴胡 6 g，茯苓 9 g，生地黄 9 g，鳖甲 12 g，龟甲 9 g，鸡血藤 12 g，伸筋草 9 g，龙胆 3 g，玫瑰花 6 g。7 剂，水煎服，日 1 剂（早晚分服），连续治疗 1 周。同时嘱家长健康饮食，避免高油高脂肪、反季等食物，保证充足睡眠，适当加强运动。

2023 年 9 月 16 日二诊：双侧乳房 B2，硬结较前缩小，触痛较前减轻，自诉手足心热好转，胃纳尚可，口气好转，脾气改善，夜寐转安，大便日解偏干，质可，舌质红，苔略腻，脉数。患儿服用 1 周中药后上述症状缓解，效不更方，守方去龟甲，加天花粉，继服 14 天，嘱家长每月定时、定点测量身高体重，关注乳房情况。

2023 年 10 月 2 日三诊：患儿诸症好转，家长反馈乳房未见增大，继续当前中药处方，间断服用中药 3 月后，复查 B 超，子宫、卵巢容积较前稍缩小，骨龄较前未见明显增长，3 个月身高增长 2 cm。

按语：小儿乃稚阴稚阳之体，易虚易实，根据小儿"肾常不足，肝常有余"的生理病理特点，结合本例患儿平素肝火偏旺，肝阳有余，加之后天喂养方式不当，喜食肉类及油炸食物，耗津耗液，致真阴受损；食滞于脾胃，积而化火，故出现口臭；培补太过，导致肾气过早充盛，气有余则化火，火旺则耗伤阴津，致肾之阴阳失衡，肝肾同居下焦，乙癸同源，肾阴亏虚，累及肝阴，肝疏泄失调，肝气郁结，故见平素脾气急躁；肝气不舒，气机升降失司，阻遏于乳房部位则出现乳房增大，不通则痛，故出现乳房胀痛；伴手足心发热，夜间出汗多，舌红，苔黄腻，脉弦数，一派肾阴不足、相火偏旺之象，结合患儿就诊时的症状、体征、辅助检查、舌苔脉象，辨病为性早熟，辨证为阴虚火旺证。治疗以滋阴降火为主，选用知柏地黄丸加减：方中知母清虚热，滋肾阴；黄柏泻虚火，生地黄养阴生津，清热凉血，三药相配增强清泻相火之效；蒸萸肉补养肝肾并能涩精；茯苓健脾渗湿；泽泻利湿泄浊；牡丹皮、焦栀子清泻相火，并能制约蒸萸肉之温涩，使补中有泻，补而不腻；选用橘核、荔枝核一组对药，理气散结止痛；加用八月札增强疏肝理气散结之功；柴胡、玫瑰花疏肝解郁，龙胆泻肝火；配伍对药龟甲、鳖甲，二药合用滋阴潜阳、软坚散结；鸡血藤、伸筋草舒筋活络、补血活血，为临证时常用的活血化瘀拉身高药对。二诊时患儿乳房硬结较前缩小，触痛减轻，手足心热好转，大便偏干，去龟甲，加用天花粉开郁结、降痰火，又取清热散瘀之力继续化乳核。后随诊患儿诸症好转，性早熟并无发展之趋势，身高在治疗中较前增长。纵观本病治疗，邵师初期以滋阴补虚泻实并调，以治实为主，后续治病求本，并且在治疗中不忘化瘀血，诸药合用，共奏调阴阳、和脏腑，故收效良好。

6. 小结

邵师治疗女童性早熟的方法主要是基于中医理论，审清患者的病因病机，根据病因，辨证论治，强调滋阴清热，以肾为治疗核心，同时兼顾其他脏腑。灵活运用滋阴降火、理气散结、化痰祛瘀等多种手法，旨在调整患儿体内的阴阳平衡，使肾气得以封藏，冲任二脉调和，从而达到治疗效果。除了药物治疗，非药物疗法也有助于改善儿童性早熟的临床症状，如耳穴压豆、穴位贴敷等外治手法也多有应用。综上，邵师在治疗性早熟时常选用经典方剂，根据经验选用药对并结合多种疗法，为临床治疗女童性早熟提供新思路。

（葛泰慧）

调治矮小症立足五脏之偏颇

矮身材（short stature，SS），又称"矮小症"，是儿童时期较为常见的一种内分泌系统疾病，指在相似生活环境下，同种族、同性别和年龄的个体身高低于正常人群平均身高两个标准差者（-2SD），或低于第三百分位数（-1.88SD）。现代医学认为矮身材病因复杂，尚未完全清晰，可与遗传、基因、内分泌、环境、精神心理等相关，可由单一因素致病，也可多种因素混合。目前西医治疗以生长激素为主，其适应证范围窄、价格昂贵、副作用尚不明确，给患儿家庭造成沉重的经济以及心理负担。因此，家长们更倾向于寻求中医的治疗。

矮身材是现代医学名称，古代各类医学典籍中对其均未明确提及，且中医诊治矮身材尚无权威指南及诊疗规范，临床经验尚未形成规范、系统的辨证论治体系。邵师认为矮身材虽与"五迟五软"、"胎怯胎弱"及"侏儒"有重叠之处，但不可同等相称，故将其称为"矮身材"。

1. 病因病机

（1）肾精亏虚，生长无源，为矮小症发病之本。

肾藏精，寓元阴元阳，主骨生髓，主生殖发育，为先天之本。肾所藏先天之精，禀于父母，是生长发育之源、脏腑阴阳之本。《医宗金鉴·幼科心法要诀·五迟》指出："小儿五迟之证，多因父母气血虚弱，先天有亏，致儿生下筋骨软弱，行步艰难，齿不速长，坐不能稳，要皆肾气不足之故。"家族性身材矮小病史、母亲孕期服药损伤胎元、早产等因素，均可导致其禀赋不足，先天肾虚，肾精不充，可致五脏不坚、筋骨不强，或单独骨骼生长缓慢，如坐起、站立、行走及生齿等明显迟于正常同龄小儿。

（2）阳虚体弱，反复易感，是矮小症多发之机。

小儿脏腑娇嫩，形气未充。《小儿药证直诀·变蒸》曰："五脏六腑成而未全……全而未壮。"肺脾不足，卫外不固，故易感外邪导致呼吸道感染。小儿肾常不足，阳虚体弱，疾病易反复发作，病程迁延，日久影响儿童正常发育进程。

（3）他脏受损，阴阳失衡，使矮小症夹杂难愈。

①脾气不足，运化失司。脾为"气血生化之源"，后天之本，在体合肌肉主四肢。小儿后天生长发育有赖于脾之运化的水谷精微物质充养，不断充盈全身脏腑器官，使得四肢肌肉、筋骨逐渐丰满，五脏六腑逐渐壮实。《幼科发挥·原病论》曰："脾胃壮实，四肢安宁；脾胃虚弱，百病蜂起。"可见脾胃在小儿生长发育中的重要性。小儿脾胃虚弱不仅容易出现本系疾病，还会累及其他脏腑。小儿脏腑娇嫩，脾常不足，而其生长发育需大量营养物质，或因饮食失于节制，或劳逸过度，或情志失调，皆可损耗脾气，纳运失常，日久后化湿内郁。同时浙江地区气候温热潮湿，易感受湿邪，与内湿相结合，极易损伤阳气，运化受限，气机升降不畅，致使脾失健运，水谷精微未能达于四肢，则气血不充，肌肉失养，筋软骨弱，四肢肌肉痿软无力，生长发育减缓，导致矮小。

②肝血不足，筋骨失养。肝体阴而用阳，主疏泄，主藏血，在体合筋。肝血充盈，筋得濡养，则肢体关节运动灵活，强健有力。《幼科发挥·五脏虚实补泻之法》指出"盖肝乃少阳之气，人之初生，如木之方萌，乃少阳生长之气"，揭示肝为小儿生机旺盛提供了动力。若小儿营养不良，或睡眠时间不足等可导致肝血亏耗，筋骨失去濡养，而出现爪甲淡白，肢体屈伸不利，久则运动发育迟缓。小儿肝常有余，长期情绪不稳定、精神紧张，容易肝气郁结，横克脾土，损伤脾胃，影响水谷精微物质吸收，亦会导致儿童生长发育落后。

③心血不足，神失内守。心者君主之官，主血脉，主藏神。心气推动血液运行于脉中，奉心化赤，周流全身，将营养物质输送于各脏腑，濡养四肢百骸。小儿脏腑娇嫩，形气未充，心志发育尚不健全，心脑未充，若患儿过于劳累，或多思多虑，或长期受疾病所累等，均可导致心气不足，心血虚耗的发生，而脑髓失充，可表现为智商、判断力、辨识力等发育速度减慢，从而影响生长发育。

2. 辨证论治

根据本病病因病机，邵师提出治法以补肾虚为本，兼以调心肝脾之法，形成与儿童生长发育规律相关的矮小症患儿辨证论治体系。

（1）滋肾壮骨，调和阴阳。

肾精亏虚为矮小症的根本病机。肾为先天之本，主骨生髓，藏五脏六腑之精。骨骼的生长发育依赖于肾脏精气。若肾阴阳两虚，阳失阴之涵养则火浮不敛，阴无阳之固摄则精不内守，这类患儿往往先天不足，体质较薄，临床多见患儿身材偏瘦，体弱易感，骨龄偏小。邵师常用桂枝加龙骨牡蛎汤，使其阳能固密，阴能内守，则阴平阳秘，精不外泄。若患儿兼汗多不止者，加浮小麦、乌梅；兼肺虚喘促者，加五味子、麦冬；兼生长缓慢者，加生葛根、伸筋草。

（2）兼脾弱者，扶脾助运。

脾之健运得于肾阳温煦蒸化，肾精又有赖于脾运化之水谷精微的充盛。脾肾互赞，相辅相成，肾精充足，筋强骨健，脾运强健，化生气血。肾精足则骨髓生，脾运健则气血荣，小儿生长发育则循序渐进，未有不足。反之，若肾精亏虚，肾气薄弱，骨失所养，骨髓生化乏源，或后天饮食失节，致脾运失健，气血亏虚，脏腑失荣，则形体不充，人体生长缓慢。治疗当注意补脾益气助运。食欲不振者，加焦山楂、生麦芽健脾开胃；脘腹胀满者，加木香、枳壳健脾理气助运；长期厌食者，加醋三棱、莪术行气活血。

（3）兼心虚者，养心安神。

心主血脉而藏神，肾主骨生髓而藏精。肾精与心血相互转化，以保证心肾相交、水火既济。若心肾不足，阴亏血少，心失所养，可致阴阳失调，精神失和，精血亏虚，水火失于互济，神志不得安宁。临床可见患儿失眠多梦、心绪不宁、盗汗遗尿、智力发育迟缓等。此类矮小症儿童大多共患他病，如睡眠障碍、遗尿、注意缺陷多动障碍等。邵师常用远志、石菖蒲安神益智；龙骨、磁石、青礞石等镇惊安神；百合、夜交藤等养心安神；菟丝子、枸杞子等补肾精；鳖甲、龟甲等益肾阴。

（4）兼肝亏者，养阴柔肝。

《质疑录》云："肾者，肝之母；肝者，肾之子。肾肝同病，乙癸同源之意也。"乙癸同源，肝血以肾水涵之而不虚，肾精赖肝血养之而不亏，凡脏腑经络之血皆属于肝，肾精不足，肝气不达则脏腑经络之血郁滞，气血失和，精血失养，阴阳失衡。此类肝肾亏虚证型多出现在性早熟合并矮小症中，临床可见患儿神烦易怒，手足心热，潮热盗汗，骨龄提前。针对患儿舌质偏红，加知母、黄柏泻火固肾；脾气急躁者，加龙胆草、玫瑰花；乳房提前发育可触及乳核者，加荔枝核、橘核。

3. 用药经验

邵师在临床上发现矮小症以脾肾两虚证型最为常见，症见患儿形体瘦小，生长缓慢，发稀萎黄，气怯神疲，不思饮食，大便稀溏，舌质淡，苔薄白，脉细，治以补益脾肾，兼顾调理气血，自拟方剂"助长汤"。具体方药组成如下：黄芪、党参、黄精、枸杞、山药、炙甘草、茯苓、三七、补骨脂、当归。方中黄芪，其味甘性温，入脾、肺经，而补中气、固表气，是补中益气之要药，党参味甘性温补中，益气生津，二药相合，加强扶正补气之效；黄精养阴益精，为气阴两补之品，枸杞滋肾补肝，兼能助阳，二者合用，补阴之中有助阳之力，补气之中有填精之功；佐用山药补肾固精，又补脾以助后天生化之源，茯苓健脾渗湿宁心，配山药补脾而助健运；当归以补养营血，且"血为气之宅"，可使所补之气有所依附；三七活血化瘀以续骨，补骨脂辛温，长于补肾助阳而固精；再予炙甘草调和诸药，全方共奏健脾补气、活血补肾之效，从而改善脾肾两虚的状态，以加快患儿的身高增长。同时邵师特别指出，方中三七只适合于骨骺线即将闭合的患儿，不可过早使用，剂量以 3～6 g 为主；若患儿骨龄还有生长空间，三七可易为丹参、赤芍以活血通络。

4. 善用外治法

（1）刺四缝。四缝穴属于经外奇穴，最早记载于《奇效良方》，位于食、中、无名以及小指掌面，第一、二节横纹中央。《幼幼集成》篇中指出："大凡小儿原气完固，脾胃素强者，多食不伤，过时不饥，若儿先因肾气不足，脾胃素亏者，多食易伤……"小儿自身脾胃薄弱，易内伤乳食，停积胃肠，积而不化，气滞不行，导致积食。针刺四缝穴放血，能够清泄肠腑邪热，调畅胃肠气机，并通过刺激经络以濡养脏腑，调整脾胃气机。经现代医学研究表明，针刺四缝穴可有效提高血清中胰岛素样生长因子-I和前白蛋白的含量，从而加强消化功能，促进机体吸收营养物质，从而改善生长速率，而不加速骨龄的增长。

（2）通督温阳膏摩法。通督温阳膏摩法是指将推拿手法与本院自制"小儿通督温阳膏"联合运用，具有"简、便、效、廉"的特点。治疗时取小儿通督温阳膏为中药介质涂于施术部位上，配以推拿手法，如补脾经、肾经，揉按气海、关元，擦督脉、膀胱经，捏脊等，从整体出发，脾肾同治，先后天同补，可以有效地改善患儿的生长速率，纠正患儿的偏颇体质。

（3）穴位贴敷。穴位贴敷疗法具有安全、无创、操作简便、用药灵活的特点。对于脾肾两虚矮小症的患儿，治疗以党参、白术、茯苓等药物为主，发挥益气健脾的作用，可取命门、肾俞、脾俞、足三里、关元穴以补肾益髓。贴敷命门穴培元固本，脾俞穴补脾益气，肾俞穴益肾生精，关元穴可补肾助阳，足三里穴补益气血，诸穴配伍可共同改善患儿脾肾亏虚状态，促进患儿体内生长激素水平增加而改善生长情况，促进生长发育。

（4）耳穴压豆。耳穴压豆能够有效调节脏腑功能，改善气血循环，从而达到缓解临床症状、提高临床疗效的目的。矮小症病位以脾肾为主,故多取用脾、肾、内分泌、垂体四穴为主穴,用以健脾补肾、调整阴阳。脾补中益气、健脾和胃,肾补肾壮阳、培精养血;内分泌与垂体为西医理论取穴,可调节大脑皮层的兴奋与抑制、内分泌及激素水平。

5. 注重日常调护

孩子的生活习惯、心理护理、家庭管教与矮小症的发生发展密切相关。在生活习惯方面,嘱患儿要规律作息,保证充足睡眠;在心理护理方面,叮嘱父母应注意患儿情绪及心态,多与之谈心,使患儿积极面对生活,给予患儿心理上的支持,培养其积极乐观的心态,消除自卑情绪;在家庭管教方面,进行适当健康教育,告知运动对长高的重要性,督促其进行适当体育锻炼,加强垂直运动,同时注重营养,不偏食,多吃富含钙及蛋白类食物,保持营养均衡。

6. 小结

"肾精不足"乃矮小症发病之本,临床诊疗时,始终围绕以肾为中心,兼顾心肝脾,提出滋肾壮骨,兼以扶脾助运、养心安神、养阴柔肝,同时注重内外同治,关注患儿的生活起居习惯的养成,以达到调和五脏阴阳平衡,纠正患儿体质偏颇的目的。但需强调的是,中医治疗矮小症干预的是特发性矮小或身材偏矮儿童,对于激素缺乏矮小症,治疗期间应注意监测并定期评估骨龄、性激素水平及生殖系统B超等,根据患儿的自身条件制订方案。采用中西医结合治疗有助于提高身高矮小儿童。

(陈　玥　连俊兰)

运用温胆汤从"痰"论治儿童情志病经验

儿童情志病是目前儿童常见的一种疾病,指因情志因素引起或具有情志异常表现的一种疾病,多见于焦虑症、抑郁症、躁狂、睡眠障碍、儿童抽动障碍、注意力缺陷多动障碍、儿童孤独谱系障碍等,中医方面主要是指郁证、脏躁、不寐、百合病、梅核气及癫狂等病证。如今,在社会竞争日趋激烈的大背景下,儿童在生活、学习上的压力日积月累,儿童情志病的发病率不断增高,严重影响儿童的身体和心理健康,使得防治儿童情志病刻不容缓。

此类患儿临床上多具痰热内扰、痰火扰神、痰蒙清窍表现,考虑到"怪病多属痰",可将本病归属于"痰证"范畴,尝试从痰论治,以痰热内扰为基本病机,选用温胆汤为主方，随证加减治疗儿童情志病效果显著。

1. 儿童情志病与"痰"

（1）"痰"的形成。

《景岳全书》云："凡气有所逆，痰有所滞，皆能壅闭经络，格塞心窍。"可见痰为百病之因，久病、怪病多与痰密不可分。中医学中"痰"的范围非常广泛，包括"有形之痰"和"无形之痰"。"有形之痰"指肺气上逆、咳吐而出的痰液，"无形之痰"主要指五脏功能失调的病理产物，为临床儿童情志病常见致病因素之一。结合小儿生理、病理特点，心烦不眠、头眩心悸、胆怯易惊等情志症候群的发生与痰热、痰火、痰蒙清窍密切相关。

①肝主疏泄，调畅情志，喜条达而恶抑郁。小儿"肝常有余"，肝气偏亢，易受情志所伤，肝脾气逆，水液不循常道运行，久则成痰，痰气郁滞，郁而化热。

②心藏神主惊，肝主疏泄，二者共同作用于情志变化。根据小儿具有"心常有余、肝常有余"的生理特点，易出现心肝火旺的表现，火热久伏，灼炼津液，凝聚成痰，痰热互结。

③脾主运化水湿，为生痰之源。小儿"脾常不足"，饮食不知自节，过食肥甘厚味，易损伤脾胃，脾虚则肝旺，肝木乘脾土，气机不畅影响脾运化功能，水湿不运，内生湿浊，聚湿成痰，郁久化热，内热熏蒸，形成痰火痰热。

④肺为五脏之华盖，外邪入侵，首先犯肺，加上肺为娇脏，小儿"肺常不足"，则肺格外娇嫩，易于感受外邪，从皮毛或从口鼻而入，犯肺化热，灼津成痰。

⑤肾属水，水生木，肾为肝之母，子病及母，久病及肾，肾为生痰之根，肾虚不能制水则水湿泛滥，水不归源，肾水上泛而为痰。

由于小儿为纯阳之体，阳常有余，痰湿蕴于体内易从阳化热，久之痰热交蒸，而痰热又易引动肝风，致使痰热循经上扰、阻滞经络、内扰心神、蒙蔽清窍，从而表现为抽动、多动、自闭等一系列情志病症状，故儿童情志病基本病机为痰热内扰，治以清热化痰、疏肝宁神，常以温胆汤为主方加减治疗。

（2）"从痰论治"的循证依据。

《素问·至真要大论》有云"诸风掉眩，皆属于肝"，指出了身体动摇和头目眩晕的疾病为风邪偏盛之象，都与肝的病变有关。《小儿药证直诀》有言"凡病或新或久，皆引肝风，肝风入目，上下左右如风吹，不轻不重，儿不能任，故目连扎也"，进一步提出儿童所见眨眼频繁等抽动症状，多是因为肝气郁结则化火生风，或感受外邪，外风引动内风，内外之风相互作用，即"风胜则动"。"诸热瞀瘛，皆属于火"表示火性属阳，阳性主动，肢体抽搐与火息息相关。由此可见，"风""火""肝"相关的病症多与"动"有关,表现为抽动、躁动、多动等;另朱丹溪提出"怪病多属痰,痰火生异证",儿童情志病也有一些不是以"多动抽动"为主的,而是以胆小易怯、注意力不集中、学习困难为主要表现,临床多属痰蒙清窍,扰动神智所致。邵师认为儿童情志病临床病机复杂、证素繁多,痰热内扰可作为疾病的基本病机,把握痰的形成规律并以此指导儿童情志病的论治能够化繁为简。

(3)儿童情志病痰热内扰型的临床特点。

《医方考》云:"风痰者,湿土生痰,痰生热,热生风也。"可知痰可聚热生风,痰热内伏,复由情志不畅、饮食不节等所引动,肝失疏泄,气机郁结化火,内生肝风,风、痰、火互根互用,故儿童情志病具有反复性、迁延性、难愈性、复杂性等特点。临床上痰热内扰型儿童情志病最为多见,常出现循经上扰、阻滞经络、内扰心神、蒙蔽清窍、壅阻清窍等一系列临床症状。

小儿外感之邪入肺易伤喉,灼伤津液成痰,痰热循经上扰咽喉,从而表现为口出异声、咽喉痰鸣、清嗓、干咳等发声性抽动症状;脾虚肝旺,肝风夹痰,走窜经络,痰热引动肝风,阻滞经络,从而表现为头面部肌肉抽动、扭肩、甩手、踢腿、跺脚等运动性抽动症状;脾虚运化失调,水湿泛滥聚而成痰,痰湿壅遏,郁久化热,内扰心神,从而表现为冲动任性、多动、兴趣多变、难静、多梦等躁动症状;痰浊久羁,郁而化热,蒙蔽清窍,从而表现为神情呆滞、表情淡漠、目不识人等自闭症状;痰热互结,壅阻清窍,从而表现为注意力不集中、情绪不稳定、学习困难等注意力缺陷多动障碍症状。

2. 温胆汤的功效与主治

(1)溯源。温胆汤是临床上一首疗效显著的治痰经典方剂,来源于南北朝时期姚僧垣的《外台秘要》卷引《集验方》(已亡佚),此后被唐代孙思邈《备急千金要方》收录,云"治大病后虚烦不得眠,此胆寒故也,宜服温胆汤方",此为首次明确记载温胆汤。宋代陈无择的《三因极一病证方论》在千金温胆汤的药物组成基础上添加茯苓、大枣两味。后世医家常在其基础上随证加减应用广泛,主治"痰热"为患诸疾,如今温胆汤已成为治疗痰热内扰证的常用方。

(2)方义和功效。《时方歌括》云:"二陈汤为安胃祛痰之剂,加竹茹以清膈上之虚热,枳实以除三焦之痰壅,热除痰清而胆自宁和。"即温胆汤的组成是在二陈汤的基础上再加竹茹与枳实。半夏辛温,燥湿化痰,和胃降逆,为君药;臣以竹茹,性寒凉,清热化痰,除烦止呕;陈皮辛苦温,理气健脾,燥湿化痰,枳实辛苦微寒,降气导滞消痰,陈皮与枳实相合所谓"治痰先治气,气顺痰自消",气行则津化痰去;佐以茯苓,渗湿健脾以杜生痰之源;以生姜、大枣、炙甘草为使,健脾和中,调和诸药。全方重在清热化痰，使痰与热俱去，诸症可消。

现代药理学研究表明，温胆汤主要有抗抑郁、抗精神分裂等作用。文献资料表明，温胆汤的现代药理作用与中医临床功效基本一致。临证时，如见情志病之热象较温胆汤为重时，常用黄连温胆汤以增强解郁除烦、宁心安神之效。根据文献资料总结，黄连温胆汤所治疗的儿科疾病中以注意力缺陷多动障碍、抽动障碍最多，在儿童情志病的治疗过程中同样发挥重要作用。

（3）辨证要点。随着近代各医家对温胆汤的潜心研究和临床实践，温胆汤相对应的证型为胆郁痰扰证，表现为胆怯易惊，虚烦不宁，失眠多梦，或呕恶呃逆，或眩晕，或癫痫，苔腻微黄，脉弦滑等症状，临床上常见于眩晕、失眠、癫痫、狂躁等情志相关疾病。儿童情志病与成人不完全相同，以儿童抽动障碍、注意力缺陷多动障碍、抑郁症、睡眠障碍、儿童孤独谱系障碍等多见，痰热内扰仍是常见的中医证型之一。

3. 温胆汤治疗儿童情志病的组方用药思路

（1）温胆汤主证和临证加减。

在儿童情志病的临床治疗过程中，温胆汤主要应用于多发性抽动、注意力缺陷多动障碍、孤独症等情志病。根据对儿童情志病病因病机的分析，邵师在治疗上注重化痰与理气共施，强调从痰论治，重在清热化痰，善用温胆汤及其加减类方。如痰热互结，扰乱心神或痰气交阻，蒙蔽清窍，常见心烦、多梦等热象较重症状，多用黄连温胆汤，即温胆汤加用黄连以清热化痰、解郁除烦；若肝胆郁热，痰火上扰，疾病常与情绪相关，伴易恐易惊以及多动、抽动症状，多用柴芩温胆汤，即温胆汤加柴胡、黄芩以化痰降气、疏肝解郁；若心虚胆怯，痰浊内扰，常以失眠多虑为主要表现，多用十味温胆汤，即温胆汤减去清热化痰之竹茹，加入益气养血、补心安神之人参、熟地黄、五味子、杏仁、远志，共奏益气养血、化痰宁心之功。

在辨证基础上依据典型症状可对温胆汤临床加减：若心烦懊恼、躁动、焦虑者，加黄连、山栀、连翘清热泻火除烦；烦躁易怒、抽动频频者，加胆南星清热化痰、熄风定惊；精神抑郁者，加柴胡、合欢皮疏肝开郁；急躁、易怒、多动者，加钩藤、龙胆草、生龙骨清热泻火熄风；夜寐不安者，加茯神、珍珠母、牡蛎、龙骨、磁石镇惊宁神。

（2）共患病合方治疗。

研究发现，儿童情志病很少独立存在，多病或共病的现象经常发生，其共患病率随年龄增长不断增高且共患病种类多，常见合并学习困难和学习障碍、发育协调障碍、对立违抗障碍、品行障碍、焦虑障碍、抑郁障碍、双相障碍、抽动障碍、物质使用障碍、孤独症谱系障碍等共患病。临床上焦虑和抑郁二者的共病以及儿童注意力缺陷多动障碍共患其他疾病的现象很常见，这些共患病的存在容易掩盖原有疾病，使临床表现更加复杂，增加临床治疗的难度，严重影响患儿的身心健康、学习节奏和生活社交等种种方面，因此提高儿童情志病的疗效迫在眉睫。

邵师认为，"痰热内扰"作为儿童情志病共患病的共同机制，治疗上可以从"痰"论治，以温胆汤合相应病症的对应方剂来治疗共患病。临床上见苔腻微黄、脉象弦滑、头眩心悸、烦躁不安、夜多异梦、呕恶呃逆、喉中痰鸣、口苦口黏、喜食肥甘厚味、大便黏腻等症状，均为痰湿或痰热为患的表现，临床但见一证便可用温胆汤加减治疗。若兼有失眠者，可伴见心中烦热、懊憹症状，治疗当合栀子豉汤；若多发抽动症者，则多见急躁易怒、狂躁，多合羚角钩藤汤；若患对立违抗障碍、焦虑障碍者，症见癫狂惊悸者，多合礞石滚痰丸；若患抑郁障碍，症见表情淡漠、缺乏兴趣者，多合菖蒲郁金汤；若患焦虑障碍、脏躁症，症见精神失常、容易失控者，多合甘麦大枣汤。

4. 医案举隅

患者，男，9岁，2023年9月11日初诊。主诉：间断清嗓、摇头、甩手1年，加重1个月。现病史：患儿1年前无明显诱因间断出现清嗓、摇头、甩手等不自主动作，曾就诊于某医院，诊断为儿童抽动障碍，外贴可乐定透皮贴，症状改善不明显。1个月前患儿感冒后症状加重，清嗓、摇头、甩手动作频率增多，不能自我控制，影响生活和学习，为求进一步诊治，遂来我院门诊就诊。刻下：频繁清嗓、摇头、甩手，喉中发出异声，情绪紧张时抽动症状明显，平素性情急躁，易懊憹，胃纳一般，大便干，夜寐不安，梦呓，早醒，舌质红，苔黄腻，脉弦滑。西医诊断：儿童抽动障碍。中医诊断：小儿抽动症，辨证为痰热内扰证。治以清热化痰、疏肝宁神。方予温胆汤合礞石滚痰丸加减：姜半夏6 g，姜竹茹6 g，枳壳6 g，黄连3 g，胆南星6 g，黄芩6 g，蝉蜕3 g，煅青礞石（布包先煎）12 g，郁金6 g，焦栀子6 g，钩藤（后下）9 g，北柴胡6 g，炒白芍9 g，牡蛎（先煎）12 g，煅珍珠母（先煎）15 g，甘草3 g，大枣10 g。14剂，每日1剂，水煎，早晚分服。

2023年9月25日二诊：患儿清嗓子症状明显缓解，余动作频率较前减少，胃纳可，二便调，夜寐欠安，舌脉同上。上方加木瓜3 g，浮小麦30 g，淡豆豉6 g。14剂，用法同上。

2023年10月9日三诊：患儿整体症状频次均较前缓解，情绪紧张时见摇头、甩手，纳寐可，二便调，舌脉同上。二诊方继服14剂，用法同上。4个月后随访，患儿继服药两个月后症状已基本得到控制，诸症稳定，偶见症状但几乎不影响生活，其间未见明显加重。

按语：本案患儿症见不自主清嗓、摇头、甩手，病程久，近1个月因感冒症状加重，多因外感之邪入肺易伤喉，灼伤津液成痰，痰热循经上扰咽喉；平素性情急躁，情绪紧张时抽动症状明显，多因情志内伤，肝脾气逆，内生湿浊，聚湿成痰，痰热动风；夜寐不安，易梦呓、早醒，多因痰湿壅遏，郁久化火，内扰心神。结合患儿舌脉分析，舌质红，苔黄腻，脉弦滑，辨证为痰热内扰证，治以清热化痰、疏肝宁神，方选温胆汤合礞石滚痰丸加减。方中姜半夏、胆南星、姜竹茹清热化痰，煅青礞石、枳壳降气消痰，黄连、焦栀子、郁金清热泻火除烦，加蝉蜕清热利咽，加北柴胡、黄芩以化痰降气，疏肝解郁，加钩藤清热泻火熄风，加炒白芍柔筋，润肠通便，加煅珍珠母、牡蛎镇惊宁神，甘草、大枣调和诸药。二诊时患儿症状明显缓解，平素情绪不稳，夜寐欠安，故加淡豆豉以合栀子豉汤增强清热除烦之功，加浮小麦以合甘麦大枣汤安神除烦兼养阴，另加木瓜舒筋，引药下行。三诊时患儿抽动频率明显减少，诸症稳定，故效不更方，继予二诊方以巩固疗效。

5. 小结

儿童情志病病程较长、病因病机复杂、易反复、易共患，目前其发病机制不明确，缺乏特效药，中医药治疗突显出其独特优势，但方剂繁多，不易掌握。儿童情志病的发病病位在心、肝、脾、肾，病理因素为风、痰、火，主要病理产物在痰，病机为痰浊内生，郁而化热，关键在于痰热内扰而引起循经上扰、阻滞经络、痰蒙清窍等一系列临床症状。临证立足痰热内扰的核心病机，从痰论治，重在清热化痰、疏肝宁神，以温胆汤为基础方，再根据症状加减，临床疗效显著。

（邵征洋　朱苑晴）

从"风、痰、火"论治抽动障碍

1. 病名溯源

抽动障碍是一种多见于儿童时期起病，以重复、无规律的发声性抽动或运动抽动为典型临床特征，常合并有注意缺陷多动障碍、情绪障碍等神经精神性疾病。本病的抽动症状可呈波浪式递进，时而明显时而轻微；旧的抽动症状可被新的所取代，或在既有症状基础上叠加新发症状。发声性抽动是由发声器官因其所主肌肉反复、不自主抽动而引发的简单或复杂的发声或言语。轻症常表现为清嗓、咳嗽、吸鼻声等；重症者则可出现语言功能障碍、言语淫秽等，严重影响儿童身心健康。目前，治疗儿童抽动障碍的西药多为多巴胺受体阻滞剂，包括硫必利、舒必利、氟哌啶醇等药物，但存在复发率较高及不良反应明显等问题。

抽动障碍未在中医古籍中有过专门记载，根据其临床特点，可归于中医学的"慢惊风""抽搐"等范围。据《素问》中"病机十九条"之所言"诸风掉眩，皆属于肝……诸热瞀瘛，皆属于火（心）……诸暴强直，皆属于风"，可知与肝风有必然联系。《小儿药证直诀·肝有风甚》指出："凡病或新或久，皆引肝风，风动而止于头目，目属肝，风入于目，上下左右如风吹，不轻不重，儿不胜任，故目连扎也。"其隶属于"肝风""筋惕""肉𥆧""痉病""慢惊"等范畴。而关于发声抽动，在古代文献的相关条文中仅有极少数类似的描述。如《素问·阳明脉解》云："阳盛则使人妄言骂詈，不避亲疏。"《普济方》云："夫脏腑冷热不调，气行上下哽涩，结搏于喉关，吞吐不利，或塞或壅，故咽喉不利也。"

2. 病因病机

（1）内外风合邪。

风邪有内外风之分，但无论何种风邪，均有其共同致病特点：从抽动障碍临床表现的抽动部位多变性、抽动动作的多样性、抽动多发生在头面部等特点来看，与风邪之致病特点"诸暴强直皆属于风""风胜则动""风善行而数变""风易袭阳位"相似，抽动障碍的病机关键首先是"风"。

对于外风致病，《素问·风论篇》曰："风者，百病之长也。"风性轻扬，易袭阳位，"高巅之上，惟风可到"。因口咽部亦处高位，且为多条经脉交汇之处，故常易受风邪所侵，发为异声。《临证指南医案》曰："盖六气之中，唯风能全兼五气。"若外感风邪，夹热、夹寒、夹痰、夹湿，耗伤气血津液，出现阴阳偏颇，或引触痰热，内扰心神，或引触内亢之肝阳。肝火偏盛，灼津成痰，肺热津伤，感受风邪，痰火上逆，阻于咽道，"金鸣异常"，故见异声。

儿童肺脏娇嫩，卫外不固，感受外风亦能引动内风，肝风内动，夹痰上扰则出现头面部眨眼、耸鼻、咧嘴等动作；肝风夹痰流注经络，则出现肢体抽动等症。《素问·奇病论》曰："夫肝者，中之将也，取决于胆，咽为之使。"这既概括了咽喉为肝脏所主，同时又反映肝脏的病理生理变化，是"肝开窍于目"的理论补充。肝经"循喉咙之后，上入颃颡"，胆经"抵于𩑶，下加颊车，下颈，合缺盆"，肝经、胆经的循行涵盖了口腔内咽喉、上颚、鼻以及口腔外面颊、颈等多个部位。《素问·痿论》有云"肝主身之筋膜"，声带为筋膜组织，易受肝脏功能影响。若肝经气血失充，口腔内外肌肉和声带组织难以得到濡养，则活动不利，出现发声障碍或异常。另外，若因感受风邪，侵袭头面，灌于诸窍，客于咽喉；或外风引触内风，内外合邪，扰动咽喉；或情志不遂，肝气郁结，肝郁乘脾，脾虚生痰，痰气交阻，壅滞咽喉；或肝气太盛，郁而化火、木火刑金、风火相煽、燔灼咽喉，都可构成发声性抽动的病理基础。

（2）痰湿内生。

本病临床症状较多，且表现复杂，如皱眉、挤眼、努嘴、吸鼻、点头、耸肩、跺脚、干咳清嗓、喉中异常发声等。中医古籍中无明确病名，但该病临床症状千变万化，根据"久病怪病多由痰作祟"理论，可将本病归于"痰证"范畴。患儿临床常见的秽语，喉中异声，或感喉间痰样异物感，吐之不出、咽之不下等"梅核气"症状，均可归因于顽痰作祟，痰阻气道，梗塞喉间而成。

痰的形成，与五脏密切相关。肝主疏泄，调畅情志，喜条达而恶抑郁，小儿"肝常有余"，肝气偏亢，肝郁化火，灼津成痰，痰火郁结于胸，上扰清窍；心藏神主惊，肝主疏泄，二者共同作用于情志变化，小儿"心、肝常有余"，易出现心肝火旺的表现，火热久伏，灼津成痰，内扰心神；脾主运化水湿，小儿饮食不知自节，易脾胃受损，影响脾运化功能，水湿不运，聚湿成痰，若小儿过食肥甘厚味，脾胃损伤，脾失健运，痰浊内生，痰热互结，形成痰火，扰乱神智；肺为五脏之华盖，外邪入侵，首先犯肺，加上肺为娇脏，小儿"肺常不足"则格外娇弱，易于感受外邪，从皮毛或从口鼻而入，犯肺化热，灼津成痰；肾属水，水生木，肾为肝之母，情志不畅，肝失疏泄，子病及母，久病及肾，肾为生痰之根，肾气不固，肾虚不能制水则水湿泛滥，水不归源，肾水上泛而为痰。

上述病理因素导致痰浊内生，郁而化热，循经上扰可见口出异声、咽喉痰鸣、清嗓、干咳等发声性抽动症状；阻滞经络则见胆小易惊、头面部肌肉抽动、扭肩、甩手、踢腿、跺脚等运动性抽动症状；痰蒙清窍可见注意力不集中、情绪不稳定、学习困难等注意力缺陷多动障碍症状，内扰心神则可见冲动任性、多动、趣多变、难静。

3. 临证经验

（1）从风论治：遵循"内外风同治"原则，治疗当双解表里之风，结合小儿体质柔弱、脏器轻灵、随拨随应等特点，用药多轻灵透达，多选辛凉轻清之品，取其辛可开郁、轻可去实之功。邵师结合多年临证经验及观察自拟祛风安动方治疗此类患儿，疗效颇佳，且极少发生不良反应。本方由荆芥、防风、炒白芍、生甘草、柴胡、蝉蜕、薄荷、桔梗、明天麻、钩藤、生牡蛎、生葛根等组成。方中荆芥辛散，有疏风解表善散肌表之风邪的作用，防风质松而润，为风病之主药，通治一切内外风邪，炒白芍主入心肝二经，益气养血柔肝，炒用兼可健脾燥湿，可治疗小儿四肢痉挛、脾虚食少等症状，此三药为君；明天麻熄风止痉、祛风通络，钩藤擅平肝风清心肝热，兼透风热之邪，蝉蜕入肝肺经，可清金制木，平肝解痉，疏利气道，又可祛风止痒抗过敏，柴胡、薄荷均入肝经，轻清气薄，有理气疏肝、祛风散热的作用，此五味药为臣药；桔梗宣肺祛痰利咽，为舟楫之剂可引诸药上行，生牡蛎平肝潜阳、镇心安神，生葛根通络止痉，且可发散外邪、养阴生津，此三味共为佐药；生甘草既可配合炒白芍酸甘化阴柔肝止痉，又可清热缓急，在方中调和诸药，故为使药。诸药合用可达双解表里之风、清心肝热、平肝潜阳的功效。

（2）从痰论治：主要从痰热和痰火两个方面论治，临床常用黄连温胆汤与礞石滚痰丸二方。黄连温胆汤出自《六因条辨·卷上·伤暑条辨》，主治"痰热内扰所致诸多病证"，方由半夏、竹茹、麸炒枳实（各二两）、陈皮、黄连、生姜、大枣（各三两）、茯苓（一两半）、炙甘草（一两）组成。清代费伯雄《医方论》曰："胆为清静之府，又气血皆少之经，痰火扰之，则胆热而诸病丛生矣。温胆者，非因胆寒而与为温之也，正欲其温而不热。"《六因条辨》说："温胆汤辛以通阳，加黄连苦以降逆。"由此可见，温胆汤虽曰治痰热内扰，但重在祛痰，清热之力尚不足，而黄连温胆汤为温胆汤基础上加黄连清热燥湿，使本方燥湿化痰与清胆和胃并重，化痰和理气兼行，既除痰湿之标，更治生痰之本。方中半夏辛温，燥湿化痰、和胃降逆，黄连清热燥湿、泻火解毒、除烦止呕，二者共为君药；竹茹清胆和胃、清热化痰，麸炒枳实、陈皮理气化痰，使气顺则痰消，共为臣药；茯苓健脾渗湿，生姜兼制半夏之毒，合用大枣更能调和脾胃，共为佐药；甘草调和诸药，益脾和中，为使药。诸药配伍，共奏清热燥湿、理气化痰之功，标本兼顾，燥湿理气以祛痰，健脾渗湿以绝生痰之源，辅以清热，痰祛则热清，痰浊得祛而胆无邪扰，胆胃复宁静清和之性，诸症渐愈。在主证基础上依据典型临床症状进行加减，如眨眼频繁者，选用决明子、菊花、钩藤、谷精草、青葙子、密蒙花等；吸鼻明显者，加辛夷、白芷、苍耳子；清嗓明显者，加桔梗、射干、山豆根；四肢抽动频繁者，加桑枝、伸筋草；抽动整体症状严重者，加全蝎、僵蚕；胃纳欠佳者，加生山楂、鸡内金、炒谷芽、炒麦芽；心神不宁、注意力不集中者，加石菖蒲、郁金、制远志、益智仁、乌药等。

礞石滚痰丸出自元代王珪《泰定养生主论》，主治痰热实证及七情痰火所引起的脏腑失调、气机逆乱等证。方中礞石据其下行祛痰之性，重坠以祛顽痰，大黄除痰实，泻火毒，荡积滞，行瘀血，开痰火下行之路，黄芩善清中上焦之热，可清相火以降气平逆，石菖蒲化痰开窍，醒神益智，远志祛痰开窍，镇惊宁心，栀子清热利湿，泻火除烦，郁金行气解郁，清心疏肝。

（3）注重外治：外治在抽动障碍治疗中的作用不容小觑，其中，耳穴是治疗本病的一个重要手段。耳穴疗法是针灸学的重要组成部分，早在《灵枢》中记载："耳者，宗脉之所聚也。"《厘正按摩要术》曰："耳珠属肾，耳轮属脾，耳上轮属心，而皮肉属肺，耳背玉楼属肝。"这说明耳与全身经络脏腑有着密切关系，因此通过在耳穴上施以一定的刺激可达到疏通经络、调理脏腑气血的作用。有研究表明，来自机体内部与来自皮肤表面的神经冲动，可到达相同或相近的神经元，产生相互作用，发生聚合反应。所以，当机体内部发生病变引起病理性冲动时，会对相应的耳廓神经元产生刺激作用，然后通过相应的神经元或经络作用于耳廓相应的穴位，产生相应的电学变化如电阻抗降低、导电量增高等，形成了耳穴敏感点。对敏感点进行刺激，有调节机体病理状态的功能，当人体发生疾病时，也常会在耳朵相应部位体现，如压痛、变形、变色、水疱、结节等。因此，邵师结合现代生理学实验研究和中医传统经穴传导感应理论，遵循患儿年龄特征，按五脏辨证和对应部位加以耳穴贴压治疗。临床上主张用王不留行籽按压耳穴敏感点来起到调节患儿机体病理状态的功能，减轻患儿治疗的痛感及创伤性治疗的感染发生率，提高治疗依从度，对敏感点持续刺激从而达到治疗目的。耳穴选取：肝、脾、肾、心、神门、皮质下。肝穴区疏肝理气、平肝熄风；脾胃穴区健脾助运；心穴区可调节心肾，配合神门醒脑开窍，且研究表明心穴区主要分布迷走神经和 Ach、5-HT、NE 等多种神经递质，按压此处可调节神经递质失衡控制抽动；皮质下可调节大脑皮层和皮质下植物神经中枢的兴奋与抑制，每日多次按压，可达到平肝熄风、健脾化痰、醒脑开窍的治疗作用。

除耳穴外，揿针也是一种常用治疗方法。揿针属于皮内针的一种，皮内针法由《灵枢·官针》篇中所记载的"十二刺"中的"浮刺"针法发展而来。皮内针法，是将特制的小型针具固定于腧穴部位的皮内，做较长时间留针的一种方法，又称"埋针法"。相较于传统针刺，揿针可长时间刺激穴位，且在贴针的同时不限制患儿活动。其针尖短、疼痛少，患儿更易接受，且留针时间可长达 1 周，患者 1 周仅需要治疗 1 次即可，减轻患者负担。根据不同临床症状选用不同的配穴，如眨眼频繁常选用阳白，耳穴为目 1、目 2；耸鼻常用迎香、合谷、肺腧、阴陵泉，耳穴为肺、内鼻、外鼻、神门；咧嘴、张嘴、咬嘴唇、吐舌常用承浆、地仓，耳穴为口穴等。

（刘　玥　林成雷　林婷婷　李吉意）

基于"腑气以通为用"理论探讨儿童功能性便秘的辨证思路

儿童功能性便秘（functional constipation，FC）区别于器质性病变所致便秘，以排便间隔时间延长、大便硬结或大便虽不干结但排出不畅为主要临床表现，是儿科常见病、多发病。近年来，儿童功能性便秘的发病率呈逐年上升的趋势。据相关流行病学统计，全球儿童功能性便秘患病率为 0.7%～29.0%，我国儿童功能性便秘发病率高达 18.8%，长期便秘将会对患儿身心健康、情绪造成影响，同时对儿童体质、智力发育、生活质量也会产生负面影响。目前西医缺乏特异性治疗手段，临床常用泻药、胃肠动力促进剂、微生态调节剂治疗儿童功能性便秘，主要是短期缓解症状，而生活方式干预周期长，难以起到立竿见影的效果，患儿依从性差，致使部分患儿疗效不佳，进而表现为难治性便秘。而中医药治疗儿童功能性便秘见效快，安全性高，不易反复，在治疗小儿功能性便秘上有其独特优势和疗效。

1. 病因病机

邵师认为小儿便秘"胃为起病之源，肠是受病之所"，指出小儿便秘主要是由"腑气不通"导致的。结合小儿脏腑娇嫩，脾胃常不足之生理病理特点，从乳食积滞、燥热内结、气机郁滞、正气亏虚等方面阐述了小儿便秘的病因病机。具体总结如下：

（1）乳食积滞。《兰室秘藏》曰："若饥饱失节，损伤胃气，食辛热味厚之物……故大便燥结。"小儿生理上五脏全而未盛，脏腑娇嫩，脾脏常虚，饮食经口而入，由胃腐熟，脾气助力精微输布和糟粕传入大肠。过食肥甘厚腻，可致胃肠积热，恣食生冷，可致阴寒凝滞，乳食停滞于胃肠，导致腑气不通，完谷不化，糟粕留结肠间难下而形成便秘。究其本源，在于乳食积滞引起腑气不通，最终导致大便秘结难下。

（2）燥热内结。《诸病源候论》言："小儿大便不通者，腑脏有热，乘于大肠故也……若三焦五脏不调和，热气归于大肠，热实，故大便燥涩不通也。"邵师认为小儿"脏腑娇嫩，形气未充"，对寒暖不能自调，饮食不知节制，外为六淫所侵，内为饮食所伤而多见肺脾两脏病变，疾病在传变过程中常有从阳化热之趋势，故凡外感或内伤所致邪在肠胃，燥屎闭阻，热结于里或肝火、心火旺盛，灼伤肺津，导致津液耗伤，肠道失于濡润，大便干结，腑气不通。

（3）气机郁滞。思虑过度，或久坐少动，致使气机郁滞，腑失通降。《金匮要略》曰："气闭者，气内滞而物不行也……气顺则便自通矣。"邵师认为小儿肝常有余，容易受社会、环境等因素影响，肝气郁滞，不能宣达，肝气横逆犯胃，腐熟不顺，脾气不得散精，肠道失于濡润，大肠通降失常，腑气不通，糟粕内停，大便不畅，欲解不得。

（4）正虚因素。《景岳全书》言："证属形气病，形气俱不足，脾胃虚弱，津血枯涸而大便难耳。"邵师认为小儿脏腑娇嫩，气血未充，气血津液易于耗损，或者疾病损伤，或者过用汗、吐、利、燥热之剂伤及气血津液，导致气血津液不足。气虚则大肠传导无力，津液亏虚则肠道失润，大便不一定干结，但艰涩排出不畅，导致腑气不通，便秘由生。

总之，邵师认为"滞"是本病发生的病机关键，"以通为治"为本病的治疗提供思路和启示。

2. 治疗经验

（1）诊疗思路。在诊疗思路方面，邵师认为儿童功能性便秘的病位主要在大肠，临床以实证和热证多见，与脾胃运化功能密切相关。无论何种原因导致的儿童大便不通，都必然存在糟粕内停，临证时应首当清除宿便，通调肠胃气机，积去则气自行，气行则糟粕无所聚，故顺势而下。因此，治疗儿童便秘，消积通腑为当务之急。邵师结合自身丰富的临床经验在小承气汤基础上随证加减，主张以通立法。对于实证以通腑为主，降气攻邪，从不滥补；对于虚证，虚久必滞，愈滞愈虚，虚固然是根本，但滞的危害性也不容忽视，故临证时以消滞为要；当积滞尽去之后，常遵循补中寓通之法，以防复发。

邵师在整体治疗中始终贯穿着"以通为用""以降为顺"的"通降"学术思想，为临床治疗儿童功能性便秘提供新方向和新思路。

（2）善用"通"法。邵师善用小承气汤治疗儿童功能性便秘。小承气汤出自张仲景《伤寒论》，是由大承气汤演变而来，偏向于轻下热结。结合小儿特殊的生理特点，运用小承气汤借其药性之苦降，使腑气通和，以调畅胃肠气机。正如仲景所言："若腹大满不通者，可与小承气汤，微和胃气，勿令至大泄下。"既可改善胃肠功能，促进胃肠蠕动，又不伤人正气，避免大承气汤峻猛攻下的缺点。方中以大黄为君药，苦寒以泻下阳明燥热之邪；枳实味苦性寒主沉降，善破气除痞，消积导滞，厚朴苦温以消腹满，枳实、厚朴共为臣药，二药合用起到导滞下行，具有推动大黄泻下之功。三药合用，秉承"通腑泄热"之意，顺应胃气通降的生理特性，全方走而不守，推荡实热，破滞除满，则诸证自平。临证时针对大黄用量也颇有心得，邵师根据病情轻重调整大黄用量，一般剂量为 3～6 g

（3）巧用"通"法。

①攻下为通。小儿功能性便秘实证时多症状急迫，热象较重，以肺热肠燥、腑气不通为主要证候。临床主要以大便干结、排出困难甚至便秘不通、面赤身热、腹部胀或痛、口干舌燥、口舌生疮、小便短赤、舌质红、苔黄燥、脉数有力、指纹紫滞为特征。邵师在治疗时遵循急则治其标，以清热通下攻积为主，方选小承气汤加减。若燥热甚者，加用栀子、黄芩、瓜蒌仁等泻热运脾；大便干结坚硬难出者，加芒硝软坚散结；腹胀甚者，加木香、炒槟榔、炒莱菔子等理气消胀；口舌生疮者，加用黄连、灯芯草等清心泻火。

②导滞为通。

A. 消食导滞法。邵师认为大部分功能性便秘患儿都伴有饮食积滞，临床主要以大便秘结、脘腹胀痛、手足心热、口臭少寐或有胃纳欠佳、口气重、恶心呕吐、夜寐欠佳、小便短赤、舌质红、苔黄厚或腻、脉沉有力、指纹紫滞为主要特征。邵师在临证时以消食导滞通便为主要治则，方选小承气汤联合枳实导滞丸加减。若乳食积滞者，加炒麦芽；面食积者，加炒莱菔子；伤于谷食者，加用六神曲；生山楂消肉食积滞；鸡内金可消诸积；食积化热者，加用连翘；夜寐不安者，加用栀子、淡豆豉清心除烦；脾失健运者，加用炒白术（大便干结甚者用生白术）、苍术、茯苓健脾助运。

B. 行气导滞法。邵师认为本证常见于年长患儿，多与学业压力大、缺乏运动、情志不畅有关。一是由于年长儿童，超负荷的学习任务，学业压力大，导致情志不畅，思虑过度可使气结于中，脾气郁结，中焦气滞，水谷不化；二是当今社会种类繁多的电子产品及各种课程，导致儿童缺乏运动的机会，脾胃动力不足，脾胃气机通降失调，损伤脾胃。临床常以大便干结或不干、欲便不得、嗳气频作甚或胸胁胀痛、腹胀窜痛、舌质红、苔薄腻、脉弦、指纹滞为主要特征。治疗上以行气导滞通便为治疗气大法，方选小承汤联合四逆散加减。若气郁化火者，加用丹皮、栀子清肝泻火；气滞便秘者，加用槟榔、莱菔子、陈皮、枳壳等理气运脾；嗳气频繁者，加用旋覆花、香附、半夏降气疏肝平肝。

③补虚为通。邵师认为虚久必滞，愈滞愈虚，结合小儿生理病理特点，单用补法并不能取得理想疗效，反而会使中州壅塞，故宜用通法使脏腑经脉贯通，气血畅行。气虚而秘者，以便软而不出，虽有便意，但临厕努挣难以排出为特征，治疗上选用六君子汤合四逆散加减；阴虚而秘者，以大便干结、形体消瘦、口干盗汗、脾气急躁、五心烦热为特征，治疗上用增液汤加减。阴虚明显者，常用玄参、北沙参、麦冬、玉竹等滋阴润燥；兼有血虚者，常用当归、炒白术、黄芪补气养血。

④化瘀为通。对于"便秘日久"的患儿，邵师认为"久病必瘀"，以长期排便困难、排便周期长、排便不畅、便干而硬、伴有便后不尽感、夜寐多汗为特征。以活血化瘀、润肠通便为治疗大法，故在临证用药时酌情加入当归、赤芍、醋莪术、郁金等活血之品，以消散瘀血，通调气机，使大便自通。

3. 医案举隅

郭某，女，6岁，初诊日期2023年1月14日。主诉：反复便秘半年余，加重1个月。现病史：患儿反复出现大便排出困难，4～5日1解，大便干结，呈羊屎状，时有肛裂出血，需乳果糖、开塞露辅助通便，无恶心呕吐，无腹痛等不适，胃纳一般，挑食明显，喜食肉食，抗拒食用水果蔬菜，口气重，夜寐辗转，手足心热，时有汗出，脾气急躁，小便偏黄，舌边尖红，苔黄厚，脉数有力。西医诊断：儿童功能性便秘。中医诊断：便秘，燥热便秘证。治法：清热导滞，润肠通便。予小承气汤加减。方药组成：大黄6g，厚朴6g，甘草3g，麸炒枳实6g，火麻仁9g，生白术9g，青皮

6g，瓜蒌子9g，杏仁6g，玉竹6g，连翘6g，玄参6g，北沙参6g，生地黄6g。7剂，水煎服，日1剂，早晚分服，连续治疗1周。同时嘱家长让患儿养成定时排便的习惯，注意清淡饮食，适当加强运动。

2023年2月1日二诊：服用中药及锻炼排便习惯后，大便干结好转，便头稍干后转软，排便间隔时间变短，1~2日1解，未再使用开塞露辅助通便，胃纳尚可，口气较前减轻，夜寐转安，小便无殊，舌偏红，苔薄黄，脉数。首方去玉竹6g，连翘6g，玄参6g，北沙参6g，生地黄6g，生白术改为炒白术，加用莱菔子、槟榔以理气运脾，太子参、茯苓、山药健脾醒脾，继服7天后，随诊未复发。

按语： 初诊时本案患儿便秘半年余，症状较重，平素喜食肉食，拒绝蔬菜和水果等，导致食积脾胃，燥热内生，腑气不通，迫汗外泄则津伤，肠腑津液亏虚则便干如羊屎状；肺与大肠相表里，肺失宣降，大肠不能通泄，排便艰难，数日一行，甚至需要外力来协助。患儿属于"通"的阶段，故当清热与通腑下行并行，邵师以小承气汤为主方加减，方中大黄、麸炒枳实、厚朴秉承轻下热结、除胃肠燥热之意，火麻仁、杏仁、瓜蒌子清肃肺气，下润大肠，一则益阴增液以润肠通便，腑气通，津液行，二则甘润减缓小承气汤攻下之力；白术生用，长于健脾通便；夜寐难安，脾气暴躁，舌边尖红，口臭甚，小便短赤，加用连翘等清泻心肝之火；脾胃气机通降失调，青皮破气消积，气机得以上下通畅。结合患儿临床症状及舌脉，考虑燥热伤津甚者，选用玄参、北沙参、玉竹、生地黄以增液通便，使邪热去，脾气通畅，津液充足，而阴液亦得以存用。甘草为使，主调和诸药。二诊时患儿大便干结、排便困难好转，治疗的重心在于调和脾胃，恢复中焦升降之气，加用莱菔子利气宽中，合厚朴畅通腑气，恢复脾胃升降；槟榔行气消滞，取《卫生宝鉴》中"气行则便自除"之意；结合小儿"脾常不足"之生理病理特点，加太子参、茯苓、炒白术、山药，健脾醒脾，生发脾胃之气，恢复脾胃运化功能，同时继续予清热通泄，以防症状反复。后患儿大便已通，门诊随诊以调理脾胃为主。邵师在辨证论治的基础上，始终不忘顾护脾胃，根据病情变化，随证加减用药，而非一方到底，体现了"同病异治"，擅用经方，会用经方，活用经方，故疗效满意。

（葛泰慧）

基于"运脾法"运用七味白术散治疗小儿功能性消化不良

功能性消化不良（functional dyspepsia，FD）是儿童消化系统的常见病、多发病之一，主要临床表现为进食后饱胀不适、早饱、食欲不振等，排除相关器质性疾病，属于功能性胃肠病的一种。小儿各年龄阶段均易发病，可单独出现或兼夹出现于其他疾病如感冒、肺炎、泄泻等病程中。

1. 功能性消化不良病因病机

功能性消化不良在中医古籍中没有特定病名，根据其症状历代医家常将本病归于"胃脘痛""痞满""积滞"的范畴。张仲景《伤寒论》所云："脉浮而紧，而复下之，紧反入里，则作痞。"《素问·异法方宜论》曰："脏寒生满病。"《素问病机气宜保命集》云："脾不能行气于脾胃，结而不散，则为痞。"《医学正传》记载："致病之由，多由纵恣口腹，喜好辛辣，恣饮热酒……复餐寒凉生冷，朝伤暮损，日积月深……故胃脘疼痛。"《医学正传·胃脘痛》云："清痰食积郁于中，七情九气触于内……清阳不升，浊阴不降，而肝木之邪得以乘机侵侮而为病也……痰火煎熬，血亦妄行，痰血相杂，妨碍升降，故胃脘疼痛。"这说明本病的病因病机涉及寒邪为患、饮食不节、脾胃虚弱、情志失和、气机升降失调等方面，主要病变脏腑在于脾胃，病属实证，若患儿素体脾气虚弱，可呈虚实夹杂之证。基本病机为乳食停聚不消，积而不化，气滞不行。

2. 运脾法理论浅析

邵师认为，"运脾法"可作为治疗小儿脾胃病的核心法则。北宋钱乙在《小儿药证直诀·脉证论证》中提出了"脾主困"的重要学术思想，认为小儿脾胃病的证候特点主要在于脾气困遏，运化失职，升降失司。运与化，是脾的主要生理功能，运者运其精微，化者化其水谷，运化水谷以敷布全身；具有补中寓消、消中有补、补不碍滞、消不伤正之意。运脾法并非独立的一种治法，而是属于汗、和、下、消、吐、清、温、补八法中的和法。脾胃位于中焦，互为表里，胃司受纳，脾主运化，为后天之本，关乎小儿的生长发育。儿童脏腑娇嫩，脾常不足，脾失健运是常见的病机之一。"运脾"学说提出"脾健不在补贵在运"，以运脾而达到健脾的目的，更符合脾之生理功能。运用运脾法治疗消化不良，实际上就是理顺脾胃升降的正常关系。宜以轻清之剂解脾气之困，拨清灵脏气以恢复转运之机，使脾胃调和，脾运复健。此外，在治疗小儿脾胃系统疾病时，应重视运脾和健脾相关性，用药灵活，攻补适宜，动静结合，慎用苦寒，中病即止，避免损伤脾胃。万氏《育婴家秘》慎医药有三：一者，无病之时不宜服药，即使补药亦不宜服用，因药性有偏，必损脾胃；二者，有病之时不宜服用峻猛攻伐之剂，药必对证，中病即止，因小儿脏腑娇嫩，不可痛击；三者，久病不可过用药物，损伤脾胃。同时在问诊过程中，要关注以下几个方面：一是患儿口气是否较重；二是唇色的深浅；三是舌苔的厚腻；四是大便的性状。把握这几点对于本病的遣方用药有重要的作用。在调理脾胃的过程中，患儿及家长应在饮食上注意：一是忌早食；二是忌冷食、寒食，以免阻遏中阳；三是不可令饥，"饥亦伤脾"，生化无源则不能鼓舞正气；四是忌过饱，忌高能量。

3. 运脾五法

（1）化湿助运。脾虚不运，水湿内停，酿生痰浊，痰浊交阻于胃脘，致脾胃气机升降失常，胃气壅塞，而成痞满，产生餐后饱胀、早饱、上腹痛、嗳气、食欲下降、恶心、呕吐等不适症状，脾喜燥恶湿，治疗则应运脾化湿。临床常用药物有苍术、薏苡仁、白术、茯苓等。

（2）化积助运。本病病因不外乎先天脾胃虚弱，后天乳食喂养不当，故运脾和胃尤为重要。盖胃司受纳，脾主运化，脾胃调和，则口能知五谷饮食之味，方能知饥而欲食，食而能化。正如《灵枢·脉度》所曰："脾气通于口，脾和则口能知五谷矣。"《幼幼新书·乳食不下第十》曰："脾脏也，胃府也，脾胃二气合为表里，胃受谷而脾磨之，二气平调，则谷化而能食。"脾胃健运，方能知饥饮食，临床常用运脾化积药物有莱菔子、焦山楂、焦六曲。

（3）温运助运。脾主升，胃主降，脾胃的一升一降，使人体气血精液循环运行，人的生命活动才息息不止。脾胃乃人体之本，其功能以阳气为基础，以动为主，以运为健。而小儿为稚阴稚阳之体，脏腑娇嫩，形气未充，气清而力薄，易伤而难养。小儿发育迅速、生机旺盛，所需饮食精微较多，而小儿多"脾常不足"，且往往由于饮食不当或多食生冷油腻之物，造成脾胃纳运失和，水谷留滞于脾胃，导致中焦失运，水湿不化，湿困中州而伤及脾阳，脾胃阳气受损则可导致临床诸多病变。临床常用的药物有干姜、益智仁、砂仁等。

（4）理气助运。用于本病脾胃气滞证，气滞不行，当理气导滞，开郁助运。其作用在于解除脾困，舒展脾气，恢复脾运，达到脾升胃降，脾健胃纳，生化正常的目的。常取香味运行之品，如陈皮、木香、枳壳、槟榔、丁香、佛手、厚朴等。

（5）益气助运。若禀赋不足，脾胃素虚；或病后失调，脾气亏虚；或过用寒凉攻伐之品，致脾胃虚寒，腐熟运化不及，乳食稍有增加，则停滞不化，积久不消，迁延失治，则可进一步损伤脾胃，针对本病脾虚夹积证者应益气以助运。临床常用药物如太子参、白术、黄芪。

4. 七味白术散治疗功能性消化不良

根据小儿脾常不足的生理特点，临床上邵师常用七味白术散加味治疗小儿消化不良。七味白术散原方出自宋代《小儿药证直诀》，乃钱氏所创，为儿科临床经典之方，具有健脾益气、和胃生津的功效。其载："人参（切去头，二钱五分），白茯苓（五钱），白术（五钱，炒），藿香叶（五钱），木香（二钱），甘草（一钱），葛根（五钱，渴者加至一两），上㕮咀，每服三钱，水煎。热甚发渴，去木香。治脾胃久虚，呕吐泄泻，频作不止，精液苦竭，烦渴燥，但欲饮水，乳食不进，羸瘦困劣，因而失治，变成惊病，不论阴阳虚实，并宜服。"七味白术散以人参、白术、茯苓、甘草、藿香、木香、葛根七药组方。方中取人参甘温之性为君，起健脾养胃益气之功。白术味苦性温，健脾燥湿，为臣药，助君药益气之功。再借甘淡之茯苓，健脾渗湿；辛甘之葛根，生津止渴，升阳止泻；辛中微温之藿香，芳香化湿，开胃止呕；辛苦之木香，行气止痛，健脾消食，诸药合用为佐药，共奏健脾祛湿、理气消食之功。再以甘草为使，味甘性温，益气和中，调和诸药。七味白术散中寓有四君子汤之意，四君子为健脾益气之良方，而七味白术散在此基础上加葛根、藿香、木香药味，以增强全方和胃行气、化湿生津的功效。根据临床兼证的不同，随症加减：食滞较甚，积而化热者，加三棱、黄芩；脘腹胀满甚，苔厚腻者，加石菖蒲、川厚朴花；腹痛明显者，加青皮、炒川楝子；恶心欲吐者，加姜半夏、姜竹茹；胃阴亏虚者，加麦冬、石斛；脾虚湿盛者，加陈皮、佛手；病程日久，久病必瘀，加醋莪术、炒地鳖虫活血化瘀。全方融补、运、升、降为一体，补中有散，补而不滞，消中有补，消而不伐。

（刘 玥）

活用保和丸治疗儿科杂病

食积是一种常见的胃肠疾病，其主要指小儿内伤乳食，停聚中焦，导致气滞引发的，主要病症表现为不思乳食，食而不化，嗳气酸腐，有的患者还会出现腹痛病症状，也被称作积滞。食积在西医学中并没有准确的病名，根据症状进行分析可对应于西医的消化功能紊乱等疾病。

在目前生活方式和习惯不断变化的形势下，生活水平提高，饮食方面没有合理控制，而导致小儿饮食不节制，食积的发病率表现出日益增加的趋势。如《幼科发挥》对此论述："脾胃虚弱，百病蜂起。"小儿食积常成为其他疾病形成的基础。邵师对儿科疾病进行深入研究，且积累了丰富的经验，通过保和丸加减对该病进行治疗，取得良好效果。笔者有幸随邵师跟诊学习，现总结如下。

1. 小儿易患食积之因素

（1）脾常不足，纯阳之体——内因。

钱乙的《小儿药证直诀》中全面论述了小儿生理特征——"脏腑柔弱、全而未壮"；明代幼科医家万全提出了"三有余，四不足"的学说。小儿脾常不足，胃肠娇嫩，常常容易被饮食、情志等外因所伤，导致脾胃运化失司，消化功能也受到影响。《颅囟经》云："凡孩子3岁以下，呼为纯阳。"小儿的阳气充足，因而生机蓬勃，发育迅速，这也对脾胃功能提出更高要求，但小儿脾胃不足，更易伤于乳食，积于中焦。

（2）饮食不节，喂养不当——外因。

《育婴家秘》云："小儿无知……无不与之，以致生疾。"在目前生活水平提升的形势下，这种现象更加普遍，很多家长对孩子宠爱有加，担心生长发育不好，而过度地给予高营养、高蛋白食物，却很少在意其负面影响。结果不当的喂养方式导致了饮食质或量的失衡，进而脾胃受损。《黄帝内经》对此论述如下："饮食自倍，肠胃乃伤。"

（3）情志失调，肝气犯胃——加重因素。

孩子很受宠爱，若稍不遂其意，便哭闹甚至是大发脾气；加上孩子学习紧张，精神压力大，因而郁郁寡欢，肝气郁结而生病。正如《素问》曰："土得木而达。"《血证论》云："食气入胃……肝木疏泄之。"脾胃的功能发挥与肝的疏泄功能存在密切关系。若肝郁气滞，则影响脾的健运功能，则引发食积。

2. 食积致病的分析

（1）食积化热。总体分析可知食积的病理在于饮食积于中焦，阻塞气机，久滞而化热。在小儿生理特征影响下，食积易从阳变为热证；另外，很多儿童喜欢甜腻煎炸的食物，这些食物热量高，更容易生热。如《仁斋小儿方论·积》对此论述如下："腹肚之热为甚。人知伤积肚热，粪酸极臭，而夜间有热，伤积之明验，人未识也。"食积化热常常表现出体温升高，或腹部肤热，也有的则表现为午后夜间潮热等，一些患者同时存在其他热证，主要如口臭便秘、面红、出汗、舌苔黄腻、脉滑数等。

（2）食积生痰。《医宗金鉴》论述道："食积生痰热熏蒸。"可见，古人已提出食积易生痰浊，并指出了生痰后的表现。食积生痰的影响因素主要为食物滞留，水谷运化受到影响，而产生痰浊；或食物郁而化热，灼津为痰。食积生痰后常化为食积咳嗽，临床症状主要表现为咳嗽咳痰，痰黏稠而不容易咳出，表现出明显的热证。而痰气互结，易上蒙神窍，引发小儿抽动障碍，临床可见挤眉眨眼、喉发怪声、耸鼻、胸闷易怒等。

（3）食积气滞。《临证指南医案》云："脾宜升则健，胃宜降则和。"脾气与胃气相互协调、有序升降是实现饮食消化和水谷输送的必要条件。若饮食过度，消化不及而积聚于中焦，影响到脾胃功能，则使气机运行不畅。脾气停滞不能升清，则症状可表现为泄泻、溏便等；胃气滞碍不能降浊，则见脘腹痞满胀痛等症。

3. 保和丸解析

保和丸首载于《丹溪心法·积聚痞块》，具有消食化滞、理气和胃的功效。保和丸作用较为平和，消导的力量相对较弱，但可确保不伤正气，适合小儿服用。其主要组分包括山楂、神曲、茯苓、莱菔子等。其中的君药为山楂，可以有效地消除一切饮食积滞，对肉食油腻之积的效果很显著。臣以神曲消食健脾，擅于消面谷之积滞；莱菔子下气除胀，长于消痰气之积滞。三药联合起来使用可以对各种食物的积滞进行有效消除。同时结合半夏、陈皮行气化滞而发挥更好的治疗作用；食积易化热，通过连翘可以起到清郁热、散滞结的效果，借助连翘升浮之力也可以有效地避免消降太过，从而使全方有升有降。奏诸药之效，消化食积，平和胃气，则可有效地缓解各种食积症状。

4. 食积诸证的治疗经验

（1）食积与睡眠障碍。

小儿睡眠障碍属于"不寐病"的范围，主要表现为难以入睡，睡眠深度浅，容易惊醒辗转不眠。在中医学中，可将二者关系概括为"胃不和则卧不安"。如《黄帝内经》所载："阳明逆，不得从其道，而难卧也。"《下经》曰："胃不和则卧不安。"小儿乳食不知节制，常易导致饮食停聚中焦，脾失健运。根据五行学说，胃经与心经相互交通，脾胃化生气血津液，对心神可以起到一定的滋养作用，而中焦失运情况下，心神供养受影响，因而受扰而不宁，故可见夜寐不安；再者，食积易郁而化热，郁热循胃经上扰心神，则心烦失眠更甚。

邵师认为，食积引起的睡眠障碍，多为心脾积热型，应以清热化积之法治其本，以清心安神之法治其标，如此标本兼顾，脾胃得和，心神可安。临证上在保和丸加减的基础上合用清心泻火之导赤散。此方剂在《小儿药证直诀》中主治小儿心热证，对应的组成包括生地黄、木通、生甘草、淡竹叶，其中因木通有毒，临床上应用较少。随证加减：改方中茯苓为茯神，以强宁心安神之功；加功效平和之钩藤，以资清热平肝、熄风定惊之功；加夜交藤以助养血安神之力；若腹满较甚不得安眠者，加厚朴、枳壳等；中焦积热，口气较重者，加蒲公英、石菖蒲等；夜间汗出明显的，则加煅龙骨等。

（2）食积与便秘。

《黄帝内经》最早对便秘进行论述，称之为"脾约"。《诸病源候论》中分析了便秘的机理——"脏腑有热，乘于大肠而导致小儿便秘"，据此可看出便秘和大肠传导功能障碍存在密切关系。《古今医鉴》详细分析了便秘的影响因素和机制——"若饥饱失节损伤胃气，反食辛热助火邪，真阴耗散，而津液受损导致大便燥结"，提示饮食不节乃导致"大便燥结"的重要因素。邵师认为，小儿脾常不足，在不合理的饮食影响下，很容易导致脾胃运化失职，食物滞留而阻滞气机；另外，肺乃"娇脏"，容易受到外邪影响入里化热，肺和大肠互为表里，肺热下移到大肠，大肠郁热，而导致津液消灼，影响到肠道正常的传化功能，引发便秘。

因此，邵师认为治疗食积所致便秘时，应分两型对症治之：偏于气滞者，应治以消食导滞，理气通腑，临证上以保和丸为基本方，合用承气汤类方。承气汤类方的基本病机在于胃热内结，燥实气滞，其可泄热救阴、承顺胃气。合用承气汤类方时，邵师常加入玄参、麦冬等药物以护津液。偏于郁热者，以消食导滞、清热润肠为治，常用保和丸合用麻子仁丸。麻子仁丸润肠与泻下并驱，下而不伤正。考虑到儿童用药的特殊性，用药剂量常从小取之，以效为度。随证加减：加生白术以强健脾润肠之功；加黄芩、麦门冬兼清肺热，取表里同治之意；脘腹胀满明显者，加陈皮通畅脾胃之气；肠燥津亏者，合增液汤以强增液润燥之效。

（3）食积与咳嗽。

小儿食积咳嗽属于一种常见的儿科疾病，其主要的病症表现为阵发性咳嗽，且存在一定时间性规律，夜间或黎明咳嗽很明显，咳出黄色黏痰，喉间痰鸣，伴随有如腹胀、口臭相关的症状，且便秘的出现比例也较高。食积咳嗽概念在《脉因证治》中最早出现："食滞中焦……则咳嗽之症作矣。"小儿脾功能不健全，饮食积滞于中焦，脾健运功能受影响后，则水谷难以运化而转为痰浊，痰浊影响气机运行而犯肺，导致肺功能受损，肺气上逆而咳；或食物长时间滞留，阻塞气道，使肺气上逆而咳。

邵师认为其病理在于食积伤脾，痰浊内生。所谓"肺为贮痰之器，脾为生痰之源"，当以健脾消食、宣肺化痰为法，既清中焦之痰食，又降上逆之肺气，以达标本同治之功。临证上常以保和丸为基本方，配合燥湿化痰之二陈汤进行治疗。二陈汤在《太平惠民和剂局方》中首次出现，其主要组分为半夏、陈皮、茯苓、生姜，为化痰之基本方。随证加减：若咳嗽明显者，则加桔梗、浙贝等；若腹胀者，加入厚朴、木香等；大便溏者，加炒苍术等；大便干燥者，加入火麻仁、百合等。

（4）食积与抽动障碍。

小儿多发性抽动症发生率目前有不断提高的趋势，其主要病症表现为面部、躯干、四肢肌肉不自主地运动性抽动，有的患者则表现为挤眉弄眼、扭肩、仰颈、咧嘴等。

根据症状分析，其可归为慢惊风、抽搐等范畴。明代的《普济方》对其发病机理进行论述："食痫，因乳食过多，伤动脾与胃，或食停中脘，内生痰热，气逆上冲……"这说明前人早已提出食积可发为抽动，并解释其发病机制。小儿脏腑功能不健全，脾胃运化能力差，容易受到影响，若过食甜腻煎炸之品，则脾胃易损，脾健运功能受影响而阻碍了水液代谢，聚集导致生痰，痰化热后生风，气逆上冲，导致心神受到影响而抽动。

邵师认为，由食积所致抽动者，临床上可分为两型治之：一为气郁化火型，治以清热化积，平肝顺气，临证上常用保和丸合泻青丸加减治之。泻青丸出自《小儿药证直诀》，其中的组分主要包括龙胆草、大黄、山栀、防风等，对治疗小儿肝经火郁、慢惊风搐搦颇有疗效。二为脾虚痰聚型，在治疗过程中应侧重于消积健脾化痰。临床治疗一般选择保和丸合半夏白术天麻汤加减。后者为治疗风痰的代表方。方中的陈皮、半夏、茯苓等可以提升脾胃功能，促使气机运行，理气化痰；天麻熄风定惊；再入少量全蝎，以强熄风止痉之效。随证加减：症见反复吸鼻、清嗓者，可合六味散疏风祛痰利咽；心气不足，精神恍惚，时有不自主动作者，可加浮小麦、益智仁、大枣等；舌苔厚腻者，加佩兰而化湿。

5. 小结

保和丸在《方剂学》中被归为"消食剂"，主治食积证，辨证要点为脘腹胀满、嗳腐吞酸、脉滑等。因此，保和丸的临床使用范围常被局限。而邵师认为，应将"伤于饮食为病因"作为本方新的临床辨证要点。正如《黄帝内经》对此论述道："治病必求于本。"治疗过程中应该辨证施治，不应拘泥于书本之病，而应探求疾病的本质，结合辨证，灵活运用，临证可获良效。另外，食积多因家长喂养不当所致，因而应该做好预防节制工作。如《医宗金鉴》云："夫乳与食……乳贵有时，食贵有节，可免积滞之患。"因而家长在小儿饮食方面应该做好控制工作，适当地进行引导，避免其过食肥甘厚味食物，少食甜腻品，多食粗粮及新鲜水果。正所谓"节戒饮食，防百病"。

（林成雷）

清热药在小儿脾系疾病中的应用

小儿生机旺盛，发育迅速，脾胃负担较成人重，且乳食不知自节，易导致脾胃功能紊乱，出现一系列脾系疾病，故曰小儿脾常不足。另外，当今家长喂养不当或小儿饮食不节，偏食嗜食，饱食无度，杂食乱投，生冷不节，脾胃运化失常，停聚中焦，枢机不行，则生化无力。《明医杂著》提及："脾只是不足，不足之病似轻缓，而为治却难，见效亦迟……惟脾居多，用药最要分别。"可见小儿脾系病中用药讲究。小儿食滞生热，郁积化热，热熏心肺致咽喉、心肺之疾患，故临证常佐以清热药。邵师多年临床治疗小儿脾系病，亦常用清热药物辅之。清热药物种类繁多，针对小儿脾系疾病病理生理特点，多选用清泻郁热、清热利湿、泻热通便类药物。总结如下。

1. 清泻郁热

脾升清，胃降浊，一升一降，且脾胃位于中焦，故为气机枢纽。小儿脾胃功能失调，则气机阻滞中焦，气有余便是火，久之郁而化火，上蒸口咽，则苔厚、口气重，传于心肝，则脾气急躁、夜寐不宁。因此，食积化热者，需在消食导滞的同时，佐以清泻郁热。邵师临床上常用连翘一药。连翘苦，微寒，归肺、心、小肠经，具有清热解毒、消肿散结的作用，常用于风热感冒、温病初起、温热入营、高热烦渴等。《类证活人书》言"连翘饮"一方治小儿一切热，可见连翘在治疗小儿热证中的重要地位。邵师喜用连翘以清脾胃食积郁热，若患儿食积日久，口气明显者则常加以连翘清泻郁热，取保和丸中"连翘"之意。焦树德在其《方剂心得十讲》中提到："本品善理肝气，既能疏散肝气之郁，又能苦平肝气之盛。在脾胃积滞，中运不健之机，加入平肝舒郁之品，更能防肝来乘。可见本药在本方中实具有画龙点睛之作用。"《药性论》中提及连翘除心家客热，故因食积化热而上扰心肝致小儿夜寐不宁，用连翘一药可谓一举多得。

2. 清热利湿

小儿饮食不节，湿热蕴结脾胃，壅阻胃肠气机，故可见腹痛时作；湿困脾胃，故食欲不振，甚或呕恶。湿热上蒸，则嗳腐吞酸；下注可见解便黏厕气臭。故清热利湿于小儿脾系病中亦常见。其中蒲公英一药，偏得喜爱。蒲公英苦、甘、寒，归肝、胃经，具有清热解毒、消肿散结、利尿通淋的作用，可用于疔疮肿毒、目赤、咽痛、肠痈、热淋涩痛等。蒲公英常以解毒散结功效多见，然其在脾胃疾病中同样有一席之地。《本草衍义补遗》提及蒲公英可"解食毒，散滞气"，《医林纂要》同样指出其可"补脾和胃、泻火"，点明蒲公英有清胃泻火不伤脾的特点。陈士铎于《本草新编》中直接点明："蒲公英亦泻胃火之药，但其气甚平，既能泻火，又不损土，可以长服久服而无碍。凡系阳明之火起者；俱可大剂服之，火退而胃气自生。"此外，蒲公英以通淋化湿为主，邵师常配伍石菖蒲、藿香、佩兰等芳香化湿之品，以弥补蒲公英中焦化湿力量不足。小儿脾常不足，使用寒凉药唯恐伤及脾胃，而蒲公英泻火不损土，用以治疗小儿脾胃湿热最好不过。

3. 泻热通便

小儿纯阳之体，若饮食调摄不当，过度摄入肥甘厚腻之品，更容易造成胃肠积热，耗伤津液，肠失濡润，大便干结，而出现便秘。《诸病源候论·小儿杂病诸候论》提及："小儿便不通者，脏腑有热，乘于大肠故也。"部分患儿往往大便干结，解便困难，甚至出血，常需开塞露辅助解便，可伴有口干口臭、口舌生疮、怕热性急等症状。邵师认为急则治其标，此类热实秘，甚至顽固性便秘，且患儿表现为里热明显，当先以大黄泻热通便为宜。大黄苦寒，归脾、胃、大肠、肝、心包经，具有泻热通肠、凉血解毒、逐瘀通经的作用，用于实热便秘、积滞腹痛、泻痢不爽等。《药性论》云："主寒热，消食，炼五脏……冷热积聚，宿食，利大小肠。"小儿积滞不运，日久则化热下灼肠津，肠道失于濡润，传导失职，故大便干结难解，大便不通。若及时泻下积滞，清解实热，则脾胃升降功能可以重得健运。故患儿便秘日久，为实热之象，可予大黄泻热通腑，给邪以出路，常用小承气汤加减。

小儿脾系疾病易积滞化热，治疗上常辅以清、消之法，故清热药临床上常用之。而小儿稚阴稚阳，用量当谨慎，需顾护脾胃，不可苦寒太甚、太久，以免损伤正气，伤津耗液，须中病即止。

（张春辉）

消补兼施治疗小儿疳积

小儿疳积为古代儿科四大要证，现今亦不少见，为儿科的常见病，是指多种因素影响，导致脾胃受损，气液耗伤，肌肤、筋骨、经脉、脏腑失于濡养而形成的一种慢性消耗性疾病。临床以形体显著消瘦、面黄发枯、精神萎靡或烦躁、饮食行为异常等为特征，相当于西医学的慢性营养缺乏（不良）症，5岁以下小儿多发此病。临床上诸多有关消化吸收障碍、生长发育迟缓、机体功能失调等病症，常可考虑从疳论治，本病直接影响小儿的生长发育与健康，越来越受家长的关注与重视。中医药治疗本病具有疗效确切、副作用少的优势，得到越来越多家长的认可。笔者有幸成为邵师弟子，跟师随诊，受益颇丰，现将邵师治疗小儿疳积的临床经验浅述如下。

1. 病因病机

《小儿药证直诀·诸疳》曰："疳皆脾胃病，亡津液所作也。"《医学正传·疳病论》曰："盖其病因肥甘所致。"《幼幼集成》曰："疳之为病，即热者亦虚中之热，寒者亦虚中之寒，积者亦虚中之积，故治积不可骤攻，治寒不宜峻温，治热不宜过凉。虽积为疳之母，而治疳必先去积，如遇极虚者而速攻之，则积未去而疳危矣。"本病的病位在脾胃。脾胃为后天之本、气血生化之源，脾健胃和，纳化正常，则气血津液化生有源，五脏六腑、四肢肌肉、筋骨皮毛得以濡养滋润。若脾胃受损，纳化失健，生化乏源，气血津液亏耗，则脏腑、肌肉、筋骨、皮毛无以濡养，日久则形成疳积。邵师认为小儿脏腑娇嫩，脾常不足，乳食尚不知自节，现代家长普遍存在溺爱孩子现象，唯恐小儿饥饿，喂养不当，乳食无度，或过食生冷、肥甘、油腻之品，或妄投滋补，或哺乳不足，未及时添加辅食，或断乳过早，损伤脾胃，导致疳积。也可因他病伤及脾胃或先天禀赋不足，而致受纳运化失常，产生疳积。该病临床多属虚实夹杂之证，故在临床上要辨清虚多还是实多。

2. 治则治法

消法是通过行气活血、化痰利水、消食导滞、驱虫等方法，使气、血、痰、食、水、虫等逐渐形成的有形之邪渐消缓散的一类治法，适于气滞血瘀、疮疡痈肿、水湿内停、痰饮不化、饮食停滞等病证。补法是通过补益人体气血阴阳，以主治各种虚弱证候的一类治法。小儿疳积按病程的长短分为3型：①初期为积滞伤脾证。症见：面色无华，形体略见消瘦，神疲纳呆，大便干稀不调，舌苔腻，脉细滑。治以：消食导滞，调理脾胃，以消法为主，补为辅。②中期为脾胃气虚证。症见：面色萎黄，体瘦显著，脘腹胀满，青筋暴露，神疲困倦，舌质淡红，苔腻，脉濡细或滑。或伴见食欲减退，嗜食异物，吮指磨牙，毛发枯黄，易哭易怒，潮热，大便不调。治以：益气健脾，和胃消积，消补兼施。③后期为气血两亏证。症见：面色白，极度消瘦，皮肤干枯，精神萎靡，啼哭无泪，睡眠露眼，唇舌色淡，或少津，脉弱无力。或伴肢体浮肿，鼻衄，紫癜。治以：补益气血，补脾益肾。以补法为主，消法为辅，小儿脾常不足，运化能力不足，加之父母喂养不当，积滞湿阻，更伤脾胃。此时若纯补益，恐运化弱，补而不受，甚至碍滞；若过用消导又恐克伐正气，而犯"虚虚实实"之戒，故予补中寓消，消中有补，消不峻利，消补兼施，从而使中气旺盛，气机畅达，能纳而运化，则营养充裕，发育渐趋正常，即所谓"脾胃壮实，四肢安宁"。邵师以"消积导滞、健补脾胃"为治则，自拟消疳健脾汤加减治疗。临证用药：太子参6～10 g，茯苓6～10 g，炒白术6～10 g，生甘草3 g，醋莪术6 g，炒土鳖虫6 g，生山楂6～10 g，鸡内金6～10 g，枳壳6～9 g，生葛根9～12 g，石斛6 g，乌梅3 g，钩藤6 g。疗程4～8周。临床中，根据患儿的体质强弱及疳积的轻重程度，消补法的比例不同。若患儿疳积初起，或虽日久但体质尚实，可予消多补少；病久体质极虚者，可补多消少。此外，还有三补七消、七补三消、半补半消，或九补一消等，视患儿具体情况而定，临床灵活运用，每获良效。

3. 医案举隅

金某，男，4岁6个月，2021年4月7日初诊。纳差、眠差伴生长缓慢1年余。患儿于1年余前上幼儿园后出现纳差，不会主动叫饿，对吃饭无明显欲望，每次吃饭需要大人喂养，稍吃多即呕吐，伴夜间睡眠差，需大人陪伴，入睡时间长，半夜会惊醒，平素脾气较大，大便日解成形。同时发现患儿生长发育迟缓，年生长速率缓慢，目前体重14.5 kg，身高100 cm。外院查骨龄提示5岁，予口服"赖氨肌醇维生素B_{12}口服液"1个月，胃口未见改善，故转中医治疗。体格检查：形体消瘦，面色少华，毛发干枯，精神不振，困倦喜卧，脘腹胀满，舌淡，苔白腻，脉细弱。辅助检查：体重14.5 kg，身高100 cm，外院查骨龄提示5岁。四诊合参：形体消瘦，精神不振，面色少华，毛发干枯，纳差，睡眠不安，大便日解成形，舌淡，苔白，脉细弱。中医辨证：疳积，脾虚积滞型。治法：健脾消滞。处方：太子参颗粒9 g，茯苓颗粒6 g，炒白术颗粒6 g，生甘草颗粒3 g，醋莪术颗粒6 g，炒土鳖虫颗粒6 g，川朴花颗粒6 g，鸡内金6 g，枳壳颗粒6 g，生葛根颗粒12 g，石斛颗粒6 g，乌梅颗粒3 g，生山楂颗粒6 g，钩藤颗粒6 g。7剂，每日两次，开水冲服。嘱：增加运动量，每日保证1小时户外活动，饮食清淡，忌食肥甘厚腻、辛辣刺激、煎炸生冷之品，纠正不良进食习惯。二诊：家长诉纳差改善，不会主动叫饿，但可以把饭吃完，无呕吐，睡眠改善，无半夜惊醒，入睡时间较前缩短。面色稍红润，精神尚可，脘腹尚软，舌淡，苔中白腻，脉细。继续守方。三诊：家长诉纳差较前明显改善，会主动叫饿，对吃饭表现明显欲望，睡眠明显改善，好动，夜间汗出较多。面色红润，脘腹软，舌淡，苔薄白，脉细。原方去川朴花，加瘪桃干颗粒6 g，连翘颗粒6 g，玉竹颗粒6 g。四诊：家长诉胃纳佳，夜寐安，好动，夜间汗出改善。面色红润，脘腹软，毛发干枯较前改善，舌淡，苔薄白，脉数。原方去醋莪术、炒土鳖虫。改中药每日1次，后续巩固调理两个月。体重达16 kg，身高103 cm。

按语：本例患儿疳积日久，脾胃虚损，积滞内停，虚实夹杂，病情较为复杂，证见形体消瘦，面色少华，毛发干枯，精神不振，困倦喜卧，脘腹胀满，性情烦躁，夜卧不宁，故予消补法化疳积。方中太子参、炒白术、茯苓健脾益气；醋莪术、炒土鳖虫、生山楂、鸡内金消食化积；枳壳、川朴花理气宽中；生葛根、石斛、乌梅滋阴养胃；钩藤清肝安神；生甘草调和诸药。

4. 小结

邵师在治疗疳积中喜用醋莪术、炒土鳖虫这两味药，认为疳积日久易有血瘀之象，表现为患儿面色少华，毛发干枯，性情烦躁。莪术，味苦平无毒，入肝脾二经。功用为行气、消积、破血、止痛，适用于治疗癥瘕积聚、气血凝滞、心腹疼痛、胁下胀痛等证。近代张锡纯认为："莪术与参、术、芪诸药并用，大能开胃进食。"土鳖虫，味咸性寒，有毒，归肝经，《本草纲目》言其行产后血积，折伤瘀血，治重舌木舌口疮，小儿腹痛夜啼。其具有破瘀生新、攻坚破积、通经止痛之功效。故在消疳健脾中加入此二味药能获奇效，但须掌握尺度，中病即止，待疳化积散，即去此药，再行调补。再则临床中常嘱咐患儿父母增加育婴保健知识，不强迫进食，不猛塞食物，积极纠正孩子不良饮食习惯，做到定时适量，均衡饮食，忌食油腻煎炸食物、膨化食品、碳酸饮料等；不要在吃饭时打骂孩子，保持愉快的就餐环境，建立规律的生活习惯，多参加户外运动，以增强体质，预防疾病。

（周　红）

"运脾"学说的基础研究和临床应用

《素问·灵兰秘典论》云："脾胃者，仓廪之官，五味出焉。"脾胃位于中焦，脾主运化，胃司受纳，二者互为表里。脾为胃行其津液，主司消化吸收，为后天之本，气血生化之源，关乎小儿的生长发育。邵师常言：脾失健运是小儿脾胃病最常见的病机之一，如小儿厌食者多因脾失健运，胃不受纳；积滞者多因食积中焦，运化失司；腹痛者多因脾胃壅滞，气机不利，不通则痛；呕吐者多因脾升胃降失常，浊气逆上；泄泻者多因脾失升清，水谷不化，清浊不分，合污而下；疳积者多因脾胃运化无能，形成积滞，精微不敷，久延成疳。儿童脏腑娇嫩，具有"脾常不足、肝常有余"的生理特点。邵师常说"脾健贵在运"，以运脾而达到健脾的目的，更符合"脾"之生理功能。

1. "运脾"学说的认识

"运脾"学说有深远的理论基础。北宋钱乙在《小儿药证直诀·脉证论证》中提出了"脾主困"的重要学术思想，总结了脾胃病的证候特点为脾气困遏，运化失职，升降失司，并创有两个名方：一为益黄散，组成以陈皮、丁香（木香）、青皮理气助运为主，加炮诃子暖胃，甘草和中，主旨在于舒展脾气，恢复脾运，用于饮食不消、吐泻、疳证、慢惊等多种疾病；二为异功散，四君子汤增加陈皮一味，使之成为补运兼施之方，产生"补脾而流动不滞"的功效。在清代，陈复正将仲景枳术汤易为丸剂，内加藿香、砂仁，"为伤食运化之良方"；叶桂在论述小儿病证时经常强调脾升胃降、运化有常的重要性；吴瑭则反对小儿用药过于呆补；张隐庵《本草崇原》指出"凡欲补脾，则用白术；凡欲运脾，则用苍术"。前人所谓启脾、醒脾、快脾、运脾，其理为一，其法则同。

江育仁教授在1983年《中医杂志》上明确提出"脾健不在补贵在运"。其中"运"，有行、转、旋、动之义，有动而不息之特征。运与化，是脾的主要生理功能，运者运其精微，化者化其水谷，运化水谷以敷布全身；"运"法具有补中寓消、消中有补、补不碍滞、消不伤正之意，为研究运脾法确立了理论基础。运脾法，并非独立的一种治法，而是属于汗、和、下、消、吐、清、温、补八法中的和法，常用运脾法可归纳为运脾化湿、运脾和胃、理气助运、温运脾阳、益气助运、养胃助运。

自此后，人们对"运脾法"进行了广泛的研究和应用。汪受传教授指出"气行则运"，将运脾法归纳为以下4点：①化湿以解脾困；②开胃以消脾滞；③理气以舒脾郁；④温中以运脾阳。孙浩认为，采用"运脾法"作为调治小儿脾胃病的治疗原则，就是要脾之所喜而去脾之所恶，为脾胃纳运排除各种不利因素，创造良好的条件，使脾胃纳运机能保持"健运"状态。秦艳虹提出"健脾贵运，运脾贵温"的观点，认为运化必赖于阳气，中焦气机得温则运，尤其在治疗小儿泄泻中，还突出脾气宜升则健的特点，稍佐升阳之品如葛根、柴胡、升麻、防风，暑天用荷叶，重则用东垣升阳除湿汤。

邵师治疗小儿脾胃病，亦常用"运脾"之法，常用方剂为调中汤和保和丸。其中调中汤成方主旨为行气运脾，以"运"为主，其中柴胡升举脾胃清阳之气，疏肝解郁、调和肝脾，枳实行气散结，以增强疏畅气机之效，陈皮理气健脾，莪术破血行气、消积止痛，元胡活血、行气、止痛，半夏降逆止呕、消痞散结；以"补"为辅，白术补气健脾、燥湿利水，茯苓味甘淡，健脾安神，白芍柔肝止痛、养血敛阴，甘草气和性缓、益气补中、缓急止痛，调和诸药。

2."运脾"学说的基础及临床研究

邵师对"运脾"学说的基础及临床研究中包括了调中汤对胃肠动力及脑肠肽-食欲中枢的影响。

邵师团队课题组的研究表明，调中汤在改善FD幼鼠摄食、饮水、体重等方面作用明显，并且通过用0.04%酚红溶液（含10%明胶）灌胃，观察酚红的残留率和推进率，来测定胃排空和小肠运动功能，结果提示调中汤能促进脾虚肝旺型FD幼鼠胃排空率、小肠推进比，从而促进胃肠动力。

间质细胞（interstitial cells of Cajal，ICC）是以网状结构存在于胃肠道的一类特殊细胞，是胃肠道活动的起搏者和调节者，是壁内神经信息向平滑肌传送的中转站，控制胃肠道平滑肌的收缩和蠕动。采用SABC法（streptavidin-biotin complex method）检测胃窦部ICC的表达，即通过光学显微镜（×200倍）观察免疫组化法制备的切片的5个随机无重叠视野，用Carl Zeiss Imaging Systems进行灰度分析，测定其平均灰度值。胃窦部ICC的表达与灰度值成正比，灰度值越大，表示ICC表达的数量越多。结果显示，调中汤能提高胃窦部ICC的表达，改善胃肠动力。

胃动素（motilin，MTL）是对胃肠运动具有促进作用的一种胃肠激素，广泛分布于胃肠道与中枢神经系统中。其不足可导致胃肠道平滑肌松弛，胃张力及蠕动减弱，胃排空的时间延长，胃液潴留时间增加，饥饿时胃肠收缩活动消失。血清干细胞因子（stem cell factor，SCF）是一种重要的多功能生长因子，是ICC的上游调控因子。其可能通过改变ICC的数量和功能，参与FD胃肠功能障碍的发生与发展过程。课题组研究结果显示，脾虚肝旺型FD幼鼠存在MTL、血清SCF含量的不足，调中汤能明显增高MTL、血清SCF的含量，是调中汤治疗FD的机制之一。

胃泌素（gastrin，GAS）由胃窦及十二指肠黏膜G细胞分泌，刺激胃酸、胃蛋白酶及胰液的分泌；促进胃窦、胃体的收缩，增加胃肠道的运动，同时促进幽门收缩，以加速胃排空。生长抑素（somatostatin，SS）由肠壁神经丛、胃及胰腺的D细胞分泌，具有广泛的抑制作用，在消化道对胃酸、胰液的分泌及对小肠和胆囊运动及小肠的吸收均有抑制作用。课题组研究表明，调中汤能升高FD幼年大鼠血清GAS含量，降低血清SS含量，并使其趋向于正常范围，通过调节血清"胃肠激素"水平，达到改善胃肠动力的作用。在临床中也发现，调中饮治疗FD儿童后大部分儿童的胃电节律紊乱能够得到改善，与治疗后临床症状变化相符，且能提高血清GAS水平，降低SS水平，说明调中饮在治疗FD时，能起到提高胃肠兴奋激素量，降低胃肠抑制激素作用，从而改善胃肠功能。

脑肠肽-食欲中枢（食欲调节网络）紊乱是胃肠病发生的重要环节，是目前研究胃肠病发病机制的热点。下丘脑中枢及外周神经组织的神经元，包含一系列食欲的调节因子，如Leptin、NPY、VIP等，这些因子具有影响摄食行为、参与摄食的启动和维持、增强或抑制食欲等作用，共同构成食欲调节网络。调中汤治疗脾胃不和型小儿厌食症60例，治疗组总有效率达90%，且食欲改善时间短。调中汤还可有效治疗小儿脾虚肝旺型厌食症，不仅能明显改善患儿的症状积分，还能改善胃电节律，升高血清锌水平，对血清Leptin水平双向调节，提高NPY水平、降低VIP水平，作用优于西药组，为调中汤的临床合理应用及进一步深入研究治疗厌食症作用机制提供了依据。

"运脾"学说的基础研究还包括对肠道菌群的影响及对免疫、胃肠组织的影响，这也是我们后续将继续研究的方向之一。

3."运脾"学说的临床应用

（1）小儿厌食。邵师认为小儿厌食者，无论由何种原因所致，其病变脏腑均以脾胃为主，其病机关键在于脾失健运，胃不受纳。其治疗"以运为健，以运为补，以和为贵"，主要调节脾运胃纳、升清降浊的功能，平素以调中汤为基础方，加苍术燥湿运脾，神曲、山楂消食开胃，久病血瘀者加鸡内金、地鳖虫等通络化瘀；久病气虚者多加用"异功散"化裁，健中寓消，不生滞碍运；胃阴虚者，合石斛玉竹汤加减，以"治胃阴虚不饥不纳，用清补"，以养胃育阴，开胃助运。

（2）小儿腹痛。小儿"肝常有余，脾常不足"，加之喂养不当、饮食失节，导致肝旺脾虚，肝胃不和，脾失健运，胃气呆滞，胃失和降，脾胃壅滞，气机不利，不通则痛。邵师认为，其发病基础是脾胃薄弱，运化失健，易为各种病邪所扰，正所谓"脾胃壮实，四肢安宁；脾胃虚弱，百病蜂起"。饮食不节、积而化热是其发病诱因。疾病前期多因饮食失节所伤，正如《素问·痹论篇》曰："饮食自倍，肠胃乃伤。"食物久滞肠胃，传导功能失常，积而化热，日久不愈则更致脾胃气虚。后期与情志失调有关，肝气不畅、横犯脾胃是其加重因素。邵师在治疗上消补兼施，以运脾开胃消积、疏肝行气为法，方以调中汤加减。

（3）小儿泄泻。邵师认为，凡泄泻者皆与湿相关。脾喜燥恶湿，而湿邪最易伤脾。若脏腑功能运化正常，则水谷化生精微，输布全身，则无水湿停滞之患；但若脾为湿困，运化失职，水反为湿，谷反为滞，脾失升清，水谷不化，则水湿停滞，加以肠道不能正常分清泌浊，则水湿积滞下趋大肠，合污而下，而为泄泻。治则当运脾燥湿，温阳止泻，方用调中汤加减。

（4）小儿积滞。脾胃不足是小儿积滞发病的内因，或饮食不节、喂养不当，或情志不畅、肝气郁结，皆为造成小儿积滞的外因，治则宜运脾化滞，邵师常以保和丸为基础方。《活幼口议》有言："积是疳之母，所以有积不治，乃成疳候。"积滞久延成疳者，当运脾和胃，消疳去积，宜保和丸合四君子汤化裁。

（5）小儿不寐。心为脾之母，脾为心之子，脾胃化生津血上养心神。如若食积中焦，脾失运化，清气无法上供心神，则致心神不宁而见夜寐不安等症。另如《黄帝内经》对此论述道："胃不和则卧不安。"心胃二经相互交通，胃之食积郁热易循经上扰心神，使心烦失眠更甚。邵师认为，食积所致不寐，多为心脾积热型，应以运脾化积安其本，兼以清热安神治其标，如此标本兼顾，则脾胃得和，心神可安。临证上常用保和丸合导赤散加减治之。

（6）小儿便秘。邵师认为，治疗食积所致便秘时，当分两型对证治之，一者偏于郁热，多由食积从阳化热，郁热下移大肠，热灼伤阴，传导失司，发为便秘，以运脾导滞、清热润肠，治宜保和丸合麻子仁丸加减；一者偏于气滞，应治以运脾化滞、理气通腑之法，临证以保和丸合承气汤类方，邵师常加入玄参、麦冬等药物以护津液。

（7）小儿咳嗽。有些小儿咳嗽以夜间或黎明阵发性咳嗽、咳吐黄色黏痰为主要特点，并伴有腹胀、口臭、便秘等一系列食积症状，多由于小儿脾之运化功能偏弱，加之饮食积滞，脾运失司，精微不化，反生痰浊，痰阻气机，随气机上逆犯肺，肺气上逆而咳，当以运脾消食、宣肺化痰为法，既清中焦之痰食，又降上逆之肺气，以达标本同治之功。临证上予以保和丸加减，咳嗽明显者，加桔梗、浙母等；腹胀者，加入厚朴、木香等；大便溏者，加炒苍术等；大便干燥者，加入火麻仁、百合等。

（8）小儿抽动。明代《普济方·婴孩一切痫门·风痫》中曾有论述："食痫，因乳食过多，伤动脾与胃，或食停中脘，内生痰热，气逆上冲，为之者曰食痫。"食积内停，痰浊内生，痰郁化热，热盛生风，气逆上冲，痰气互结蒙蔽心神，可发为抽动。邵师在临床中将此分为两型，一为气郁化火型，治以运脾化积，清热平肝，临证上常用保和丸合泻青丸加减治之；二为脾虚痰聚型，治以运脾消积，化痰平肝，临证上多选用保和丸合半夏白术天麻汤加减。

（丁佳君）

中医儿科外治的临床思路和方法

中医外治是祖国医学的重要组成部分，是中医治疗学的一个主要分支，与内治一起构成了中医学的治疗体系。中医外治疗效独特、作用迅速、历史悠久，具有简、便、廉、验之特点。中医外治内容非常丰富，有文献记载的多达400余种。与内治法相比，具有"殊途同归，异曲同工"之妙，对"不肯服药之人，不能服药之症"，尤其对危重病症，更能显示出其治疗之独特，故有"良丁（高明的医生）不废外治"之说。

1. 外治的概念

"外治"这一名词由来已久，早在《素问·至真要大论》便有"内者内治，外者外治"的说法，其后历代医家著作中多有涉及，但其研究范围及概念一直不十分明确。

目前学界一般认为外治的概念分为广义外治和狭义外治。广义外治泛指除口服及单纯注射给药以外施于体表皮肤（黏膜）或从体外进行治疗的方法，比如音乐疗法、体育疗法等。狭义外治则指用药物、手法或器械施于体表皮肤（黏膜）或从体外进行治疗的方法。现在一般意义上理解的外治为狭义外治法。中医和现代医学都有外治法，中医外治的一般概念应为在中医学基本理论指导下的狭义外治活动或者是可为中医治疗过程所用的狭义外治活动。这个活动既包括理论活动，也包括临床活动。

外治的"外"是一个相对概念，而不是绝对概念，并非从外治疗即为外治，单纯注射给药虽从外治疗，但不属于外治；穴位注射疗法虽与其类似，但因治疗机理不同而属于外治。

2. 中医外治临床研究的思路与实践

邵师告诉我们，对于中医外治，在理论上需"辨证施治，组方有据"，在方法上需"因人而异，因法而异"，在疗效上需"主次分明，缓急有别"，在运用上需"简便易行，减少创伤"。总而言之，好的治疗要有"特效"。

在临床实际运用中，我们可以有以下5个思路：

（1）因"病"施治，即注重某种疾病、症状的临床难题，配合临床治疗，提高临床效果。例如口疮，包括口腔溃疡，邵师选用中药（败酱草、黄芩）制成口疮协定方，以口腔涂擦或喷于患处以清热解毒；再如湿疹、皮炎，可选用中药（苦参、地肤子）外洗祛风止痒；又如在肺炎治疗中，常见有患儿湿啰音难以消散者，可选用中药穴位（肺腧）导入宣肺化痰，以促进肺部啰音的消散。

（2）因"治"施治，即注重解决临床治疗中的难点、突出的问题，减轻患儿的痛苦。例如，我们在临床中发现红霉素或阿奇霉素在静滴过程中常引起呕吐、腹痛不适等不良反应，邵师将丁香、肉桂、高良姜等中药调制成止吐贴，穴位贴敷于神阙、中脘、天枢以温中降逆止痛；临床发现红霉素、甘露醇等静滴易引起静脉炎，邵师又选用当归、乳香、没药等制成中药静脉炎软膏涂擦皮肤以活血消肿，目前已推广至全院所有科室；婴幼儿常出现红臀，尤其在腹泻时，邵师又选用紫草、黄芩等药物组成红臀膏祛瘀生肌，得到许多家长认可。

（3）因"人"施治，即注意解决患者、健康人的生活起居问题，体现"治未病"的观点。例如婴幼儿盗汗，选用五倍子、牡蛎等制成盗汗贴，穴位贴敷于脐部或涌泉穴以敛阴止汗；脾虚腹泻者通过穴位按摩、推拿疗法补脾止泻；易感人群通过佩挂香囊（菖蒲、艾叶、山柰等）以祛风散寒、扶正祛邪；为夜惊的住院患儿提供宁神药枕（菊花、蝉蜕、钩藤等）以宁心安神等。

（4）因"时"施治，即注重解决新发疾病的治疗问题，是探索性的、创新性的，要有敏感性，要敢于实践。邵师在2008年儿童"手足口病"的防治中，研制了"清瘟口服液""清瘟口喷剂"用于小儿手足口的防治，取得了很好的社会效益，并纳入浙江省中医药防治手足口病的诊疗方案中。

（5）因"急"施治，即注重解决危重患者的治疗难点，体现中西医结合的急救水平。例如高热患儿，家长多比较焦急，中药清热灵予以灌肠以疏风清热，有效辅助退热；危重病儿的腹胀，采用芒硝敷脐以清热泻下、除胀散结；哮喘患者急性发作期予以中药麻杏石甘汤保留灌肠以宣肺平喘、止咳化痰。

3. 中医外治在儿科中的常用方法

清代吴师机在《理瀹骈文》中记载："外治之理，即内治之理；外治之药，亦即内治之药，所异者法耳。医理药性无二，而法则神奇变幻。"由于小儿生理病理特点及口服药物困难的特点，中医外治在儿科中的适应证非常广泛。

根据治疗的途径不同，中医外治的方法主要可分为整体治疗，皮肤、官窍黏膜治疗，经络、腧穴治疗，其他治疗四大类。第一类，整体治疗是指以人整体为对象进行治疗，如引导、音乐疗法等。儿科中常用的是体育疗法，如矮小症或肥胖症患者，我们会制定相应的运动套餐，指导患儿进行体育锻炼。第二类，皮肤、官窍黏膜治疗是指药物通过皮肤、官窍黏膜吸收进入局部或者机体循环系统起治疗作用的方法，如敷贴疗法、熏洗疗法等。皮肤是人体最大的器官，面积很大，毛孔多，除具有防御外邪侵袭的保护作用外，还具有分泌、吸收、渗透、排泄、感觉等多种功能，所以是敷贴、熏蒸疗法、涂擦法的最佳选择。而官窍黏膜则如灌肠法，药物直接通过直肠黏膜吸收，简单、方便、吸收好。第三类，经络、腧穴治疗是指药物、手法、器械通过对人体经络、腧穴的刺激达到治疗作用的方法，如推拿、艾灸、足心疗法等。第四类，其他不能归于上述3类的中医外治方法如中医的一些手术、中医正骨等可归为本类。各种外治并不能通过这4类而截然分开，往往在分类上存在着互相交叉。这种交叉是外治法分类的一个重要特征。例如脐部特殊结构，有利于药物的透皮吸收，同时药物在脐部皮肤经过穿透后，直接扩散到静脉网或腹下动脉分支而进入体循环，药物经脐吸收比较迅速，另外脐部还是中医重要腧穴（神阙穴）所在位置，因此脐疗既属于第二类也属于第三类。

邵师在临床中常用的几种中医外治总结如下：

（1）敷贴法：将中药研成细末，加适量赋形剂调成糊状后敷布于患处或经穴部位，主要功效包括通经活络、活血化瘀、消肿止痛、清热解毒等，根据药物组成不同研制成功效不同的三伏贴、三九贴、咳嗽贴、鼻炎贴、止吐贴、夜惊贴、盗汗贴、止泻贴、健脾贴、消食贴、咽扁贴等，有感冒、咳嗽、哮喘、腹泻、厌食、口疮、鹅口疮、痄腮、遗尿、盗汗等适应证。如三九贴，由白芥子、细辛、甘遂等组成，贴敷于肺腧、心腧、膈腧、大椎等，用于哮喘、过敏性鼻炎、反复上呼吸道感染的防治；夜惊贴，由黄连、吴茱萸等组成，贴敷于涌泉，适应夜惊、夜啼的治疗。

（2）灌肠法：将药液从肛门注入肠道的一种外治法。操作时嘱患儿先排净大、小便，用止血钳夹住连接灌肠器的导管，缓缓插入肛门内，注入速率宜慢，保留的时间越长越好,功效为泄热解毒,适应证为肠道疾病、各种发热。

（3）药浴法（熏洗法）：选用适当的中草药煎成药汤,滤渣倒入盆内,然后以浸泡或沐浴方式浸洗全身、半身或局部（坐浴、足浴、手臂浴、面浴、目浴等）,功效包括发汗退热、祛风除湿、温经散寒、疏通经络、调和气血、消肿止痛、祛瘀生新。常用适应证有新生儿黄疸、新生儿硬肿症、上呼吸道感染、急性气管及支气管炎、支气管哮喘、肺炎、急性肾小球肾炎、过敏性紫癜、营养不良、小儿汗证、遗尿症、脑性瘫痪、小儿阴茎包皮炎、湿疹等。

①退热熏洗方：组成：艾叶、青蒿等。适应证：小儿外感发热。

②湿疹熏洗方：组成：蛇床子、苦参、白鲜皮、七叶一枝花等。适应证：儿童湿疹、异位性皮炎。

（4）涂擦法：将中药进行一定的加工制作,使其方便使用,常用剂型有水剂、酊剂、乳剂、膏剂、油剂等,用于治疗各种皮肤瘙痒、皮肤溃疡等。

①静脉炎涂搽方：组成：当归、乳香、没药等。功效：活血止痛。适应证：预防和减轻大环内酯类抗生素的局部副反应。

②红臀膏：组成：紫草、当归、防风、乳香、没药等。功效：化腐生肌。适应证：小儿尿布疹。

（5）推拿法：以推、揉、摩、捏、运等手法进行治病的一种外治法。其通过手法作用于人体体表的特定部位,改变疾病的病理生理状态,使疾病缓解或消除。功效包括疏通经络、行气活血、滑利关节,适应证有婴幼儿腹泻、便秘、呕吐、疳积、厌食、肌性斜颈、发热、咳嗽等。例如止泻四法,即按揉龟尾、推七节骨、摩腹、揉脐。

（6）药佩法：就是让病者系挂药物香囊、香袋等以治疗疾病的方法。邵师将香囊中药物提取成精油,制成香薰剂,再佩戴使用,更为方便、美观,也更受家长喜欢。

①芳香通窍精油：功效：芳香通窍,疏风通络。适应证：小儿鼻衄、鼻渊。

②芳香幼安精油：功效：芳香避秽,扶正祛邪。适应证：反复呼吸道感染。

（7）现代新型中医外治：

①激光针灸：是一种利用激光的微细光束照射穴位以治疗疾病的新型针灸方法。主要刺激体穴、阿是穴、耳穴、头穴等,功效多为通调经络、益气活血、平衡阴阳等,适应证包括过敏性鼻炎、小儿厌食、生长发育等。

②超声药物导入：即超声电导靶位给药技术,是应用现代物理学方法,使药物透过皮肤屏障,定向、定位、定速、定量地进入病变组织和器官,进而进入血液循环,达到靶位给药、无创介入的目的。导入的药物不同,其功效可为清肺化痰、宣肺止咳等,适应证包括外感咳嗽、肺炎喘嗽、哮喘等。

③扶阳罐：集温灸、温刮、热疗、推拿、走罐、磁疗、红外线等众多功能于一体,

通过手法操作来达到疏通经络、温补阳气、调整阴阳、扶正祛邪等功效，适应证包括体质虚弱小儿、反复呼吸道感染等。

④电热温灸：以电热配合艾圈温灸腧穴来治疗。其功效包括温经散寒、温肾健脾、祛风解表、回阳固脱等，以治疗寒证、虚证、阴证为主，适应证包括小儿泄泻、小儿遗尿等。

4. 小结

邵师常告诫我们，对患者要多一种治法，多一点关注，多一点满意；对学术应利用中医理论创新，形成独特现代治疗学；对家属需推崇绿色疗法，防病治病；对医师要求掌握专业技能，提高自身地位。我们也希望未来将中医理论与现代科技多结合，创造出更多创新、有效、绿色的中医外治疗法。

（丁佳君）

导赤散方证探析与临床应用

导赤散出自钱乙《小儿药证直诀》，钱乙自言用于"心热"，但随着后世医家的不断发挥，其应用范围逐渐扩大，由原来的"心热"扩展到"心热移于小肠"，并且从原来的儿科到现在内外妇儿各科都有所采用。对导赤散的方证病机认识，后世医家也都进行过不同的阐述。下面从导赤散的方证相应及临床应用的角度，探讨导赤散其方、其证、其应用。

1. 导赤散方药分析

导赤散：生地黄、生甘草、木通各等分，上同为末，每服三钱，水一盏，入竹叶同煎至五分，食后温服。方中生地黄甘、苦，微寒，入心、肝、肾经，滋肾阴而清心凉血，为君药。木通能利九窍，通调水道，泻诸经之火从小水下降，为臣药。甘草取生用，能泻火解毒，为佐药。竹叶能清心气，引经报使，加入同煎为药引，故为使药。诸药相合，共奏清心凉血、泻火除烦之效，能导心火从小水降而全导赤之名。全方虽药味不多，只此四味，但可谓一应俱全，精妙至矣！

2. 导赤散主证及病机

导赤散出自儿科专著而广泛应用于各科，世人多扬其治"心火下移小肠"之功，而渐离其本意。还之于儿科，导赤散的应用更加广泛，妙用非常。总结分析，认为导赤散证以"夜寐惊叫""小便不利""不甚搐"为主证。三大主证可单独存在，也可以两证或三证同时存在。

（1）夜寐惊叫。《小儿药证直诀》中"导赤散"相关的条文共有7条，其中有两条为"心热"："视其睡，口中气温，或合面睡，及上窜咬牙，皆心热也，导赤散主之"；"（目）赤者，心热，导赤散主之"。此两条直言导赤散所主之证为心经积热证。另外钱乙认为，小儿"心主惊"，"心病，多叫哭惊悸，手足动摇，发热饮水"。不难看出钱乙认为小儿心经积热主证见：惊叫，合面睡，（入睡）咬牙，目赤等，此多为夜寐不安之证也。另外，明代万全于《幼科发挥》言："诸热惊悸，不安多啼，此心脏本病也。"心主藏神，小儿神志怯弱，易使邪热相乘，受惊而伤神，神志失守，故而多叫哭惊悸。所谓"阳入于阴则寐"，心经积热，内热上扰心神，阳不能入阴故而多发于夜寐之际，可见夜寐惊叫是为小儿心经积热之要证也。

邵师临床上治疗小儿夜惊颇有心得，2016年10月—2018年1月，以加味导赤散配合涌泉穴位贴敷治疗小儿夜惊症，临床观察30例，其中治愈18例，有效10例，未愈2例，总有效率93.3%。

（2）小便不利。《小儿药证直诀》原文未见导赤散于小便相关记载，但从导赤散方药组成，以方测证的角度来看，小便不利是导赤散证应有之意。且后世众多医家本就认为导赤散是用于心火下移小肠证之不二良方。因之下移小肠可致小便赤浊、涩痛，对此，相应的治疗方法是导心经之热从小便而出。导赤散方中生地黄、木通、生甘草、竹叶四味均入心经，临床上确是为导心经之热从小便而出的有效方剂，备受历代医家的推崇。

至于尿频，清短，无明显赤痛之小便不利，则多责之于下元不固，小儿肾常虚，阳常有余而阴常不足，心气有余，则易心火亢盛，更是燔灼肾水，致使下元不固，膀胱失之固摄开阖而尿频，清短。而钱乙认为人之方初，先变生肾，再生心，本就极其关注心肾相关。他的补肾名方六味地黄丸中就将此理念体现得淋漓尽致，将原方中去附桂之大热，留取丹皮降火以滋阴，不过于温燥，暗含泻南补北之意也。而导赤散细究其方药组成，同样如此精妙，未用黄连大黄之大寒大泻心火之剂，取生地黄、木通、生甘草，以竹叶为使。君药生地黄不仅有清心之功，更有滋肾阴之力，《本草经疏》："（生地黄）补肾家之要药，益阴血之上品。"另，清代《医宗金鉴·删补名医方论》指出："（导赤散）此则水虚火不实者宜之……若心经实热，须加黄连、竹叶，甚至大黄，亦釜底抽薪之法也。"由是观之，谓之导赤散有生阴血、清心气，养阴退阳，泻南补北之功，可用于心肾不交之小便不利证亦在药理之中也。

武铁岩应用导赤散加减治疗急性泌尿系感染30例，治愈22例，显效6例，无效2例，无效2例均为真菌感染，总有效率93.3%。武春丽采用导赤散治疗小儿神经尿频

26 例,其中治愈 20 例,好转 5 例,无效 1 例,总有效率 96.15%。整体来说,因心经积热,或是心火下移小肠证,或是肾水不足心肾不交之小便不利,是导赤散的适应证。

(3) 不甚搐。原文中导赤散另外条文均与"搐"相关,其中"心肝热"两条:"(肝有风)目连扎不搐,得心热则搐。治肝,泻青丸;治心,导赤散主之";"(肝有热)目直视不搐,得心热则搐。治肝,泻青丸;治心,导赤散主之"。"发搐"3 条:"(日午发搐)因潮热,巳、午、未时发搐,心神惊悸,目上视……治心,导赤散、凉惊丸";"(日晚发搐)因潮热,申、酉、戌时不甚搐而喘,目微斜视,身体似热……治肝,泻青丸;治心,导赤散主之";"(夜间发搐)因潮热,亥、子、丑时不甚搐,而卧不稳,身体温壮,目睛紧斜视……治心,导赤散、凉惊丸主之"。

值得注意的是,对于小儿发搐,钱乙不单单责之于肝,更是责之于心,认为"得心热则搐,以其子母俱有实热,风火相搏故也"。对于慢惊风的病机,钱乙也认为"小儿急惊者,本因热生于心……剧则搐也"。反之,"身反折强直不搐,心不受热也"。风非火不动,火非风不发,风火相搏而搐也。由此可见,钱乙认为角弓反张之"抽",不同于"搐"也。抽者,筋脉挛急也;搐者,动也,即钱乙谓之手足动摇是也。

虽然发搐责之于心肝,但也有程度之分。观《小儿药证直诀》,钱乙对于抽搐严重的,如急惊风,李寺丞子发搐目直视而大叫哭,用的则是利惊丸、凉惊丸。此二者清泻心肝之力较导赤散更强。整体观之,导赤散适用于心经积热、肝热生风之发搐,非抽搐也,应是"不甚搐"。

有趣的是临床上常见的小儿精神障碍疾病可见"不甚搐"之证,如抽动障碍、情感交叉擦腿综合征、注意力缺陷与多动障碍等。王辉认为抽动障碍是因心肝热极生风,外感风邪引动内风所致,方用导赤散和止痉散加减,临床上能获得良好的疗效。

(4) 病机分析。小儿有着脏腑娇嫩、血气濡弱、机体不密、精神未备的生理特点,且其因肌肤稚嫩,神气怯弱而易于感触。故易受偏颇之气,邪热相乘,使得心气不和,所谓心常有余是也。而"心主藏神""心主惊",小儿若昼得精神安,则夜可得安眠也,心有积热则精神不得安定,故易惊而啼叫。再者小儿脏腑薄,藩篱疏而易于传变,心经有热,易累及其他脏腑。

钱乙讲求五脏辨证,对小儿生长发育相关的理论也有着独到的理解,提出了"脏腑变生次第"说,认为小儿脏腑生成完备的次序以肾为先,以脾结束,其顺序为肾(膀胱)→心(小肠)→肝(胆)→肺(大肠)→脾(胃)。可见钱乙认为小儿生理上心与肾肝相关更为密切,再加上心与小肠相表里,故而小儿心经积热,以累及肝肾小肠为主。

心移热于小肠,则泌别清浊功能失司,而见小便赤涩热痛也;心肾相关,心有积热,加之小儿肾常虚,心火亢则不能下济肾阳,使得水寒于下,下元不固而出现小便清、频、数。肾阳不得温则不足以蒸化肾阴上济心阴，心阴不足而心火益盛矣，则可使夜寐更不安宁；肝为心之母，而钱乙认为小儿脏腑生化出心后其次生肝，心肝关系更为密切。"随神往来者，谓之魂"，心藏神而肝藏魂，心神不安悸动则魂随之动，不能安眠，易惊动也。心之有热，肝易应之，木能生火，火亦能生风，风火相搏，则小儿手足动摇，发搐，正所谓小儿心肝常有余也。

故结合《小儿药证直诀》中相关导赤散条文，及对此分析把握，认为导赤散证其主要病机为小儿心经积热，是在心经积热的基础上或是出现了热移小肠，或是肾水不足，或是肝热生风，也可合有皆见的病理状态，体现了小儿脏腑稚嫩，易虚易实，互相关联，易于传变。

3. 临床运用

从导赤散的组成看本就不止有泻心之功，还含泻南补北，稍有滋水涵木之意，方中君药生地黄是为关键，全方的构成也体现了钱乙的脏腑相关理念。临床应用上考虑到药物安全性，常以白茅根代替木通，临证处方用药，只要符合"夜寐惊叫""小便不利""不甚搐"三大主证之一，且有心经积热均可化裁，针对具体病机再灵活变化加减：若心火较甚，口糜烦渴者，加灯芯草、元参、连翘；热盛不宁者，加栀子、黄芩、黄连、知母以清泻气分之热；若大便秘结，咽痛，口气酸臭者，多加大黄、枳实，或合升降散；若夜惊重甚则睡行，咬牙明显者，加生龙骨、生牡蛎、钩藤、青龙齿；若肾水不足，心肾失交明显者，生地黄易为熟地黄或二者同用，加枸杞子、女贞子、菟丝子、益智仁，或合六味地黄丸；若肝热风动明显者，加钩藤、天麻、谷精草、石决明；若肝气不舒，情志失畅者，加柴胡、黄芩，或合甘麦大枣汤。

4. 医案举隅

郑某，男，3岁，2018年5月23日，因"反复睡前蹭动1个多月"就诊，患儿近1个月来每晚睡觉前喜欢伏卧在床，拱起屁股，来回蹭动，且不愿旁人打搅，每周3～4次，发作期间伴面赤汗出，数分钟后停止，恢复正常。晨起伴有口气，胃纳及二便无殊。舌尖红，苔薄黄，脉偏数。西医诊断：情感交叉擦腿综合征。中医证属心肝火旺。处方：白茅根10 g，玄参9 g，生地黄、淡竹叶、蒲公英、石菖蒲、钩藤各6 g，蝉蜕、连翘、生甘草各3 g，共7剂。二诊（2018年5月30日），上周睡前蹭动发作两次，口气较前缓解。遂去蒲公英，加灯芯草3 g，石决明10 g，天麻、柴胡、郁金各6 g，7剂。再诊，上述症状基本缓解，其间发作1次，夜寐较前安稳，晨起无明显口气，胃纳及二便无殊。予以上方巩固，此后随访至今未再复发。

按语：情感交叉擦腿综合征，是小儿通过擦腿引起兴奋的一种行为障碍，发病年龄一般为 1~5 岁，女孩多于男孩。其发病之表现，可作为《小儿药证直诀》导赤散所主"夜间发搐"之类证。邵师认为该病患儿多有肾不足而心肝有余之象。肾水不足，受偏颇之气，则易热积于心肝。心气热则心胸亦热，故而平素喜伏卧，合面睡，有就冷之意也；肝气热则易上扰、动风，肝络阴器，故见发作有时，面赤若血，来回蹭动。经云"阳入于阴则寐"，因之阳偏盛，阴不能制，故于夜间睡前好发。治疗上多拟清心安神、平肝熄风为治，方用导赤散化裁，以生地黄、白茅根、淡竹叶、连翘、钩藤、蝉蜕、玄参、生甘草为主方，法仲阳之法，清心平肝而滋肾。服用 1 周后症状减轻，口气较前缓解，此为内热渐去之象，故去蒲公英，加灯芯草、石决明、天麻、柴胡、郁金为伍，更添清心平肝之功。再诊时诸症见减，再服而愈。

5. 小结

导赤散可以广泛应用到儿科多种疾病中，临床中应用导赤散，只要符合"夜寐惊叫""小便不利""不甚搐"三大主证之一，且病机为心经积热，均可化裁使用本方。小儿脏腑全而未壮，易虚易实，而临床上患儿往往症见累及多脏腑，钱乙十分重视心肾、心肝关系，这应与他的辨证思想有关。导赤散可谓其用心所拟之良方，君药生地黄实为点睛之笔，不仅凉心血，还能滋水涵木，心肝肾兼顾，合乎小儿生理特点。现代药理学发现生地黄对脑缺血、神经衰老和脑损伤均有保护作用。这可能跟导赤散应用于精神障碍等疾病获得良好的疗效相关。所以，导赤散不只用于小便赤涩，只要辨证准确，本方在小儿神经性尿频、夜惊、情感交叉擦腿综合征、抽动障碍等疾病的治疗中也大有效益。

（田浦任）

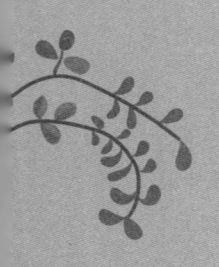

第三部分　对药应用

谷精草　密蒙花

谷精草与密蒙花是邵师治疗频繁眨眼、挤眼、翻眼等眼部症状最常见药组。谷精草质轻上扬，达巅顶散头面风热，长于清肝明目。《本草纲目》记载："谷精草体轻浮，能上行阳明分野。凡治目中诸病，加而用之，甚良。明目退翳之功，似在菊花之上也。"密蒙花甘寒质润，专入肝经，功擅清肝养肝明目。《本草经疏》言："密蒙花为厥阴肝经之正药，所主无非肝虚有热所致。此药甘以补血，寒以除热，肝血足而诸证无不愈。"二药相伍，清肝明目之力倍增。

邵师在治疗抽动障碍中，指出眼部抽动症状是较早出现，容易反复，且难消退的动作之一。谷精草与密蒙花皆入肝经，有清肝疏风明目之功效，主散头面之邪，此药对适用于眨眼、挤眼、翻眼等眼部抽动症状显著或反复的患儿。二药质轻上行，用量均在6～9 g。

葛根　伸筋草

葛根与伸筋草是邵师治疗抽动障碍中颈肩、四肢动作的常用药组。葛根味甘辛性凉，轻扬升散，属风药入阳明经，具有升散、善行特性，能够激荡气机、载药上行，长于疏解经气不利、筋脉失养导致的颈背强痛，乃治项强要药。《本草经疏》言："葛根，发散而升，风药之性也，故主诸痹。"伸筋草辛散温通。《滇南本草》："其性走而不守，其用沉而不浮。"伸筋草入肝经尤善通经络，善祛风湿之邪，通四肢筋络，其痉自止。二药相伍，一温一凉，其活血通经之效力增。

邵师善用此药对解肌舒筋活络，缓解抽动症状，特别是对扭脖子、甩手、抖脚等颈肩及四肢抽动症状疗效甚佳。

（李吉意）

白芍　枳壳

白芍-枳壳药对治少阳枢机不利之痉咳。白芍味苦、酸，性微寒，归肝、脾经，其味酸则收，擅长养血调经、敛阴止汗、平肝阳。《药义明辨》所载："白芍药味酸，气微寒，主收脾之阴气，泄肝之阳邪。"枳壳味苦、辛、酸，性温，归脾、胃经，能泄至高之气，行理气宽中、滞消胀之效。《本草经疏》云"肺苦气上逆，急食苦以泄之，枳壳味苦，能泄至高之气，故主之也。"因《纲目》记载"枳实、枳壳，气味功用俱同，上世亦无分别"，故白芍与枳壳的配伍之意或在四逆散中亦早有体现。盖表邪内郁，少阳枢机不利，肝脾之火上炎，则肺急喘逆作咳，酸寒收敛，以泻肝补脾，则肺自宁。二药一收一泄，敛阴疏肝而行气消滞，散收兼顾，调达气机，起到"治肺止咳，佐以调肝"之效。

邵师认为白芍与枳壳相和能增强其清肝泻肺、疏利气机的功效，常用于治疗肝郁气滞之痉咳，即伴有易怒不安、胁痛气郁不舒之咳嗽。患儿肝郁痰扰，气滞不行或嗳气吐酸可加用此药对。痉咳的发病，其病在肺但不离于肝，盖肺其性属金，有如悬钟，虽其病在肺，撞钟在木，故在治疗痉咳中使用白芍、枳壳各6～9g以平其肝木，重者可加用僵蚕、地龙以加强其平肝祛风理气的作用。

枸杞　菊花

枸杞-菊花药对治疗肝肾不足、虚风内动之抽动眨眼。枸杞，其味甘性平，归肝、肾经，有滋补肝肾、益精明目之效。《本草汇言》云："俗云枸杞善能治目，非治目也，能壮精益神，神满精足，故治目有效。又言治风，非治风也，能补血生营，血足风灭，故治风有验也。菊花，其性甘、苦，微寒，归肺、肝经，起到散风清热，平肝明目的作用。"《本草经百种录》云："凡芳香之物，皆能治头目肌表之疾。但香则无不辛燥者，惟菊不甚燥烈，故于头目风火之疾，尤宜焉。"可见杞菊二药在眼部疾病治疗中的重要作用。杞菊配伍合用治疗眼部疾病首载于元代《御药院方》的杞菊丸，其以枸杞子-菊花组合配伍川芎、薄荷与苍术主治"内外障，眼有翳晕，或无翳，视物不明"。

盖肝开窍于目，黑水神光属肾，风本通肝，菊花独禀金精，专制风木。故枸杞子以补为主，滋肾养肝明目治其本；菊花以清为要，清肝泄热治其标。二药为相使配伍，一补一清，借菊花升散之功，引枸杞上滋于目，增其益肝明目之效。

邵师认为枸杞与菊花合用能够增强其补益肝肾、熄风明目之效，对肝肾不足的抽动眨眼症状起到良好的改善作用，即先天不足或时有口疮目红等肝火上炎表现的患儿可以使用。临床应用剂量常为枸杞和菊花各 6～10 g，对于暴风客热、天行赤眼等肝火上炎的患儿时，则加大菊花用量以增强疏散风热泻火之效，并加用知母、黄柏、丹皮等滋阴清热之品；对于眨眼症状明显的，则可加用谷精草、密蒙花清养肝目。

（许斌斌）

芍药　甘草

白芍、甘草伍用，名曰芍药甘草汤，出自《伤寒论·辨太阳病脉证病治》第二十九条："伤寒脉浮，自汗出……脚挛急……更作芍药甘草汤与之，其脚即伸。"方中芍药味酸，归肝、脾经，本品既能养血敛阴，以治血虚引起的自汗、盗汗等症，又能平抑肝阳，以治肝阴不足、肝阳上亢，还能柔肝止痛，治肝气郁滞致胸胁疼痛，肝气犯胃致胃脘疼痛，以及血虚、血不养筋引起的手足肌肉挛急、疼痛等症。甘草味甘，归心、脾、肺、胃经，本品生者（生甘草、粉甘草）入药，能泻火解毒、润肺祛痰止咳，用于治疗痈疽疮疡、咽喉肿痛，以及药物、食物中毒、咳嗽气喘等症；炙后入药，能益气补中、缓急止痛、缓和药性，用于治疗心气不足、心悸怔忡、脉结代、脾胃虚弱、气血不足、倦怠无力以及腹中挛急疼痛等症。二药相合，共奏柔肝补脾、养阴舒筋、缓急止痛、调和气血之效。

邵师常用此药对治疗小儿常见疾病：①抽动障碍。邵师认为肝风内动为小儿抽动障碍发病过程中最核心之病机。因小儿肝常有余，肝火旺盛而灼伤阴血，筋失血养而肝风内动。正如张介宾有言："肝虚则为筋急血燥，为抽搐颈强，为斜视目瞪。"因此，治以酸甘养阴，养血柔肝之芍药甘草汤，常佐以平肝熄风之天麻、钩藤，共奏平肝熄风、柔筋止搐之功。②失眠。现今的儿童生活环境优渥，学业压力大，内心脆弱，稍有责骂或所欲不遂则肝常有余的特征更为突出。《灵枢·本神》云："肝藏血，血舍魂。"肝不藏魂，可使儿童出现注意力难以集中、好动、夜寐不安等症。现代药理学研究显示，芍药苷具有镇静、改善睡眠等作用。常加酸枣仁、远志、夜交藤等安神之品。③腹痛。现代药理实验研究显示，芍药甘草汤对于痉挛性疼痛具有较强的解痉、止痛作用，芍药对疼痛中枢和脊髓性反射弓的兴奋有镇静作用，故能治疗中枢性或末梢性的筋系挛急，以及因挛急而引起的疼痛。甘草有镇静、镇痛、解热、抗炎、松弛平滑肌的作用，二药合用后增强缓急止痛的功效。④哮喘。哮喘的发病主要责之于肺、脾、肾功能不足，导致痰饮内停，在此过程中，肝对于肺、脾的影响亦须受到重视，其导致瘀血的产生，加重气滞痰阻，加之感受外邪，风、痰、瘀互结，使病情深重且易于反复。芍药甘草汤正可切中病机要害，芍药柔肝敛阴，炙甘草补脾润肺，恰能抑肝扶土，亦防肺金不足。临证治疗尚需分清不同阶段，佐以不同功效药物，取效可如虎添翼。⑤皮肤病。皮肤病是因机体禀赋不足，六淫外袭导致脏腑气血功能失调，而出现的一系列肌表的病理改变。邵师认为肺主皮毛，又因小儿肺常不足，故皮毛易受邪侵而为病。针对皮疹、瘙痒、红肿、疼痛、渗液、糜烂、干燥、脱屑等典型症状，邵师采用辨症与辨证相结合的论治原则，同时基于"异病同治"的中医思想，选用张仲景的芍药甘草汤为主方，利用白芍酸寒收敛之性，甘草缓急之功，且二药合用，酸甘化阴，滋血脉，养阴液，使病势缓，气血和，肌表舒。在用方遣药上，邵师喜用白芍6～12 g，生甘草3～6 g。

天麻　钩藤

　　天麻-钩藤药对治疗肝内风动之儿童抽动障碍。天麻味甘性平，入肝经养液平肝，熄风潜阳，为治风之神药，善治"风虚眩晕头痛"。天麻始载于《本草》，名赤箭，列为上品，"味辛，温。主杀鬼精物，蛊毒恶气。久服益气力，长阴，肥健，轻身增年"。宋代《开宝重定之本草》亦说天麻"主诸风湿痹，四肢拘挛，小儿风痫、惊气，利腰膝，强筋骨"。钩藤味甘性凉，入肝、心经，既能平肝风，清泄肝热，又能熄风定惊，擅治肝热风动之证。钩藤首载于《名医别录》，原名"钓藤"，谓"主小儿寒热，十二惊痫"。缪希雍在《神农本草经疏》中指出："为手少阴、足厥阴经要药……此药气味甘寒，直走二经，则风静火息而肝心宁，寒热惊痫自除矣。主小儿惊啼，瘛疭热壅，客忤胎风者，亦此意耳。"天麻、钩藤伍用，可上溯至元代孙允贤《医方大成》卷十引汤氏之钩藤饮，二者均为治疗肝风内动、惊痫抽搐之常用药。观历代各医书，天麻钩藤药对主要用于治疗小儿热病惊痫、诸痫啼叫、小儿天钓等病。如《婴童百问》卷二之蝉蜕钩藤饮，或如《小儿药证直诀》卷下之钩藤饮子。

　　邵师认为天麻、钩藤联用能加强清热平肝、熄风止痉之力，常用于肝风内动之小儿抽动障碍。在用方遣药上，常用天麻、钩藤各6～9 g。

连翘　谷精草

连翘-谷精草药对治疗因风热之邪，引动肝风而导致以眨眼为表现的抽动障碍。谷精草味甘性平，归肝、胃经，具有疏散风热、明目退翳之功。《本草正义》谓其：质轻清，故专行上焦直达巅顶，能疏散头部风热，治目疾头风……则散风火而无凉寒遏抑之虞，尤为良剂。《本草纲目》对此曾有论述：体轻性浮，能上行阳明分野，凡治目中诸病，加而用之，甚良。连翘味苦，性微寒。入心、胆经。本品轻清上浮，故善走上焦、能泻心火、破血结、散气聚、消肿毒、利小便，为疮家之圣药，用于治疗外感风热，或温病初起，症见发热、烦躁、口渴等症，又治疮疡肿毒、瘰疬、丹毒、乳痈等症。

邵师认为风邪引动乃儿童抽动障碍之常见病因，常表现为眨眼频频、耸肩揉鼻的抽动障碍。连翘、谷精草二药合用共奏清热透邪、清肝明目之功。在用方遣药上，连翘常用 3～6 g，谷精草常用 9～12 g。若症状较重，可加菊花 10～15 g，密蒙花 6～10 g，以助力清肝明目之效力。

白前　百部

白前-百部药对治疗外感咳嗽，日久不止，痰多不爽，或微恶风，头痛，舌苔白，脉浮缓。白前味辛、甘，性微温，入肺经。本品长于泻肺降气，使气降则痰自消、咳嗽自止，故为肺家咳嗽之要药，用于治疗肺气壅实致痰多咳嗽、胸膈逆满等症，不论属寒、属热均可使用。中医大家岳美中曾言：白前祛痰，因咳嗽出小支气管之痰使然。百部味甘、苦，性微温，入肺经。本品甘润苦降，温而不燥，善于润肺止咳，对寒热咳嗽、新久咳嗽均宜使用，尤为善治肺痨咳嗽、小儿顿咳（百日咳）等症。另外，百部又能杀虫灭虱。白前、百部伍用，出自《医学心悟》止嗽散。白前突出一个降字，百部侧重一个润字，二药伍用，一润一降，降润相合，故祛痰止咳甚佳。

在使用白前、百部治疗咳嗽时，邵师常使用蜜炙之品，并根据新感或久病咳嗽之不同，随症加减。如初期之咳嗽，以宣肺止咳为要，取前胡、百部配伍用之；若久咳不愈，气逆作咳，以降气止咳为法，宜白前、百部为治。在用方遣药上，白前、百部常用 6～9 g。

三棱　莪术

三棱-莪术药对治疗儿科消化道常见病之食积、气滞、疳积、瘀阻等症。三棱又名京三棱，其味辛、苦，性平，入肝、脾经。本品苦平降泄，入肝脾血分，破血中之气，功专破血祛瘀、行气止痛、化积消块，用于治疗血瘀经闭、腹中包块、产后瘀滞腹痛，以及饮食停滞所引起的胸腹胀满、疼痛之症等。现代药理学研究显示，三棱的主要成分油类、苯丙素类、脂肪酸类、黄酮类、皂苷类等，具有抗血小板聚集、抗血栓、保护心血管系统、镇痛抗肿瘤等药理作用。莪术首载于《药性论》，别名蓬莪术、蓬术、青姜等。其味辛、苦，性温，入肝、脾经。本品辛温行散，苦温降泄，入肝脾气分，功专行气破血、散瘀通经、消积化食，用于治疗气滞血瘀引起的经闭、痛经等证，又能治疗饮食积滞、脘胀满闷作痛，以及跌打损伤之症。另外，其还有抗肿瘤作用。现代药理学研究显示，莪术的主要成分包括挥发油和姜黄素类，具有抗肿瘤、抗炎、增加血流量、改善胃动力等作用。三棱、莪术为破血行气之常用药对，其配伍出自清代的《经验良方》一书中的三棱丸。三棱苦平辛散，入肝脾血分，为血中气药，长于破血中之气；莪术苦辛温香，入肝脾气分，为气中血药，善破气中之血。二药伍用，气血双施，活血化瘀，行气消积。

邵师认为，对于治疗食滞、疳积，要分清虚实。实证如见纳差、口臭、苔厚腻、大便干结者，以三棱、莪术活血化瘀为主配合消疳导滞之品；虚证如见面色萎黄、舌质淡红、苔薄白、脉细者，以异功散益气健脾、消积开胃为主，佐以三棱、莪术活血化瘀。但临床上选用二味药物时，需掌握一定尺寸，因两味药药性较猛，破血行气易耗真气，故中病即止，待积散去，即去二药。在用方遣药上，常用三棱、莪术 3～6 g。气滞者佐以理气，常加枳壳 6～10 g，陈皮 6～12 g；食积者参以消导，常加莱菔子、山楂 6～10 g。

（林成雷）

皂角刺　路路通

皂角刺-路路通药对治疗腺样体肥大等痰瘀互结所致之鼾症。皂角刺又名皂角针，味辛性温，归肝、胃经。其味辛，其形锐利，善达上焦病所，破坚散结。杨士瀛谓其"能引诸药上行，治上焦病"，其形如针，直达病所，实属于消痈散结之开导先锋也。

路路通气微，味苦，性平，归肝、肾经。本品味苦降泄，能利水消肿，祛风湿，通经脉，《纲目拾遗》赞其能大通十二经穴。

邵师认为皂角刺、路路通相合，长于攻破上焦之痰结肿块者，皂角刺为先锋，路路通随后通络开道，常用于腺样体肥大等痰瘀互结所致之鼾症。患儿或因特禀质，或易感失调，而生痰凝血瘀，发肿腺体，壅塞清窍，使之气道受限，卧而作鼾。邵师对于此症常加此药对，方中使用皂角刺、路路通各 6～10 g，重者可加浙贝、莪术、三棱等以加强散结化瘀的作用。应用过程中以此开导通窍，后期当注意治本调护。

龟甲　鳖甲

龟甲-鳖甲药对治疗阴虚火旺、肝肾阴虚之性早熟。龟甲味咸、甘，性微寒，归心、肾经，为血肉有情之品，可滋阴潜阳，固冲任，清虚热。鳖甲味咸，性微寒，入肝、肾经，亦为血肉有情之品，可滋阴清热，潜阳熄风，散痃癖癥瘕。《本草崇原》言："鳖禀少阴之气，上通君火之神，神气内藏，故治在内之癥瘕坚积。"龟甲、鳖甲配伍使用见于《温病条辨》，大有滋阴熄风之效，然《纲目》中提到："鳖色青入肝，故所主者……皆厥阴血分之病也；水龟色黑入肾，故所主者……皆少阴血分之病也。"龟、鳖二甲虽均为血肉有情之品，但各有所长，和而为用，相互促进，其功益彰，共奏滋补肝肾、滋阴潜阳、软坚散结之效。

邵师认为龟甲、鳖甲合用能加强滋阴降火、软坚散结之力，常用于治疗阴虚火旺、肝肾阴虚之性早熟相关病症。小儿脏腑成而未全，全而未壮，故易受诸因而有所偏颇；小儿肾常不足，临近青春期，天癸将至之际，易有阴阳失衡，阴虚火旺而致发育提前，性情急躁，乳核肿痛等症，对于重者邵师常加此药对。方中用龟甲、鳖甲各 10～20 g，可合于知柏地黄丸以加强滋阴降火的作用。

潼蒺藜　谷精草

潼蒺藜-谷精草药对治疗风邪扰动之抽动眨眼。潼蒺藜味苦、辛，性平，归肝、肺经。其性宣通快便，可行肝脾滞气，祛风明目，《本经逢原》谓其为"治风明目要药"，所谓"目病为风木之邪，风盛则目病，风去则目明矣"。谷精草味辛、甘，性平，归肝、胃经。其体轻性浮，可祛风散热，明目退翳，《纲目》言"（谷精草）能上行阳明分野，凡治目中诸病，加而用之，甚良"。二者均轻清上浮，性辛善走，功长于祛风明目，然潼蒺藜可行肝通郁，而谷精草善于外散风热，相合而用，内外风可息矣。

邵师认为潼蒺藜、谷精草组合能加强熄风明目之力，能使风热疏散，肝郁化通，头目清灵，常用于风邪扰动之抽动等眨眼病症。患儿外感风邪或因情志失畅等而引起的抽动眨眼常加此药对。邵师喜于辨治方中使用潼蒺藜、谷精草各6～10g，重者加天麻、钩藤、菊花等以加强平肝明目的作用。

（田浦任）

徐长卿　刺蒺藜

徐长卿-刺蒺藜药对治疗小儿过敏性疾病。徐长卿首见于《神农本草经》，其味辛性温，归肝、胃经。《中药大辞典》指出其可治疗胃痛、牙痛、风湿疼痛、经期腹痛、慢性气管炎、腹水、水肿、痢疾、肠炎、跌打损伤、湿疹、荨麻疹、毒蛇咬伤等病症，具有较好的祛风止痛作用，可广泛地用于风湿、寒凝、气滞、血瘀所致的各种痛症。可单味应用，或随证配伍有关的药物。本品有祛风止痒作用。可单用内服或煎汤外洗，亦可配伍苦参、地肤子、白鲜皮等清利湿热的药物。用治湿疹、风疹块、顽癣等皮肤病。此外，本品还能解蛇毒，治毒蛇咬伤。刺蒺藜味苦、辛，性温，归肝、肺、肾、心经。《中华本草》记载其功能：平肝、解郁、祛风明目。其主治头痛、眩晕、胸胁胀痛、乳房胀痛、乳闭不通、经闭、目赤翳障、风疹瘙痒、白癜风、疮疽、瘰疬等。二药合用祛风止痒效果佳。

邵师临证徐长卿、刺蒺藜合用，治疗小儿过敏性疾病。他认为过敏性疾病往往较早和突出表现在皮肤、呼吸道方面，鼻炎、皮肤瘙痒为主要表现病证，其发病多内责之先天禀赋、阳气不足，外为风邪、湿邪引动而发病。徐长卿、刺蒺藜以其辛温性味，合用可疏风止痒，扶正散寒祛湿，在过敏性疾病如过敏性鼻炎、荨麻疹、湿疹等疾病用此药对，多有良效。

地鳖虫　醋三棱

地鳖虫-醋三棱药对治小儿厌食。地鳖虫味咸性寒，有小毒，入肝、心、脾经。地鳖虫性善走窜，具有通血络而破瘀，续筋骨、止痛的功效。《本草经疏》言其"咸寒能入血软坚，故主心腹血积，癥瘕血闭诸证"。叶天士指出："凡虫蚁皆攻，无血者走气，有血者走血。"地鳖虫作用于血分为主，能活血祛瘀，使凝着之血流通，以治病在血分。由于其破而不峻、能行能和的特点，虚者亦可用之。三棱味苦性平，入肝、脾经，具有破血行气、消积止痛等功效。《本草便读》载三棱为"肝经气分药也，能破气中之血，辛苦而温，性刚猛，善克削，攻一切痃癖积聚，血凝气滞等证"等。

邵师治疗小儿厌食，特别是病情长久、形体瘦小、毛发皮肤枯黄、脾气暴躁的患儿，病机可见脾虚、肝火、瘀阻。在运脾健脾和胃药物无明显效果时，多喜加用三棱、地鳖虫，取三棱、地鳖虫性烈走窜之性，入心、肝经，破血行气，又深入脾胃积滞所在而消积除满。遵中医"久病入络"之说，有"破气破血、破而后立"之意，使实邪去。随证以选取谷芽、麦芽、山楂、鸡内金、神曲消食助运，党参、山药、茯苓、太子参、麦冬、生地黄补脾益气养阴，柴胡、郁金、薄荷、连翘、蒲公英清泻心肝郁火，枳壳、槟榔通腑泻浊，姜半夏、陈皮、石菖蒲化痰消积。

荆芥　防风

荆芥-防风药对能祛风解表，治疗外感表证、麻疹不透、风疹瘙痒等各种风邪所致疾病。荆芥味辛性温，入肺、肝经，功能祛风解表、透疹消疮、理血，可祛皮里膜外之风，以疏散在表之风邪为主。主治感冒、头痛、风疹等疾病。《本草纲目》曰其散风热、清头目、利咽喉、消疮肿、治项强，故为风病、血病、疮病之要药。防风古代名"屏风"，《名医别录》喻其御风如屏障也。其味辛甘，性微温而润，为"风药中之润剂"，入膀胱、肺、脾经，功能祛风解表、胜湿，主治外感风寒、周身尽痛、风寒湿痹、骨节疼痛等症。可治一切风邪，能入骨肉，善搜筋骨之风，诸风之证皆可配用。《神农本草经》记载防风"主大风，头眩痛，恶风，风邪目盲无所见，风行周身，骨节疼痛，烦满"。

荆芥-防风药对作为经典的祛风解表药对，出现在众多复方之中，如荆防败毒散、防风荆芥散、川芎茶调散等，荆芥与防风相须为用历来备受推崇。例如，《本草求真》有言："宣散风邪，用以防风之必兼用荆芥，以其能入肌肤宣散故耳。"《施今墨对药临床经验集》云："若属外感证，用麻桂嫌热、嫌猛；用银翘嫌寒时，荆防用之最宜。"《中医临床常用对药配伍》云："荆芥偏入血分，防风偏入气分，相须为用，加强祛风之效，可治风寒湿痹症及荨麻疹等。"

邵师临证亦喜荆芥、防风之配伍，此二药均为辛温解表药，相须为用，有达腠理、发汗散邪之效，二者相辅相成，治为外感风寒湿邪所困之症；二者合用又有祛风、除湿止痒之功，可用于治疗多种皮肤病，如风疹、湿疹、荨麻疹、带状疱疹等。邵师指出小儿生理上脏腑娇嫩，应对病邪时腑气清灵，易趋康复，因此治外风不宜使用峻猛之品以防矫枉过正，防风甘温而润，无论风寒风热都可以配伍使用，不易伤阴耗气，故有风药中之润剂之称。荆芥亦是无论风寒风热皆可配伍使用，在祛除风邪时，荆防相配，祛风又能引风邪外出，祛风不伤正。其既能治外感风邪所致之感冒、咳嗽、鼻炎、荨麻疹等，又能祛内风肝风之如抽动障碍等疾病。

（葛 亮）

女贞子 墨旱莲

《神农本草经》云："女贞子……乌须黑发明眼目，且疗阴虚头晕眩，益精养阴健腰膝，轻身不老可延年。"这说明女贞子可补肝肾，强腰膝，壮筋骨，乌须发。《新修本草》谓墨旱莲"味甘、酸、平，无毒。主血痢，针灸疮发，洪血不可止者，敷之立已"，指出墨旱莲具有良好的止血作用。因女贞子冬至日采，墨旱莲夏至日采，合而用之，故曰"二至"。《医方集解》曰："二至丸，补腰膝，壮筋骨，强阴肾，乌须发，价廉而功大。"简要全面地涵盖了二至丸益下荣上、强阴黑发的功效。现代研究认为二至丸可补肝益肾，滋阴养血，主治肝肾阴虚证，广泛应用于临床各科。

邵师在临床应用时或以二至丸为主方配伍其他药物，或配合其他主方应用。此方药味简而性平和，补而不滞，滋而不腻，为平补肝肾之剂。①青春期功血：青少年在青春期肾气初盛，天癸始至，冲任之通盛尚未稳定，学业压力过大或过食温补之品，均易导致肾阴阳平衡失调。肾气虚，则藏泄失司，冲任失调，不能制约经血，乃成崩漏；肾阴虚，则阴虚失守，虚火动血，致成崩漏。肾水匮乏，热扰冲任，则经乱无期。邵师常选用六味地黄丸合二至丸加减治疗青春期功血，以达到补肾固冲、滋水益阴、止血调经之功效，使肾气足，肾阴复，肾阴阳得以平衡。②脱发："发为血之余"，肝藏血，肝肾同源，阴精不足，肝木失荣，肝血不足，不能滋发养发。临床可加六味地黄汤滋补肾之阴精，使精足髓充，气血乃生，合二至丸使经脉通畅，气血充足，毛发得以濡养。以上二药临床常用9～10g，虽药力较缓，亦为补益之剂，脾气虚弱者应慎用以防碍脾，或辅以健脾助运之品，如生山楂、鸡内金、砂仁、茯苓等。

防风 乌梅

防风味辛、甘，性微温，能祛风解表，胜湿止痛，兼能升清燥湿。防风是治风之通用药，为风药之润剂。乌梅味酸、涩，性平，能敛肺、涩肠、生津、安蛔。防风、乌梅二者共用，由祝谌予先生治疗过敏性鼻炎之验方化裁而来。现原方多用于治疗过敏性疾病，效果显著。防风质地轻薄，主升主出主开，乌梅酸涩收敛，主降主入主合，二者配伍，顺应人体气机升降出入的规律，可以调节气机出入之司，调畅气机运动。此外，防风味辛甘，辛能发散，解表散邪，使邪从表而出。乌梅味酸，酸性能敛，酸甘化阴，可入肝经以补肝敛肝。二者相配，既入肝经又达肌表，一动一静，一散一敛，散敛相合，以利开合，乌梅可免防风发散太过，耗气伤津；防风可防乌梅收敛太过，留邪闭窍，使得祛邪而不伤正，收敛而不留邪，祛风抗过敏作用倍增。

针对过敏性疾病，如变应性鼻炎、哮喘、荨麻疹及湿疹等，邵师常运用此药对，一散一敛，散敛相合，调畅气机及脏腑气血运行以匡扶正气，从而起到祛邪扶正的作用。

白鲜皮　地肤子

白鲜皮味苦、微辛，性寒，归肝、胆、脾、胃、肺、膀胱经，功效清热燥湿、解毒、祛风。《本草纲目》云："白鲜皮，气寒善行，味苦性燥，入足太阴、阳明经，去湿热药也，兼入手太阴、阳明，为诸黄风痹要药。"《药性论》中记录白鲜皮"治一切热毒风，恶风、风疮、疥癣赤烂"，故常用于治疗湿热、湿毒、热毒证，如黄疸、淋证、湿疹、湿疮、疮痈、皮肤瘙痒等。地肤子味苦性寒，归肾、膀胱经，具有清热利湿、祛风止痒的功效。《本草原始》载地肤子"去皮肤中积热，除皮肤外湿痒"。《别录》曰："去皮肤中热气，散恶疮。"可见地肤子可以祛皮肤风湿热蕴结，为治疗皮肤瘙痒的良药，故常用于治疗淋证、湿疹、湿疮、风疹瘙痒等。另外以地肤子为主的复方地肤子汤可治疗多种皮肤疾病。在华南地区，常用白鲜皮、地肤子二药制成外用制剂来治疗皮肤湿疹。

邵师认为小儿湿疹、荨麻疹、皮疹发病多与风邪、湿邪有关，风胜则动、痒，故多见游走不定，时起时消，瘙痒明显，而湿邪停滞肌肤，多见水疱、皮肤糜烂或渗液流水，故临床论治此类疾病多从风邪、湿邪角度入手，多用白鲜皮、地肤子相配伍，取其祛风止痒、清热燥湿之功。

（林婷婷）

苍术　白术

苍术味辛、苦，性温，入脾、胃、肝经，苦温燥烈，可燥湿健脾，燥湿以祛湿浊，辛香健脾以和脾胃，并有祛风散寒、发汗解表之效，为运脾要药。《名医别录》云："主头痛，消痰水，逐皮间风水结肿。"《珍珠囊》记载："能健胃安神，诸湿肿非此不能除。"白术味甘、苦，性温，入脾、胃经，苦能燥湿，甘能补益，功善健脾益气，燥湿利水，为补脾气、健脾第一要药。《医学启源》言："白术，除湿益燥，和中益气，温中，去脾中湿，除胃热，强脾胃，进饮食，和胃，生津液。"《雷公炮制药性解》曰："味苦甘，性温无毒，入脾经。除湿利水道，进食强脾胃。止泄泻，定呕吐，有汗则止，无汗则发……白术甘而除湿，所以为脾家要药，胎动痞满吐泻，皆脾弱也。"白术甘温性缓，以补脾为主，补多于散，善于补脾益气；苍术气味雄厚，苦温辛烈，燥湿力胜，以运脾为要，散多于补，偏于平胃燥湿。《玉楸药解》曰："白术守而不走，苍术走而不守，故白术善补，苍术善行。"二药配伍，一散一补，使水湿得以运化，脾胃纳运如常。

邵师认为，脾胃为仓廪之官，脾喜燥恶湿，胃喜润恶燥，二者燥湿相济，才能使脾胃运化受纳功能得以实现。脾为胃行其津液，脾湿则失其健运之性而食不消矣。苍术、白术均性温阳，可使脾健而食消。临床中若因脾胃虚弱、脾失健运、湿阻中焦所致的厌食或湿邪下注、水走肠间之腹胀、泄泻或脾虚失固之流涎等症时常用此药对健脾祛湿。临证处方时苍术、白术均用炒品，一则去其燥，二则增强健脾之功，常用剂量苍术 3～6 g，白术 6～10 g。

辛夷　白芷

辛夷味辛性温，归肺、胃经。此药辛散芳香，质轻上浮，辛温发散，宣通鼻窍。《本草问答》曰："辛夷花升散鼻孔、脑颊之寒，又以花在树梢，尖皆向上，故主升散。"可见其外能祛除风寒邪气，内能升达肺胃清气，善通鼻窍，为治鼻渊头痛、鼻塞流涕的要药，亦为治疗鼻病之圣药。白芷味香、辛，性温，入肺、胃、大肠经。《本草纲目》载其"治鼻渊、鼻衄、齿痛、眉棱骨痛"。《本草求真》云："白芷，气温力厚，通窍行表，为足阳明经祛风散湿主药。"本品之辛可上达肺卫头面，下可抵脾胃，旁达肢体，有祛风解表、通脉行窍、燥湿止带、消肿排脓之功效，故可用于治鼻塞不通、浊涕不止、前额疼痛等症。现代药理研究表明，白芷具有抗炎、镇痛、抗过敏作用，主要通过减少 IgE 的产生以调节机体免疫功能；辛夷有收缩鼻黏膜血管、促进鼻黏膜分泌物吸收、减轻炎症、通畅鼻腔的作用。辛夷与白芷均有芳香气味，其性升散，均可入肺经，二药合用可增强发散肺部风邪的作用而宣通鼻窍，相须为用，相得益彰。

邵师喜用此二味药加减治疗小儿各种鼻咽部疾病，尤以鼻鼽（过敏性鼻炎）、伤风鼻塞（急性鼻炎）、鼻窒（慢性鼻炎）、抽动障碍以鼻部症状为主或伴鼻部症状者疗效显著。嘱家长熬好药趁热气先让患儿熏鼻3～5分钟后再口服，以达到宣通鼻窍及湿润鼻腔黏膜作用。临证常用剂量辛夷（包煎）3～6 g，白芷6～9 g。

鸡内金　生山楂

鸡内金、山楂同属消食药。鸡内金味甘性平，入脾、胃、小肠、膀胱经。《本经》云其"主泄利"。《滇南本草》云其"宽中健脾，消食磨胃。治小儿乳食结滞，肚大筋青，痞积疳积"。《纲目》云其"治小儿食疟，疗大人淋漓、反胃，消酒积，主喉闭，一切口疮，牙疳诸疮"。《医学衷中参西录》谓"鸡内金，鸡之脾胃也，为健脾胃之妙品，脾胃健壮，益能运化，药力以消积也，其性甚平和，兼有以脾胃补脾胃之妙，特立奇功，迥非他药所能及也"。鸡内金为鸡的肌胃内膜，内含大量消化酶，药理研究已证明其口服后能增加胃的分泌量、酸度、消化力，并能增强胃的分泌机能。鸡内金除消导能力较强外还有一定的健运脾胃的作用，为消中有补之品，用之不至于损伤小儿脾胃的正气。山楂，又名映山红果、棠球、赤枣子，为蔷薇科植物山里红或山楂的干燥成熟果实。中医认为，山楂味酸、甘，性微温，归脾、胃、肝经，具有消食化积、活血散瘀之功；适用于肉食过多，积滞不化，嗳腐吞酸，胃脘饱胀，腹痛泻痢，胸胁疼痛，产后瘀阻腹痛，恶露不尽或痛经、经闭等症。《本草纲目》言其"化饮食，消肉积，癥瘕，痰饮，痞满吞酸，滞血胀痛"。《日用本草》言其"化饮食，行结气，健胃宽膈，消血痞气块"。《随息居饮食谱》言其"醒脾胃，消肉食，破瘀血，散结消胀，除疳积，止泻痢"。药理研究证明，山楂能增加消化酶的分泌，促进消化，所含脂肪酶可促进脂肪分解，所含多种有机酸能提高蛋白酶的活性，使肉食易消化。所以，二药相配，药性互补，实现运脾消积作用。

邵师认为小儿脾常不足，运化能力相对不足，又不知节制饮食，加之家长的溺爱，过度喂养，导致积滞、疳积等问题，表现为口臭、厌食、腹胀、便秘、咳嗽等。加用此药对，可消化积滞，促进药物吸收，常有事半功倍之效果。邵师临证喜用生山楂，认为山楂炒焦后其多种有机酸和其他有效成分均有不同程度的破坏，味亦变苦，生山楂擅长活血化瘀，消食作用亦强，口感更佳，患儿易于接受。常用剂量生山楂、鸡内金各6～10 g。

金银花 连翘

金银花与连翘的伍用来自《温病条辨》中的银翘散。金银花，又名银花，味甘性寒，入肺、胃、心经，功能疏散风热、清热解毒。本品芳香疏散，既清气分之热，又解血分之毒，清热之中有轻微宣散之功。《景岳全书》云其"善于化毒，故治痈疽肿毒疮癣，杨梅风湿诸毒，诚为要药。毒未成者能散，毒已成者能溃"，故善治外感风热，或温病初起、表证未解、里热又盛的病证。连翘味苦性寒，入心、肺、小肠经，有疏散风热、清热解毒、散结消肿的功效。本品气轻上浮，味苦清热，入心经，有散结之用，入少阳可疏肝气之郁，流通气血。《神农本草经》云其"主治寒热，鼠瘘，瘰疬，痈肿，恶疮，瘿瘤，结热，蛊毒"，即可治疗疮疡肿毒、瘰疬痰核、风热外感、温病初起、热淋涩痛等。二药伍用，可清热解毒、疏散风热。风温初起，痈肿疔疮；温病气分热盛，壮热烦渴；热入营分，身热夜甚，神烦少寐；热入血分，高热神昏，斑疹吐衄，均可配伍运用。比如，金银花配连翘、香薷、扁豆治暑温发热无汗；连翘配金银花、甘草、大青叶治痈疽、疔毒。现代研究表明，金银花所含绿原酸类化合物等成分对金黄色葡萄球菌、溶血性链球菌、痢疾杆菌、霍乱弧菌等多种致病菌均有一定的抑制作用；其有一定的抗流感病毒、柯萨奇病毒等作用；其水煎液、口服液和注射液有不同程度的退热作用。连翘水煎液有广谱抗菌作用，对多种革兰阳性及阴性细菌有明显的抑制作用；连翘酯苷、连翘苷等具有抗氧化能力；其乙醇提取物对肿瘤细胞有抑制作用；其甲醇提取物有抗炎和止痛作用，还具有抗过敏活性。

邵师经验：金银花与连翘，一散一泄，疏散清泄肺、心二经之上焦风热，对外感风热、温病初起、热毒疮疡等证常相须为用，可增强解表清热之功，凡小儿发热，证属卫分和气分者常二药联合应用，往往能获得较好的临床效果。临证常用剂量金银花、连翘各 6～10 g。

紫菀 款冬花

紫菀、款冬花是临床常用的治疗咳嗽的中药，且常配伍使用。紫菀为菊科多年生草本植物紫菀的根及根茎，味苦、甘，性微温，入肺经，有化痰止咳之功，适用于咳嗽气逆、咯痰不爽，以及肺虚久咳、痰中带血等多种咳嗽。本品辛散苦泄，质温润而不燥，有较好的化痰止咳之功，且兼有润肺之效。《本草正义》言："紫菀柔润有余，虽苦辛而温，非燥烈可比。专能开泄肺郁，定咳降逆，宣通窒滞，兼疏肺家气血。凡风寒外束，肺气壅塞，咳呛不爽，喘促哮吼，及气火燔灼，郁为肺痈，咳吐脓血，痰臭腥秽诸证，无不治之；而寒饮盘踞，浊涎胶同，喉中如水鸡声者，尤为相宜。"药理研究表明，本品含紫菀苷，能显著增加呼吸道腺体分泌，使痰液稀释，易于咳出。款冬花为菊科多年生草本植物款冬的花蕾。《本草纲目》言"款者，至也，至冬而花也"，故名为款冬花，味辛性温，入肺经，有润肺下气、止咳化痰之功。本品辛散质润，温而不燥，为润肺止咳化痰良药，适用于多种咳嗽气喘，外感、内伤咳嗽均可选用。《本经逢原》言其"润肺消痰，止嗽定喘"。药理研究表明，冬花煎剂及乙醇提取物有镇咳作用，乙酸乙醇提取物有祛痰作用，醚提取物小量略有支气管扩张作用，醇、醚提取物有呼吸兴奋作用。紫菀、款冬花专入肺经，温而不热，辛而不燥，质润辛温，紫菀长于化痰，款冬花偏于止咳，二者合用互补长短，可开郁肺气、温肺润燥、补肺止咳，为止咳化痰的常用药对。

邵师在临证中凡见咳嗽，喜用该药对，认为这两味药是止咳"对药"，且这两味药的药性温润平和，寒热外感、虚寒久咳皆适宜。如风寒咳嗽加炙麻黄、苦杏仁、桔梗、前胡、枇杷叶、金沸草等；风热咳嗽加桑叶、菊花、连翘、黄芩、芦根等；痰热咳嗽加桑白皮、瓜蒌皮、浙贝、茯苓、鱼腥草、胆南星等；痰湿咳嗽加姜半夏、陈皮、苍术、厚朴、苏子等。蜜炙可增其润肺之功效，同时减少胃肠刺激。临证常用剂量紫菀、款冬花各 6～10 g。

半夏　陈皮

半夏-陈皮药对出自《太平惠民和剂局方》二陈汤。半夏味辛性温，入脾、胃、肺经。《名医别录》谓其"消心腹胸膈痰热满结，咳嗽上气"。《本草经读》中有"究之古用半夏治痰，惟取其涎多而滑降，且兼取其味辛而开泄"。《本草图经》论其"主胃冷，呕哕"。本品具有燥湿化痰、降逆止呕、消痞散结的功效，尤善治脏腑湿痰，为治疗寒痰、湿痰之要药。陈皮，作为中药材，首载于《神农本草经》，"以果皮入药，讲究经年陈久者良之"。《本草纲目》记载："橘实小，其瓣微酢，其皮薄而经，味辛而苦，疗呕哕反胃嘈杂，时吐清水，痰痞咳疟，大便闭塞，妇人乳痈，总取其理气燥湿之功。"《日华子本草》中提及陈皮为脾胃之圣药。本品味辛、苦，性温，入肺、脾经，辛散苦降，其性温和，燥而不烈，为肺脾气分之药，既行气健脾、调中快膈，又健脾燥湿、导滞化痰，还可健脾和胃、降逆止呕，为治痰要药。二者配伍使用，半夏得陈皮之助，则气顺而痰自消，化痰湿之力尤胜；陈皮得半夏之辅，则痰除而气自下，理气和胃之功更著。二者相使相助，共奏燥湿化痰、健脾和胃、理气止呕之功。因二者皆以陈久者为上品，故避免了过燥之弊。

邵师认为，因小儿肺脾常不足，外易感邪气，内易生痰湿，外邪引动伏痰，导致肺气不利而见咳嗽、痰多、呕吐等症，而此二药均入肺、脾二经，相互参合，故脾可健，湿可去，痰自化，气机通畅，则咳嗽有痰、恶心呕吐者自除。临证常用姜半夏，考虑半夏有毒，经过生姜、白矾炮制后，毒性减小，药性缓和，入脾则水去土燥而湿无生源，入肺则宣降气机而饮无留所，健脾和胃、燥湿化痰的作用更强。常用剂量半夏6～9 g，陈皮6～10 g。

旋覆花　代赭石

旋覆花配伍代赭石来自《伤寒论》旋覆代赭汤。旋覆花味苦、辛、咸，性微温，归肺、脾、胃、大肠经，功擅下气消痰，降逆止嗳。《神农本草经》云其"味咸，温。主结气，胁下满，惊悸，除水，去五脏间寒热，补中下气"。《本草汇言》谓其"消痰逐水利气下行，主心肺诸气，胁下虚满，胸中结痰，痞坚噫气或心脾伏饮，膀胱留饮宿水等证"。代赭石味苦性寒，归肝、心、肺、胃经。本品苦寒体重，以苦清热，以寒泻火，以重镇降，善走肝、心血分，既降胃气止呕，又能平肝息风，还能凉血止血、降气。《神农本草经》载其"味苦，寒。主治鬼疰，贼风，蛊毒，杀精物恶鬼，腹中毒邪气，女子赤沃漏下"。《医学衷中参西录》云："降胃之药，实以赭石为最效。"二药配伍，旋覆花以宣为主，开结气，宣壅滞，赭石以降为要，降胃气，降气血，一宣一降，浊降清升，气机条畅，共奏降逆化痰和胃、下气平喘之效。

邵师临证中凡见反胃噎食、咳嗽痰喘、气逆不降者，均用之，考虑到小儿在生理上脏腑娇嫩、行气未充，病理上脏器清灵、易趋康复，故中病即止。常用剂量旋覆花（包煎）6～10 g，代赭石（先煎）6～15 g，使用时间1～2周。

桔梗　甘草

桔梗-甘草药对出自《伤寒论》和《金匮要略》中的桔梗汤。《伤寒论》第311条"少阴病二三日，咽痛者，可与甘草汤，不差，与桔梗汤"。《金匮要略》中第七章《肺痿肺痈咳嗽上气篇》第6条中"咳而胸满，振寒脉数，咽干不渴，时出浊唾腥臭，久久吐脓如米粥者，为肺痈，桔梗汤主之"。钱乙《小儿药证直诀》甘桔汤即用桔梗二两，甘草一两，用于"治小儿肺热，手捻眉目鼻面"。桔梗味苦、辛，性平，入肺经，苦"能泄、能坚"，能清泄火热、泄降气逆、泻火存阴，辛"能散、能行"，能开提肺气，宣通肺气，功效为宣肺祛痰、利咽排脓，主治咳嗽痰多、胸闷不畅、咽喉肿痛、失音、肺痈吐脓等，具有镇咳祛痰、抗炎等多种作用。甘草有药之"国老"的称号，味甘性平，归心、肺、脾、胃经。其功善清热解毒、祛痰止咳、补益脾胃、缓急止痛、调和诸药，具有抗炎、抗变态反应等作用，可以缓解咳嗽、治疗咽痛喉炎。二者配伍，有补有散，有清有润，一为祛痰止咳利咽，二为宣肺利肺以散邪气。

邵师在临证中常用于治疗急性上呼吸道感染、急性支气管炎、喉源咽源性咳嗽以及肺炎等证属风热郁肺，风寒、湿闭肺，或风邪热毒客于少阴所致咽痛喉痹、咳嗽。常用剂量桔梗6～10 g，甘草3～6 g。

石菖蒲　蒲公英

石菖蒲为天南星科多年生草本植物石菖蒲的干燥根茎，始载于《神农本草经》并列为上品。其味辛性温，入心、胃经，具芳香之气，行散之力强，为宣气通窍之佳品，既能芳香化湿、醒脾健胃，又可化浊祛痰、开窍宁神。《本草正义》曰："芳香而不嫌其猛烈，温煦而不偏于燥烈能去除阴霾湿邪，而助脾胃正气，为湿困脾阳，倦怠无力，饮食不好，舌苔浊垢者最捷之药。"石菖蒲用在脾胃，取其性味辛温能散寒除湿且助脾阳而启运化，加之其气味芳香可化湿浊，故临床不论舌苔白腻之寒湿困脾或黄腻之脾胃湿热患者，也无论以何方化裁，石菖蒲均必不可少，尤善行脾胃气滞兼健脾消食。蒲公英为常用清热解毒类中药，始载于唐代《新修本草》，其味苦、甘，性寒，归肝、胃经。《本草衍义补遗》云蒲公英"化热毒…解食毒，散滞气"。《医林纂要》云其"补脾和胃，泻火"。可以看出，蒲公英擅清阳明胃火。又《本草求真》云蒲公英"散肿臻效"，《本草正义》载其"红肿坚块，尤为捷效"，《本草衍义补遗》强调其"消恶肿结核"，均说明蒲公英消肿散结之功显著。蒲公英味甘苦寒，苦寒泄热，甘寒养阴，用之苦泄而不伤正，清胃热而不伤胃阴，胃体可安，其能自行。

邵师认为杭城地属湿热地带，小儿脾常不足加之家长过度喂养，喜食肥甘油腻之物，易造成患儿脾胃湿热之象，表现为脘腹满闷，纳呆呕恶，体倦神疲，口中黏腻，大便黏，晨起有口气或者口气严重，舌苔黄或者厚腻。邵师在临证问诊中特别注重晨起口气的有无，只要有口气，均加用此药对，以增强芳香化湿、醒脾开胃及清泄胃火之效，临证一般用1～2周可明显改善口气，胃口渐开。临证常用剂量石菖蒲、蒲公英各6～10 g。

连翘　栀子

连翘配伍栀子来自《太平惠民和剂局方》凉膈散。连翘味苦，性微寒，入肺、心、小肠经，具有清热解毒、消肿散结、疏散风热等功效，被称为"疮家圣药"。《神农本草经》云其"味苦，平。主寒热，鼠瘘，瘰疬，痈肿，疮，瘿瘤，结热，蛊毒。去白虫"。《本草纲目》谓其"微苦，辛。连翘状如人心，两片合成，其中有仁甚香，乃手少阴心经，厥阴包络气分主药也。诸痛痒疮疡皆心火，故为十二经疮家圣药，而兼治手足少阳，手阳明三经气分之热也"。《本草求真》言其"味苦，微寒，实为泻心要剂"。《医学衷中参西录》载其"能透表解肌，清热逐风，又为治风热之要药"。栀子味苦性寒，归心、肺、三焦经，功用泻火除烦，清热利尿，凉血解毒，外用消肿止痛。《神农本草经疏》载："此药味苦气寒，泄一切有余之火。"《本草经集注》云其"疗目热赤痛，胸心大小肠大热，心中烦闷"。《药性论》谓其"利五淋，主中恶，通小便，解五种黄病"。《丹溪心法》云其"亦能治痞块中火邪"。《药类法象》言其"治心烦懊憹而不得眠，心神颠倒欲绝，血滞而小便不利"。《本草纲目》谓其"泻三焦火，清胃脘血，治热厥心痛，解热瘀，行结气"。连翘长于清心泻火，解散上焦之热，还能宣畅气血以散血积气聚；栀子苦寒清降，性缓下行，能清心肺三焦之火而利小便。二药皆为苦寒之品，配伍使用，相辅相成，共奏清心泻火除烦之功。

邵师认为心属火，居高位，为阳中之太阳。心常有余在生理上主要体现为君火偏旺；在病理上若心火亢盛，上扰神明，则见注意力难以集中、夜寐不安、多梦、焦虑及躁动。故治宜清心泻火除烦之法，选用连翘-栀子药对，常用剂量 6～10 g。

牡蛎　珍珠母

牡蛎味咸、涩，性微寒，归肝、心、肾经，具有镇惊安神、平肝潜阳、收敛固涩、制酸止痛、软坚散结等功效。此药首载于《神农本草经》之中，被列为上品，谓其可"主伤寒寒热，温疟洒洒，惊恚怒气，除拘缓鼠瘘，女子带下赤白。久服强骨节"。《海药本草》谓其"止盗汗，除烦热……能补养安神"。《本草纲目》言其可"化痰软坚，清热除湿，止心脾气痛，痢下，赤白浊，消疝瘕积块，瘿疾结核"。《本草崇原》载："牡蛎南生东向，得水中之生阳，达春生之木气，则惊恚怒气可治矣。"现代药理研究表明，牡蛎含有碳酸钙、磷酸钙，以及含铜、铁、锌、锰等有机物，具有镇静催眠、抗痉厥、促进血液凝固、降低血管通透性、减轻骨骼肌兴奋性等作用。珍珠母，《本草图经》记载为贝类动物贝壳的珍珠层，味甘、咸，性寒，归肝、心经，具有平肝潜阳、清肝明目、宁心安神的功效。《本草纲目》云其能"安魂魄、止遗精白浊，解痘疗毒"。《饮片新参》言其能"平肝潜阳，安神魂，定惊痫，消热痞，眼翳"。《中国医学大辞典》载："此物（珍珠母）兼入心、肝两经，与石决明但入肝经者不同，故涉神志病者，非此不可。"因此，珍珠母不但能平肝潜阳治疗头晕头痛、眼花耳鸣、面颊燥热等症，又有"安神魂"之功用。现代药理研究发现，珍珠母含有磷脂酰乙醇胺、半乳糖神经酰胺、碳酸钙、氧化钙等氧化物，对戊巴比妥钠的中枢神经抑制有协同作用，可以镇静催眠、抗抑郁。牡蛎和珍珠母均为贝类药物，质重镇，可潜降心火，安神定志，二药配伍可畅情志疏气机，共奏平肝潜阳、镇惊宁神之效。

邵师认为小儿为"纯阳"之体，心、肝常有余的生理状态易导致病理上感邪易从火化、热化的结果，火热炼液成痰，风火相煽，与痰搏结，风动痰扰，从而出现抽动症状。该类患儿常见抽动较为频繁有力，伴有急躁易怒、口干口苦、寐差梦多、头晕胀痛等表现。心藏神，肝主疏泄，心肝二脏共主情志。《明医杂注》云："肝气通，心气和，肝气滞则心气乏，此心病必先求于肝，清其源也。"故临床上常在辨证基础上加用该药对，以达到平肝潜阳、镇惊宁神之效。常用剂量 12～30 g。

（周　红）

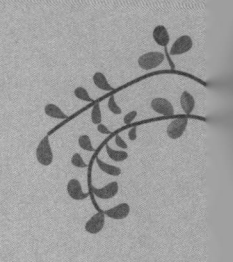

第四部分 经方名方应用

银翘散

1. 原方来源

银翘散源自清代吴鞠通的《温病条辨》，药物组成：连翘、银花各一两，苦桔梗、薄荷、牛蒡子各六钱，生甘草、淡豆豉各五钱，竹叶、芥穗各四钱，芦根。本方具有疏散风热、透邪解表兼清热之功，是为清热与祛风兼顾之剂。制方谨遵《素问·至真要大论》"风淫于内，治以辛凉，佐以苦甘；热淫于内，治以咸寒，佐以甘苦"之训，是由清心凉膈散辛凉甘苦的基础上加减演变而成，主治风温、温热及邪在卫分、上焦。

2. 配伍加减

方中金银花、连翘气味芳香，疏散风热，清热解毒，透散卫分表邪，是为君药；薄荷、牛蒡子辛凉疏散风热，清利头目，解毒利咽，荆芥、淡豆豉辛温而不烈，增强金银花、连翘透表之功，是为臣药；佐芦根、竹叶清热生津，桔梗开肺气止咳利咽；生甘草既可调和药性，又可护胃安中，利咽止咳，为佐使药也。本方治疗外感风热证具有两个特点：一是芳香辟秽，清热解毒，宣肺利咽，针对主病、主证起主要治疗作用，用量较大，为方中的主体；二是辛凉中配以小量辛温之品，且温而不燥，既有利于透邪外出，又不违背辛凉之旨。吴鞠通称本方为"辛凉平剂"。应用本方时，一定要分清热与郁的轻重，然后区别对待。一般来说，热重时，发热重，咽痛口渴明显；郁重时，恶寒，无汗。临床中如兼有风寒之象可加紫苏叶、荆芥；夏季暑湿重加香薷、佩兰、苍术。热甚者，又当辨其性质及部位，如热毒较甚加大青叶、板蓝根；燥热甚或兼入气分者，加石膏、知母；湿热有火则加黄芩之类。咳者加射干、浙贝、紫菀。

3. 临床应用

邵师临证中认为，小儿生机旺盛，其体内的阴阳平衡处于动态变化，在不完善、不成熟的阴阳中，以"阳"生为主导趋势带动"阴"长的不断成熟与完善。《颅囟经》"凡孩子三岁以下，呼为纯阳"及《医学正传》"夫小儿八岁以前曰纯阳"，均突出了"阳"在小儿生长发育中的重要作用。因此，小儿"阳常有余，阴常不足"，而偏热性的体质会影响疾病发展过程中的倾向性，使疾病易趋热化。故临床上只要把握病机是风热证者皆可银翘散加减应用。如小儿湿疹考虑是脾虚湿重、夹风热引起的，在银翘散基础上加健脾祛湿；属温毒壅阻之痄腮，在银翘散基础上加柴胡、海藻、昆布、夏枯草、板蓝根；风热外感引起的紫癜则在银翘散基础上加清热凉血之品；外感风热引起的水肿则在银翘散基础上加利水消肿之品。

4. 医案举隅

刘某，男，3岁5个月，2013年3月13日初诊，因"发热两天"。两天前因受凉后出现鼻塞流涕，夜间出现发热，体温最高40.1℃，予口服退热剂后体温降至正常，易复升，家长自行予口服"小儿柴桂退热合剂"1天，仍有发热，伴咽痛，胃纳欠佳，遂来就诊。刻下见：体温38.2℃，面色红润，咽充血，扁桃体Ⅰ度肿大，舌质红，苔薄黄，脉浮数。予查血常规及超敏CRP示未见明显异常。予银翘散加减治疗3天，处方如下：银花6g，连翘6g，荆芥6g，蝉蜕3g，淡豆豉6g，淡竹叶6g，牛蒡子6g，桔梗6g，薄荷6g，玄参6g，苏叶6g，甘草3g。嘱：煎药20分钟，频少量多次喂药，饮食清淡。二诊：口服药物2天后体温即降至正常，现有咳嗽，少许咽痛，大便偏稀，胃纳不佳，故上方去牛蒡子、苏叶、淡豆豉、淡竹叶，加山楂6g，浙贝6g，紫菀6g，3剂，煎服，日两次。嘱患儿服药后咳嗽、咽痛等症状消失无须复诊。

按语：本案中患儿有发热、咽痛，小儿形气未充，脏腑娇嫩，表卫不固，腠理疏薄，寒温不知自调，最易感受外邪。邪气从口鼻、皮毛而入，侵犯肺卫，肺卫失宣，故见发热、恶寒、流涕、鼻塞、咳嗽。临床中小儿外感发热初期风寒证居多，但小儿属纯阳之体，有"发病容易，传变迅速"的病理特点，且风为阳邪，化热最速，故临床中外感发热以风热证居多。风热证常表现为发热重，恶风，鼻塞流浊涕，咳嗽，咽痛，口干而渴，舌红，苔薄黄，脉浮数或指纹浮紫。小儿感受风热或寒从热化，则发热重；风热上乘，肺气失宣故咳嗽流涕、咽痛；热易伤津，故口干而渴。其病机关键在于风热外袭、肺卫不利，治疗宜辛凉透表、清热解毒，方选银翘散加减。二诊患儿热象不甚明显，风邪袭肺出现咳嗽之症，故加浙贝、紫菀，去牛蒡子、苏叶、淡豆豉、淡竹叶；胃纳不佳，故加山楂消食开胃以善其后。小儿脏腑轻灵、易趋康复，故应中病即止。

（周　红）

小青龙汤

1. 原方来源

小青龙汤是著名经方，出自张仲景《伤寒杂病论》。该方由麻黄（去节）三两、桂（去皮）三两、细辛三两、干姜三两、五味子半升、白芍三两、半夏（洗）半升、甘草（炙）三两组成，有解表散寒、温肺化饮之功，其证治为《伤寒论》第40条所述"伤寒，表不解，心下有水气，干呕，发热而咳，或渴，或利，或噎，或小便不利，少腹满，或喘者，小青龙汤主之"，即外寒内饮证。外感风寒，引动内饮，而成此证。外感之邪未解，则发热；水饮凌肺，肺失宣降，则见咳喘；饮停于心下，胃气上逆而作干呕，阻滞气机，则胸痞不舒；饮邪下注膀胱，膀胱失于气化，则见小便不利，少腹满。观舌查脉，舌苔多为白滑，脉多浮、滑。

2. 配伍加减

方中麻黄、桂枝相须为君，发汗散寒以解表邪，且麻黄又能宣发肺气而平喘咳，桂枝化气行水以利里饮之化。干姜、细辛为臣，温肺化饮，兼助麻黄、桂枝解表祛邪。然而素有痰饮，脾肺本虚，若纯用辛温发散，恐耗伤肺气，故佐以五味子敛肺止咳，芍药和营养血，二药与辛散之品相配，一散一收，既可增强止咳平喘之功，又可制约诸药辛散温燥太过之弊；半夏燥湿化痰，和胃降逆，亦为佐药。炙甘草兼为佐使之药，既可益气和中，又能调和辛散酸收之品。药虽八味，配伍严谨，散中有收，开中有合，使风寒解，水饮去，宣降复，则诸症自平。若外寒证轻者，可去桂枝，麻黄改用炙麻黄；兼有热象而出现烦躁者，加生石膏、黄芩以清郁热；兼喉间痰鸣，加杏仁、射干、款冬花以化痰降气平喘；若鼻塞、清涕多者，加辛夷、苍耳子以宣通鼻窍；兼水肿者，加茯苓、猪苓以利水消肿。

3. 临床应用

邵师临证中发现小青龙汤用于小儿肺系疾病，不仅效果好，而且见效快。对于咳嗽、哮病、喘证、鼻鼽等病证只要辨证准确，均可放心应用。临床常加减运用，寒盛的加重干姜、细辛，一般干姜可加至9g，细辛加至3g；伴有咽痒痰多的，加僵蚕、蝉蜕、陈皮、姜半夏；伴有咽痛的，加射干、玄参、桔梗；伴有食积的，加鸡内金、山楂；伴大便干的，加瓜蒌仁、火麻仁、枳壳；伴化热的，加黄芩、桑白皮、鱼腥草；久咳的，加仙鹤草、丹参；伴有体虚的，还可酌情加入补益之品，但需防止过于滋腻。临床上如遇到小儿口服中药困难者，可改小青龙汤颗粒醋调外用穴位贴敷治疗以达到温肺散寒、化饮止咳的效果。常选用天突、大椎穴，伴胸憋的则加膻中穴。小儿皮肤娇嫩，也可用温水调，穴位贴敷时间可酌情缩短。小青龙汤属于辛温发散之剂，而小儿属于纯阳之体，虽有寒饮之症，也极易入里化热，故不能过服，以免有化热动风之弊。临床一般3～5剂即可见效或痊愈，外用穴位贴敷也一般3天即止，正所谓中病即止。

4. 医案举隅

[发作期寒性哮喘]

周某，女，3岁，2013年11月2日就诊。主诉：咳嗽伴气喘1天。1天前因气温骤降未及时添加衣被出现咳嗽伴气喘，无发热、无呕吐腹泻等不适，既往有多次喘息，有过敏性鼻炎病史。刻下见：面色白，精神可，呼吸略粗，浅三凹征，咽不红，两肺可闻及喘鸣音。舌质淡红，苔白，脉浮紧，二便无殊。西医诊断为支气管哮喘，予雾化吸入治疗，一天两次，连用3天。中医诊断为发作期寒性哮喘，予小青龙汤加味治疗，处方如下：炙麻黄3g，桂枝6g，细辛2g，干姜3g，五味子3g，白芍6g，姜半夏6g，葶苈子6g，苏子6g，浙贝6g，枇杷叶6g，甘草3g。3剂，日1剂，水煎服，分两次服。二诊：患儿无气喘，偶有咳嗽咳痰，胃纳一般，二便无殊。改止嗽散加减治疗1周，患儿无咳嗽。考虑患儿哮喘频发，建议三伏贴联合膏方治疗3年，3年后随访患儿哮喘未再发作，生长发育与同龄儿一样。

按语：从中医的角度上看，支气管哮喘也就是俗称的哮喘，属于"哮病"或者"喘证"。其是一种发作性的痰鸣气喘疾病，该种疾病的发生，多是因"伏痰"遇感所致，痰随气升，气因痰阻，而导致相互搏结，从而使得气道壅塞，肺失宣降，进而有积痰，导致痰鸣如吼，气息喘促。因此，在治疗时，需要从内而外来解表散寒、温肺化饮。临床运用小青龙汤进行干预，是相对典型的治疗方。临证中邵师喜西药雾化配合治疗急性期哮喘，一般联合应用3天，哮喘大部分都能缓解，待气喘止，咳嗽不剧后根据患儿情况用止嗽散加减止咳化痰收尾，后期以三伏贴及膏方治疗改善患儿体质，从根本上防治小儿哮喘，临床疗效显著。

[寒性鼻鼽]

患儿，男，4岁，2021年3月17日就诊。主诉：反复鼻塞、擤鼻、打喷嚏两个月。

两个月前因受凉后出现鼻塞流涕,伴少许咳嗽,家长自行予"感冒药及咳嗽药(具体不详)"口服治疗 5 天,症状减轻,但外出后擤鼻及打喷嚏明显,夜间入睡后鼻塞明显,张口呼吸。就诊当地医院,查过敏原提示户(粉)尘螨过敏,予孟鲁司特钠咀嚼片睡前口服治疗 1 个月,症状未能缓解,遂寻求中医治疗。刻下见:患儿面色白,山根青筋,黑眼圈,舌质淡红,苔薄白,脉沉滑,二便无殊。辨证为寒性鼻鼽,予小青龙汤加减治疗。处方如下:炙麻黄 3 g,桂枝 6 g,细辛 2 g,干姜 3 g,五味子 3 g,白芍 6 g,姜半夏 6 g,白芷 6 g,辛夷 6 g,蝉蜕 3 g,白蒺藜 6 g,甘草 3 g。7 剂,日 1 剂,水煎服,分两次服,嘱把药汁放入保温杯趁热气熏鼻 5～10 分钟后服药。二诊:患儿鼻塞打喷嚏明显缓解,仍有擤鼻动作,查体见面色尚红润,山根青筋,黑眼圈,舌质红,苔薄白,脉弦滑。此时患儿寒性明显改善,故改苍耳子散加减巩固治疗 1 个月,鼻塞、打喷嚏、擤鼻明显改善。

按语:本案中患儿面色白,山根青筋,黑眼圈,舌质淡红,苔薄白,脉沉滑,病程较长,属于寒性"鼻鼽"。祖国医学认为本病病因是机体阳气不足,防御机能低下,致使外邪易于侵袭。风为阳邪,善行而数变;寒为阴邪,易于凝滞。风邪挟寒,侵袭肺系,清窍为之闭塞,邪阻鼻窍而致病。病位在肺在表,并在太阳、少阳之经。治疗当以温肺散寒、宣通鼻窍,方用小青龙汤加味治疗,使外邪得以宣解,停饮得以宣化,鼻窍得以通畅。患儿鼻部症状明显,故加白芷、辛夷、蝉蜕、白蒺藜可增强宣通鼻窍之功,又有良好的抗过敏作用,诸药合用,直中病机。二诊,患儿寒象明显改善,故改用苍耳子散加减巩固治疗。

(周　红)

理中汤

1. 原方来源

理中汤最早见于东汉张仲景所著的《伤寒杂病论》,又名人参汤(《金匮要略》卷上)、治中汤(《备急千金要方》卷二十)、人参理中汤(《校注妇人良方》卷二十)、调中丸(《小儿药证直诀》),方由干姜、人参、白术、炙甘草各三两组成,是治疗中焦脾胃虚寒的经典名方。

2. 配伍加减

方中用大辛大热的干姜为君,温中散寒、扶阳抑阴,中焦虚寒得此温煦之品,脏寒自消；人参补气益脾，干姜与人参相配，温补并用，正和脾胃虚寒之机。脾喜燥而恶湿，中阳不足湿浊内生，故佐以苦温性燥之白术健脾祛湿、扶助脾运，炙甘草益气和中补脾，为佐使药。诸药合用，使中焦之寒得辛热而除，脾胃之寒得甘温而复，诸阳升，浊阴降，脾胃健运，中焦得理。如兼外感可加桂枝成桂枝人参汤；出现虚胀痞满，郁结伤脾可加青皮行气兼以疏肝；出现痛泻，脾气郁滞不舒，木乘土位，可加吴茱萸；津液不归正化出现口干可改干姜为炮姜，化辛为苦，取守而不走之意；出现痰饮咳嗽可加茯苓、半夏等；若寒重病深，手足逆冷可加附子成附子理中汤；等等。

3. 临床应用

理中汤原方用的是人参，但邵师临床上常用太子参或者党参代替人参，一方面从经济效益上考虑，人参价格贵，在药效上，人参味甘、微苦，性微温，适应于急症、重症患者。党参味甘性平，与人参功效较为相近，适用于一些轻症和慢性疾病患者。太子参味甘、微苦，性平，其性略偏寒凉，较适用于脾肺气阴两虚证。结合小儿为纯阳之体，人参有促进性早熟之弊端。临证中只要把握病机是中焦虚寒之症，皆可加减应用。若中焦虚寒明显加桂枝、姜半夏；湿邪重加炒苍术、陈皮、扁豆衣、藿香、川朴花、薏苡仁；脾虚肝旺者加钩藤、柴胡、白芍、山药、茯苓；兼食积者加鸡内金、山楂、花槟榔；兼气滞者加木香、佛手；兼虚火旺加肉桂、知母、生地黄。

4. 医案举隅

[流涎]

郎某，女，1岁，2013年5月18日就诊。主诉：流涎半年。患儿半岁后开始流涎不止，涎色清，无味，量多，一天置换8～10条口水巾。西医无特效药物治疗，遂求助中医治疗。刻下见：面色苍白，下巴红，舌淡，苔白，指纹色淡。胃纳欠佳，大便溏。辨为脾胃虚寒之流涎。治宜健脾温中摄涎。方予理中汤加减：炒党参6 g，炒白术6 g，炙甘草3 g，干姜3 g，茯苓6 g，煨葛根6 g，怀山药6 g，姜半夏6 g，山楂6 g，鸡内金6 g。水煎服，每日1剂。7剂后，流涎明显减少，纳食好转，继服上方加减调理半个月，患儿口涎已止，饮食如常。随访半年未再复发。

按语：小儿素体脾胃虚弱，脏腑娇嫩，有"脾常不足"之说。本例患儿病久脾虚致流涎不止，久久不已，为脾虚中寒，水不运化，不能摄津，津上溢于口之故。《伤寒论条辨》曰："脾胃虚既中气失宰，膻中无发宣之用，六腑无洒陈之功，犹如釜薪失焰，故下至清谷，上失滋味，五脏凌夺，诸症所由来也。"故应用理中汤加减治疗。方中炒党参、炒白术、炙甘草固中州；干姜辛以守中；配茯苓、怀山药、姜半夏健脾益气；煨葛根生津止泻，山楂、鸡内金消食开胃。诸药合用，使脾胃健，水能化津，升降调和，津液得以摄纳循常道，故涎止，病痊愈。

[口疮]

沈某，男，10岁，2013年8月13日就诊。主诉：反复周期性口疮1年余。1年余前因腹泻半个月后出现口疮，红肿、疼痛，进食困难，伴胃纳欠佳，大便稀溏，经口服益生菌及维生素C后症状消失，但此后每1~2个月复发1次，严重影响患儿生活，故前来寻求中医治疗。刻下见：面色无华，口周可见口疮，部分结痂，食纳差，舌淡，苔白，脉细弱。中医诊为口疮，证属脾虚阳泛，治宜温中健脾，引火归元。处方：太子参10g，炒白术10g，干姜3g，甘草3g，肉桂2g，生地黄10g，知母10g，灯芯草3g，白茅根12g，炙黄芪12g，防风6g。水煎服，日1剂。服7剂后，患儿口疮创面缩小，红肿疼痛减轻，继服7剂后，口疮已愈，诸症消失。

按语：小儿口疮在临床上常见，中医多从虚实辨证，以实证为多，虚证少见。虚证又有脾虚、肾虚之别。《幼幼集成·口疮证治》曰："口服凉药不效，乃肝胃之气不足，虚火浮上而无制，宣理中汤收其浮游之火……若吐泻后口中生疮，亦是虚火，理中汤。"尤在泾亦谓："盖土温则火敛……脾胃虚衰之火，被迫上炎，作为口疮。"本例患儿系久泻致脾胃虚寒，土不伏火，虚火上浮发为口疮，证属脾虚阳泛，虚火上炎所致，故在治疗上以理中汤健脾温中为主，兼以肉桂收其浮游之火归元，生地黄、知母、灯芯草、白茅根清热泻火，加黄芪、防风即是玉屏风散益气固表，内外合治，标本兼顾，疗效确切。

（周　红）

小柴胡汤

1. 原方来源

小柴胡汤出自《伤寒杂病论》，为和解少阳之剂。药物组成：柴胡半斤，黄芩、人参、甘草（炙）、生姜（切）各三两，大枣（擘）十二枚，半夏半升。药共七味，相辅相成，寒温并用，升降协调，补泻兼施，既能疏利少阳枢机，亦可调节气机升降，实现调达气血、宣通内外的效果，是和解良药。

2. 配伍加减

方中柴胡苦平，入肝、胆经，透泄少阳之邪，并能疏泄气机之郁滞，使少阳半表之邪得以疏散，为君药。黄芩苦寒，清泄少阳半里之热，为臣药。柴胡之升散，得黄芩之降泄，二者配伍，是和解少阳的基本结构。胆气犯胃，胃失和降，佐以半夏、生姜和胃降逆止呕；邪从太阳传入少阳，缘于正气本虚，故佐以人参、大枣益气健脾，一者取扶正以祛邪，二者取益气以御邪内传，俾正气旺盛，则邪无内向之机。炙甘草助参、枣扶正，且能调和诸药，为使药。诸药合用，以解少阳为主，兼补胃气，使邪气得解，枢机得利，胃气调和，则诸症自除。若胸中烦而不呕，去半夏、人参，加栝楼以清热理气宽胸；若渴，去半夏，加天花粉止渴生津；若腹中痛者，去黄芩，加芍药柔肝缓急止痛；若胁下痞硬，去大枣，加牡蛎软坚散结；若心下悸，小便不利者，去黄芩，加茯苓利水宁心；若不渴，外有微热者，去人参，加桂枝解表；若咳者，去人参、大枣、生姜，加五味子、干姜温肺止咳。

3. 临床应用

邵师认为小儿生机蓬勃，发育迅速，犹如草木方萌，旭日东升，与少阳特点相符。太阳主开，阳明主阖，少阳主枢，外邪侵袭机体，太阳经气与之抗争，若正气充足，则驱邪外出，若正气不足，邪气很快入里。小儿脏腑娇嫩，发病容易，传变迅速，一旦感受外邪，正气益虚，则邪气由表进一步深入，即由太阳之表内传于少阳之枢。

少阳居半表半里之位，为人身阴阳气机升降出入开阖的枢纽，为邪气外达之通路，肝胆相照，肝胆疏泄正常，则枢机运转，水火气机得以升降自如。临证中凡慢性咳嗽、低热、急性高热以及所谓无名热、胃寒、慢性肝炎、荨麻疹、过敏性鼻炎、中耳炎、胆汁反流性胃炎、胃溃疡、流行性感冒、偏头痛、腮腺炎等兼邪据少阳，胆胃不和者，均可使用本方，根据兼证的不同，处方灵活化裁。如热象重者加知母、金银花、连翘；兼寒者加桂枝汤；兼气滞者加佛手、玫瑰花、橘核、川朴花；兼痰多者加二陈汤；兼食积者加鸡内金、六神曲。

4. 医案举隅

[哮咳]

张某，男，9岁，2013年5月25日就诊。主诉：反复咳嗽6年再发1周。患儿6年前出现咳嗽，反复，就诊外院，诊断：咳嗽变异性哮喘，间断服用西药，哮喘控制不佳，1周前因受凉后再次出现咳嗽，干咳无痰，以早晚及运动后咳嗽明显，在家自行予"止咳药（具体不详）"治疗1周疗效欠佳，经朋友介绍前来就诊。刻下症：面色稍黄，偶有干咳，咽后壁可见滤泡，双肺呼吸音粗，未闻及啰音及喘鸣音。舌偏胖，质淡红，苔薄白水润，脉滑。平素胃纳一般，大便溏，小便正常。诊断：哮咳，证属邪滞少阳，肺失宣降，治以和解少阳，宣肺止咳。方拟小柴胡汤加减治：柴胡6 g，黄芩10 g，姜半夏6 g，茯苓10 g，射干6 g，炙紫菀10 g，枇杷叶10 g，炙百部10 g，炒白芍10g,炒枳实10g,陈皮6g,葶苈子10g,桑白皮10g,甘草3g。7剂,日1剂,水煎服,分两次服。二诊:早晚咳嗽不明显,活动明显后仍有咳嗽。上方去葶苈子,余不变。三诊无咳嗽,考虑患儿体质予异功散及玉屏风散加减治疗调理体质以善其后,嘱连续贴敷3年三伏贴增强体质,随访至今,无明显咳嗽再发。

按语:张仲景在《伤寒论》中首先提出小柴胡汤加减治疗咳嗽方法,第96条及小柴胡汤方后分别提到:"伤寒五六日中风……或咳……小柴胡汤主之""若咳者,去人参、大枣、生姜,加五味子半升,干姜二两",是少阳证兼咳的先例。祖国医学认为本病病位在肺、脾二脏。病机为外有非时之感,内有伏邪之痰。咳嗽日久,久病入络,气血不畅,肺津失布,津聚成痰而内郁;复感外邪,外感风邪或吸入花粉、烟尘、异味气体等,引触伏痰,痰随气升,气因痰阻,相互搏击,壅塞气道,从而肺失宣降,引发哮咳。由于小儿神气怯弱,正气不足,易受外邪入侵,邪气由表入里,邪正相争,困于少阳。早晚阴阳交替或活动时,扰动正邪间的僵持状态,影响肺的宣降,故而该病早晚及活动时咳嗽加剧。小柴胡汤斡旋表里、和解少阳、扶正达邪。方中柴胡透泄少阳之邪,疏泄气机之郁,导邪外出;黄芩清泄少阳邪热;姜半夏、陈皮、茯苓、炒枳实理气健脾化痰;炙紫菀、炙百部止咳化痰;枇杷叶、桑白皮、葶苈子宣肺平喘;炒白芍养血敛阴;甘草调和诸药。综观全方,小柴胡汤既能和解少阳,又能扶正祛邪;既通表里内外,又调达上下升降,疏畅三焦气机。因此,小柴胡汤对正气不足而致外邪引动伏痰的哮咳疗效卓著。后期考虑患儿肺脾两虚予异功散加玉屏风散调理肺脾,减少咳嗽发作,结合三伏贴贴敷治疗效果更显著。

[乳疬]

方某,女,9岁,2013年7月14日就诊。主诉:双侧乳房肿胀疼痛1周。1周前发现双侧乳晕下隆起扁圆形结块,伴明显胀痛,无红肿,平素胃纳佳,睡眠尚可,脾气急躁易怒,大便干,故来门诊就诊。刻下见:面色红润,口唇略干,双侧乳晕下隆起扁圆形结块,边界清楚,质地光滑,未见淋巴结转移,无其余第二性征发育,无月经来潮,无白带,胸胁胀痛,心烦易怒,口苦咽干,大便干结,小便短赤。舌质红,苔黄,脉弦细数。诊断:乳疬,证为肝郁化火,气滞痰凝,治以清肝泻火,理气化痰。方拟小柴胡汤加减治:柴胡6g,黄芩10g,姜半夏6g,浙贝6g,生地黄10g,丹皮6g,莱菔子10g,泽泻10g,茯苓10g,焦山栀6g,山海螺10g,桔梗6g,玄参10g。14剂,日1剂,水煎服,分两次服。嘱其饮食注意,避免食用激素喂养的家禽,避免食用含激素的滋补营养食品,调畅情志,注意劳逸结合,避免学习压力过大,保证每日1小时以上运动量,保证9小时以上睡眠时间。14日后复诊:乳房结块较前减半,无胀痛,纳食可,无胃脘不适,二便调。舌红,苔薄黄,脉弦滑。治疗有效,继服上方14剂。三诊:乳房无结块,纳食佳,二便调。舌淡,苔薄,脉弦。临床痊愈,守上方，去焦山栀、加炒白术 10 g，继服 14 剂善后。

按语：小儿肝常有余，若因疾病或精神因素导致肝气郁结，久之郁而化火，郁而不能行气，气不能布津，津液凝痰，痰气郁结，在乳房处凝结，进而导致乳核的增大，乳房经络疏利不畅，阻塞乳络，不通则痛，故乳房硬结，疼痛明显，为痛为聚。肝失疏泄，气的升发不足，疏泄和发散不利，气机郁滞不畅，气有余便是火，阳气偏亢，升动过度，肝阴肝阳调节全身气机，互为制约的作用失司，肝郁化火而出现胸胁胀痛，心烦易怒，口苦咽干，大便干结，小便短赤，舌质红，苔薄黄，脉弦细数。方中柴胡平少阳之热，能长发阳气，枢转少阳之机，使肝气条达，疏肝解郁，引诸药直达肝经；黄芩清热燥湿、泻火解毒，清胆火而和解少阳，姜半夏燥湿化痰散结；栀子、生地黄、丹皮清热泻火凉血；浙贝、山海螺、玄参软坚散结；茯苓健脾渗湿；泽泻利水渗湿、泄热化浊；莱菔子理气消胀通便；桔梗引药上行；甘草调和诸药，全方共奏清肝泻火、理气化痰之功，使阴阳平和，诸证得愈。

（周　红）

苇茎汤

1. 原方来源

苇茎汤出自《备急千金要方》，药物组成：苇茎（芦根）（切，加水二升，煮取五升，去渣）二升，薏苡仁半升，瓜瓣（冬瓜仁）半升，桃仁三十枚。方仅四味，结构严谨，药性平和，共奏清热化痰、逐瘀排脓之效。

2. 配伍加减

方中苇茎（芦根）甘寒轻浮，善清肺热而通肺窍，是治疗肺痈必用之品，为君药。瓜瓣（冬瓜仁）清热化痰，利湿排脓，配合君药清肺宣壅，涤痰排脓；薏苡仁甘淡微寒，上清肺热而排脓，下利肠胃而渗湿，使湿热之邪从小便而解，共为臣药。桃仁活血逐瘀散结，以助消痈，且润燥滑肠，与冬瓜仁配伍，可使痰热之邪从大便而解，为佐药。诸药合用，具有清热、逐瘀排脓之功，为治肺痈常用之方。若肺痈脓未成者，宜加金银花、鱼腥草以增强清热解毒之功；脓已成者，可加桔梗、生甘草、贝母以增强化痰排脓之效。

3. 临床应用

邵师认为苇茎汤所用之药围绕热、痰、瘀3个主要病理因素而治，治病在上焦，组方用药虽平淡，但集清热、通瘀、化痰于一体。小儿阳常有余，阴常不足，易感受外邪，出现咳嗽，且感邪后易从热化，同时小儿脾常不足，加之饮食常失于调摄，过食肥甘，易生痰湿，使痰热互结，病势进展，出现咳嗽痰多、痰黄、舌红、苔黄厚腻等湿热痰阻的表现。故结合苇茎汤证"痰、热、瘀"的病机特点，用于此类以痰热瘀结为主的小儿肺部感染性疾病，对于辨证属痰湿热证或痰热证的患儿，在配合西医抗感染的基础上，苇茎汤加味口服具有良好的协同作用。咳甚者加紫菀、款冬花、浙贝、枇杷叶；痰多者加半夏、陈皮、茯苓；痰热明显者加黄芩、鱼腥草、金荞麦；喘重者加葶苈子、苏子、麻黄；发热者加银花、连翘、淡豆豉、淡竹叶；咽喉肿痛者加山海螺、木蝴蝶、射干、桔梗；大便干燥者加瓜蒌仁、枳壳、火麻仁；呕吐者加旋覆花、代赭石；伤食者加鸡内金、山楂。疗程一般1～2周，中病即止，以防药用太过损伤患儿脾胃，后期如要调理体质，可根据患儿体质，以四君子汤、玉屏风散、桂枝汤、小柴胡汤等加减调理体质，以防再感。

4. 医案举隅

张某，8岁，2014年3月5日就诊。主诉：咳嗽1周。1周前出现咳嗽，起初不剧，伴发热，体温最高39.4℃，自行予口服"中成药（具体不详）"，体温降至正常，但咳嗽增多，不分昼夜，连声咳，喉间有痰不易咳出，故来就诊。刻下见：体温36.2℃，面色红润，咽充血，扁桃体Ⅰ度肿大，两肺呼吸音粗，可闻及较多细湿啰音，舌质红，苔黄腻，脉滑数，胃纳差，大便干。经查肺炎支原体抗体阳性，胸片示右下肺炎，血常规及CRP未见异常。西医诊断：肺炎支原体肺炎。中医诊断：肺炎喘嗽，证属痰热闭肺型。治以清热化痰，宣肺止咳，方选苇茎汤加减。处方如下：芦根12 g，桃仁10 g，冬瓜仁10 g，薏苡仁12 g，前胡10 g，浙贝10 g，枇杷叶10 g，紫菀10 g，黄芩6 g，北沙参10 g，白蒺藜10 g，生山楂10 g，鸡内金10 g，炒枳壳6 g，甘草3 g。7剂，日1剂，水煎服，分两次服用。联合予阿奇霉素干混悬液两包，每日1次，连用3天。二诊：咳嗽咳痰明显减轻。听诊两肺呼吸音粗，未闻及啰音。舌质红，苔薄黄，脉滑，胃纳较前好转，大便成形。上方去桃仁、鸡内金、炒枳壳，加当归6 g，茯苓10 g，巩固治疗。

按语： 本案根据患儿症状及体征，考虑为痰热闭肺所致，治疗以苇茎汤加味清热化痰，宣肺止咳，前胡、枇杷叶、浙贝、紫菀、黄芩加强清热化痰、散结解毒之力，生山楂、鸡内金消食开胃，炒枳壳化痰消积，北沙参养阴润肺，二诊时咳嗽减轻，肺部啰音消失，胃纳好转，故去桃仁、鸡内金、炒枳壳，加当归活血化瘀，茯苓健脾，巩固治疗。邵师认为小儿脏腑轻灵，桃仁活血祛瘀力量较强，本身有小毒，不宜久用，应中病即止，后期可改用当归代替治疗。小儿脾常不足，疾病好转时定要顾护脾胃，防止疾病复发。

（周　红）

旋覆代赭汤

1. 原方来源

旋覆代赭汤出自汉代《伤寒论》，药物组成：旋覆花三两，人参二两，生姜五两，代赭石一两，炙甘草三两，半夏半升，大枣擘，十二枚。本方重在降逆化痰，兼行健脾养胃。制方原意是"沉降相须，消补相伍，下气而无伤正之虞"。

2. 配伍加减

方中旋覆花苦辛咸温，性主降，善于下气消痰，降逆止噫，重用为君。代赭石重坠降逆以止呃，下气消痰，为臣药。半夏祛痰散结，降逆和胃；生姜用量独重，和胃降逆增其止呕之力，并可宣散水气以助祛痰之功；人参、大枣、炙甘草甘温益气，健脾养胃，以治中虚气弱之本，俱为佐药。炙甘草调和药性，兼作使药。诸药相合，标本兼治，共奏降逆化痰、益气和胃之功，使逆气得降，痰浊得消，中虚得复。本方配伍严谨，对于胃虚气逆证加减运用效果甚佳，配伍中以下气降逆为主，兼顾益气补中，有消有补，不论寒热，根据症状不同，加减也灵活变化。如胃热气逆者，取法橘皮竹茹汤，清胃热，降胃逆，加陈皮、姜竹茹；胃寒气逆者，以干姜易生姜，顾护中州，加茯苓、桂枝，去代赭石；脾虚痰甚者，加陈皮、茯苓、炒白术。

3. 临床应用

邵师临证中认为小儿呕逆与脾胃相关甚密，其主要病机为脾胃不和，致使受纳失制，脾失升清，腑气反逆。然运化得滞，枢机不行，则易生痰湿，痰湿中阻，而加重呕逆。《圣济总录》："小儿呕吐者，脾胃不和也。"治疗上脾胃处中焦，是为后天之本，一身运化之所在，易受饮食影响，同时结合小儿脾常不足的生理特点，在治疗上，降逆消导的同时，尤为注意当护卫中气。故邵师在旋覆代赭汤的原方基础上，常加陈皮、茯苓、白术以健脾胃。根据临床症状随证加减，饮食积滞者加鸡内金、山楂等；大便干结，腑气不通者加厚朴、枳实等；呕逆痰涎甚者，加瓜蒌仁、浙贝等；而对于久病者，根据"风动痰生"理论，可加熄风药，如天麻、钩藤等。

4. 医案举隅

陆某，女，2岁，2016年9月初诊，因"时有呕逆半年余"就诊。近半年来患儿时发呕逆，以进食过多时、跑跳之后、哭闹剧烈时明显，胃纳一般，口气重，易出汗，平素大便干结，甚则肛裂出血，夜寐尚可，舌淡红，苔白腻，指纹红。西医诊断：消化不良。中医诊断：小儿呕吐病，脾胃不和证。治以降逆化痰，益气和胃，方选旋覆代赭汤加减，处方：旋覆花、代赭石、陈皮、姜半夏、茯苓、姜竹茹、制玉竹、钩藤、川朴各6g，枳实10g，太子参12g，生甘草、黄芩各3g，共7剂，颗粒剂冲服，分两次饭后温服。二诊：服药期间有呕逆两次，总体较前见轻，大便仍偏干，未有肛裂出血，近来出汗明显。并嘱咐患儿平素少食甜食，多食蔬菜，饮食控制，其后随证加减稍作巩固，后随访呕逆情况基本控制。

按语：本案中患儿呕逆日久，并以饱食、剧烈活动、情绪过激时症状明显，大便干结，胃纳一般，口气重，为平素饮食失节，而伤其脾胃，脾失运化，饮食积滞，腑气不通，胃气上逆而作呕，辨证当属于脾胃不和证。前两次就诊均选用旋覆代赭汤加减。初诊时，患儿呕逆症状以过食、运动及情绪过激后为主，且大便干结，故加枳实、川朴以通腑导滞，加之肝主疏泄，风动则痰生，痰升而作呕，故予钩藤平肝熄风，二诊时患儿症状见轻，故去钩藤、枳实及代赭石，代赭石味苦性寒，易伤脾胃，小儿脏腑娇嫩，脾常不足，故当中病即止，防重镇降逆过多，反伐其根本。《圣济总录》云："能节其乳，仍温胃气，则哕自愈。"嘱其节制饮食而症状得以控制。

（田浦任）

升降散

1. 原方来源

升降散为温病名方，深受历代医家推崇，其最早源自内府仙方，由明代医家龚廷贤所著，记载于《万病回春》一书；清代医家陈良佐将其更名为陪赈散，最后由温病大家杨栗山命名为升降散，其善用此方，结合自身经验，更改分量及服用方法，详细记录于《伤寒温疫条辨》之中。

2. 方药解析

方中僵蚕其性轻浮而升,可升清散火、清热解郁、祛风开痹,故为君;蝉蜕味咸、甘,性寒,乃土木余气所化,可涤热而解毒,故为臣,二药合用,升阳中之清阳,辛凉宣透使热邪外透。姜黄味苦性温为佐,能行气活血、疏散气机,且其温热之性可防蝉蜕、大黄寒遏冰伏之弊;大黄气味俱厚,性大寒,走而不守,上下通行,能泄热行瘀、决壅开塞,故为使,其用酒炮制之后,苦寒之性减轻,借酒之升散作用上达头部,以清解上焦热毒,应有增效之用。四药相伍,寒温并用、升降互济、透泄并举,内外通和而杂气之流毒顿消,气机舒展畅达。由此可见,本方用药特点是"透、清",适用于一切气机升降失调、郁热外出不畅之证。

3. 临床应用

邵师紧扣"气机失调、升降失常"的病机,将本方治疗一切头面、咽喉部实证为主的疾病。

(1) 腺样体肥大。邵师认为腺样体肥大常涉及肺、脾、肾三脏,其中肺脾常不足,病久及肾,外邪、饮食及病理产物"痰""瘀血"互为因果。其主要症状是张口呼吸和打鼾,因此解除腺样体鼻咽阻塞是关键,故本方常合川芎茶调散加减治疗腺样体肥大的急性期,常加三叶青、浙贝、夏枯草、皂角刺、牡蛎、山慈菇等药以促进肿大的腺样体消散。若伴有黄浓鼻涕者,涕浓色黄者加桑白皮、鱼腥草、野荞麦、露蜂房;伴鼻塞明显时,可加丝瓜络、白芷、炙麻黄;伴干咳或清嗓样咳嗽者,加射干、百部,或合六味散加减;若伴有鼻痒、身痒过敏症状明显者,可加白蒺藜、徐长卿。

(2) 抽动障碍。儿童抽动障碍是一种儿童期起病,以慢性多发运动性抽动和(或)发声抽动为特征的慢性神经精神障碍性疾病。本方合六味散可治疗以发声性为主的抽动障碍,特别对于外风引动型疗效显著。其临床表现为喉间发出以清嗓样咳嗽为主的异声,频率高,可伴有或不伴频繁眨眼、耸鼻、做鬼脸、扭脖子等头面部运动性抽动症状,多有过敏性鼻炎史,此类咳嗽抗感染、抗过敏治疗无效。若伴有舌苔白腻者,可加石菖蒲、蒲公英;伴有注意力不集中者,可加石菖蒲、郁金、远志;伴有脾气急躁者,可加连翘、钩藤、四逆散方;伴有频繁眨眼者,加谷精草、菊花、白蒺藜;伴有头颈部动作者,加伸筋草、葛根。

(3) 扁桃体炎。小儿扁桃体炎,中医称之为乳蛾,是以咽痛、喉核红肿、化脓为特征的咽部疾患。幼儿症状比较重,常伴有高热,若未及时治疗,容易出现高热惊厥、鼻窦炎等疾病。针对急乳蛾风热外袭型,症见咽痛、发热、鼻塞、涕黄量少,或伴有喷嚏、咳嗽,或伴见局部淋巴结肿大,舌质红,苔薄黄或白,脉浮数者,常以升降散合银翘散加减，疏风清热，利咽解毒。若属脾胃积热型，症见咽喉疼痛，吞咽不适，口渴、口臭明显，胀便秘，舌质红，苔黄厚腻，脉滑数，则以升降散合保和丸加减，清脾泻热，凉血解毒。若扁桃体Ⅱ度或Ⅲ度肿大，表面暗红，凹凸不平，则加夏枯草、皂角刺、玄参、牛蒡子、赤芍、丹参活血化瘀。

（4）声带小结。声带小结又称为歌唱者小结，以双侧声带前、中1/3交界处对称性结节状隆起为特征，临床以声音嘶哑，多言后嘶哑加重为主要表现。本病属祖国医学"喉喑"范畴，又有久喑、声嘶、喑哑等别名。邵师认为本病是以气机升降受阻、水湿运化失常而致痰湿凝聚搏结声带而形成，故辨证施治多以化痰、祛瘀为法，以本方为基础方，伴有清嗓者，加射干、三叶青、西青果，或合六味散加减；声音嘶哑甚者，多因结节较大，可加木蝴蝶、蝉蜕、丹参、赤芍、皂角刺、夏枯草等药利咽活血。

4. 医案举隅

屠某，男，6岁，2021年8月28日初诊，因"吸鼻子、干咳1个多月"就诊。1个多月前患儿无明显诱因下吸鼻子、干咳，以体位改变时明显，伴声音嘶哑，无明显鼻塞、流涕、咳痰，时有揉眼睛，使用开瑞坦、孟鲁司特钠、内舒拿均未见好转。本院耳鼻喉科电子喉镜（2021年8月28日）显示：双侧声带前、中1/3处对称性结节隆起，声带运动正常，闭合欠佳，会厌及梨状窝未见新生物及出血点，诊断：声带小结。平素胃纳可，夜寐安，二便调，舌质红，苔薄白，脉数，既往有变应性鼻炎病史。西医诊断：声带小结，变应性鼻炎。中医诊断：喉喑病，风邪上犯、痰瘀互结证。治以疏风利咽，化痰散结，方选六味散合升降散加减，处方：荆芥10 g，防风6 g，蝉蜕3 g，甘草3 g，薄荷6 g，桔梗6 g，三叶青6 g，大黄3 g，片姜黄9 g，射干6 g，玄参9 g，丹参6 g，西青果3 g，木蝴蝶3 g，赤芍6 g，7剂，颗粒剂冲服，分两次饭后温服。药尽二诊：服药7剂，干咳、吸鼻症状好转，在原方基础上去防风、西青果，加炒白芍9 g，浙贝6 g，7剂，用法用量同上。药尽三诊：干咳频率明显减少，吸鼻消失，声音嘶哑较前减轻，二诊方基础上加北沙参9 g。14剂，用法用量同上。本院耳鼻喉科电子喉镜（2021年9月21日）显示：双侧声带前、中1/3处对称性淡红色隆起，表面光滑，声带运动正常，闭合佳，会厌及梨状窝未见新生物及出血点，随症加减续服药1个多月，患者干咳消失，喑哑明显减轻，患儿家长非常满意。

按语： 外风上扰，犯于头面，见干咳、吸鼻；痰、瘀互结于喉窍，聚而不散，形成结节，影响声带运动，故见声嘶，辨证当属于风邪上扰、痰瘀互结。三次就诊均六味散合升降散为主方，加木蝴蝶、西青果能开肺利咽且做引经之用，丹参、赤芍化瘀散结。二诊时患者干咳、吸鼻均见好转，去防风、西青果，加浙贝软坚化痰，炒白芍防诸药辛燥伤阴。三诊时咳的频率明显减少，声音嘶哑较前减轻，守方继用，邵师遵循"小儿阴常不足"之特性,故用药多顾护阴液,加北沙参助白芍养阴之力,复查电子喉镜示声带小结较前减小,声带闭合良好,诸药配伍精当,切中病机,故效。

（李吉意）

止嗽散

1. 原方来源

止嗽散出自清代《医学心悟》,药物组成：桔梗一钱五分,炙甘草五分,白前一钱五分,橘红一钱,百部一钱五分,紫菀一钱五分。本方重在调理肺气,兼行化痰止咳、散风解表。制方原意是"温润平和,不寒不热,既无攻击过当之虞,大有启门逐贼之势,是以客邪易散,肺气安宁"。

2. 配伍加减

方中紫菀、百部味苦而性温润,下气化痰,理气止嗽,为止咳化痰要药,对于新久咳嗽皆宜,故共用为君；桔梗开宣肺气而化痰,白前降气祛痰而止咳,二者协同,一宣一降,以复肺气之宣降,共为臣药；加荆芥疏风解表,以祛在表之余邪,加陈皮理气化痰,二者共为佐药；甘草合桔梗以利咽止咳,兼能调和诸药为使药。诸药配伍,外邪得散,则咳痰咽痒得瘥。本方配伍严谨,对于新久咳嗽加减化裁运用效果颇好,配伍中有宣降肺气,有驱邪排痰,有止咳平喘,根据症状不同,加减也灵活变化。如肺热咳嗽,取宣降之效,增清肺之力,加桑白皮、鱼腥草、金荞麦,减荆芥、白前；阴虚咳嗽,加北沙参、五味子、玉竹、天花粉；风邪咳嗽,加蝉蜕、制天虫、地龙、白蒺藜、防风；食积咳嗽,加鸡内金、莱菔子、生山楂、枳壳。

3. 临床应用

邵师临证中认为咳嗽与风痰之邪关系密切,其主要病机是外邪侵袭肺系,致肺气壅遏不宣,清肃失常,出现痰阻气道,致肺气逆而作咳。《活幼心书·咳嗽》指出："咳嗽者,固有数类,但分寒热虚实,随症疏解,初中时未有不因感冒而伤于肺。"治疗上肺位于上焦,易于外感,肺病以外感为多,要注重祛邪。肺为储痰之器,化痰为治咳的重点之一。中医治疗以止咳化痰、疏风宣肺为主。同时结合小儿稚阴稚阳的生理特点以及发病容易、传变迅速的病理特点,小儿外感后邪气易化热入里,常易出现肺气宣降失常,痰阻气道,故邵师在止嗽散原方的基础上,常加炙麻黄、款冬花、姜半夏、黄芩，含定喘汤之意，加重原方清热化痰的功效。根据临床症状随证加减，汗出明显者加瘪桃干；鼻音较重者加露蜂房；身痒鼻痒明显者加白蒺藜、徐长卿；伴有鼻塞者加川芎、路路通、丝瓜络、旱莲草等；痰湿较重者加陈皮、半夏、茯苓、苍术等燥湿化痰；咽喉不利者加射干、细辛；久咳除辨明病因外，根据"久病必瘀"理论，可加活血药，如仙鹤草、丹参。

4. 医案举隅

王某，男，8岁，2020年11月初诊，因"咳嗽半个多月"就诊。半个多月前患儿无明显诱因下出现咳嗽，呈阵发性连声咳嗽，喉间痰鸣，伴鼻塞流涕。刻诊：患儿咳嗽较剧，日夜均有，阵发性连声咳嗽，喉间可闻及痰声，难以咳出，伴咽痛，伴鼻塞流清涕，无发热，无喘息气促，夜寐尚可，胃纳尚可，二便调。西医诊断：咳嗽。中医诊断：小儿咳嗽病，风寒犯肺证。治以疏风宣肺，化痰止咳。方选止嗽散加减，处方：白前、浙贝、炙百部、姜半夏、炙麻黄、旋覆花、射干、款冬花各6 g，炙紫菀、黄芩、桑白皮、茯苓各9 g，生甘草3 g，细辛2 g，颗粒剂冲服100 mL，分两次饭后温服。药尽二诊：服药7剂后诸症明显减轻，感鼻痒身痒明显，胃纳欠佳，夜寐欠安，在原方基础上加白蒺藜9 g，徐长卿9 g，生山楂10 g，远志6 g。药尽三诊：咳嗽明显减轻，在原方基础上去款冬花，炙麻黄减为3 g，加柴胡6 g，仙鹤草9 g，守上方治疗半个多月，病情痊愈，后以小柴胡汤调理，随访未复发。

按语：本案中患儿咳嗽，有痰，伴鼻塞清涕，为风夹寒邪，侵犯肺卫，肺气失宣，清肃失常，上逆作声为咳，辨证当属于风寒犯肺证。3次就诊均选用止嗽散加减。二诊时患者身痒明显，故加白蒺藜、徐长卿祛风止痒，胃纳及睡眠欠佳，故加远志、生山楂健脾消食安神，以固守中焦脾胃，培土生金。三诊时患者诸证明显减轻，故可减少炙麻黄用量，去下气之款冬花，咳嗽日久，久病必瘀，加仙鹤草活血化瘀。

（刘　玥）

温胆汤

1. 原方来源

温胆汤出自南宋陈无择《三因极一病证方论》，药物组成：半夏、竹茹、枳实各二两，橘皮三两，炙甘草一两，白茯苓一两，姜五片，枣一个。本方重在理气化痰、清胆和胃，主治病机为胆气郁结致肝气不疏，木郁乘土，脾胃失于和降。其主治核心在于"痰"。

2. 配伍加减

方中以半夏为君，燥湿化痰，降逆和胃；臣以甘淡微寒之竹茹，清胆和胃，止呕除烦，二者相伍，既化痰和胃，又清胆热，令胆气清肃，胃气顺降。枳实、橘皮理气化痰，使气顺则痰消；白茯苓健脾以升清，杜其生痰之源，利尿以逐邪；姜、枣和中培土且制半夏之毒，为佐药。使药以炙甘草益气和中，扶助正气，调和诸药。因其具有理气化痰、清胆和胃之效，故临床上众医家多用于治疗痰热内扰、胆胃不和之证。该方化痰与理气并用，气顺则痰消；清胆与和胃兼顾，胃降则胆舒。

3. 临床应用

小儿具有"稚阳未充，稚阴未长"的生理特点和"易虚易实""易寒易热"的病理特点，易外感六淫，内伤乳食，而化痰生湿。若痰浊阻滞经络，与热搏结，燔灼肝经，扰动心神，易致高热惊厥、癫痫、夜惊、抽动等疾病发生；若痰浊壅塞中焦，则可见作呕恶、呕吐等脾胃病症状；若累及肺脏，则致咳嗽。现代儿童多脾气骄纵，容易肝郁气结，气郁化火，或感受外邪，易从火化，风动则火生，火盛则风动，风火相煽，则熏灼津液化为痰火，痰火内扰，胆失疏泄，肝风夹痰火上扰，筋爪失于濡养，目睛失于润泽，故不自主摇头、眨眼，而引发抽动症状。临床上运用此方治疗本病较为广泛。邵师认为，中医古籍中虽无抽动症病名，但该病症状千奇百态，根据"怪病多由痰作祟"理论，可将本病归于"痰证"范畴。明代方隅《医林绳墨·痰》曰："或因风寒暑湿之外感，或因七情、饮食之内伤，以致气逆而液浊，则痰症成焉。"可见，引起痰证的病因众多，外感内伤均可导致。但无论何种病因导致痰饮为患，治疗都应侧重清热燥湿祛痰，痰祛则病安，痰热清则抽动止。此类患儿临床表现为皱眉眨眼、歪嘴吸鼻、点头摇头、抬臂耸肩、扭腰跺脚、干咳清嗓、喉间异声，可伴见舌红或偏红，苔黄厚腻，脉象滑数，喉中痰鸣，口苦口黏，烦躁呕恶，喜食肥甘厚味等症状，均为痰湿或痰热为患的表现，临床但见一证便是，均可用温胆汤化裁燥湿化痰清热为治。若兼有外感表证者，可伴见恶寒发热、鼻塞、流涕、头面部抽动或秽语症状，治疗当合银翘散或六味散；若伴肝阳亢盛者，则多见脾气急躁、抽动频繁有力、发声高亢、便干溲黄等症，多合天麻钩藤饮；如痰火重者，见夜寐辗转、失眠心烦等症状，可易茯苓为茯神，加栀子、黄芩、石菖蒲、郁金等药物清热化痰、镇心安神；若兼脾虚者，见抽动无力、食少纳呆、脘腹胀满、大便稀等症，多加党参、炒白术、山药、砂仁、白扁豆等健脾化湿益气。

4. 医案举隅

王某，男，8岁，2020年11月初诊，因"提嘴斜眼半年余"就诊。半年前患儿出现提嘴斜眼，清嗓子，抖肩，双手刮雨器动作，近1个月来出现舔舐他物动作，胃纳佳，进食后偶有呕吐，口气重，脾气大，平素好动，夜寐欠安，入睡困难，夜寐怕热，大便3天一解，偏干。舌红，苔黄腻，脉滑数。西医诊断：抽动障碍。中医诊断：慢惊风，痰热动风证。治以疏风宣肺，化痰止咳。方选黄连温胆汤加减，处方：胆南星、姜半夏、黄芩、枳壳、明天麻、制远志、射干各6g，茯苓、钩藤、伸筋草、玄参、炒白芍各9g，石决明、生牡蛎各12g，黄连、生甘草各3g。颗粒剂冲服100 mL，分两次饭后温服。二诊：服药7剂后诸症明显减轻，仍有提嘴斜眼，偶有抖肩，双手刮雨器动作，舌质淡红，苔稍腻，脉稍滑数，予加用石菖蒲10g，磁石10g。守上方治疗1个多月，病情好转，未有新发动作，渐愈。随访未复发。

按语：患儿抽动症状较多，动作纷繁多样，符合"怪病"特点，首先考虑可从"怪病多由痰作祟"论治。患儿喉中痰鸣，进食后偶有呕吐，口气重，脾气大，夜寐怕热，大便偏干，舌红，苔黄腻，脉滑数等一派痰热征象，故诊断为痰热动风证，以黄连温胆汤为基础方治疗。同时可见患儿心烦急躁、失眠多梦等痰火扰动心神症状，加制远志、黄芩、射干、玄参等清热化痰、镇心安神。二诊时仍有提嘴斜眼、抖肩及手部动作，苔腻，脉稍滑数，故加石菖蒲、磁石清热化痰、镇心安神。

（林婷婷）

保和丸

1. 原方来源

保和丸出自朱丹溪所著《丹溪心法》，药物组成：山楂六两，神曲二两，半夏、茯苓各三两，陈皮、连翘、莱菔子各一两。上为末，炊饼为丸，如梧桐子大，每服七八十丸，食远白汤下。本方行消食和胃之效，为治疗一切食积之常用方。

2. 配伍加减

方中重用酸甘性温之山楂为君，消一切饮食积滞，长于消肉食油腻之积；神曲甘辛性温，消食健胃，长于化酒食陈腐之积；莱菔子辛甘而平，下气消食除胀，长于消谷面之积。三药同用为臣，能消各种食物积滞。食积易于阻气、生湿、化热，故以半夏、陈皮辛温，理气化湿，和胃止呕；茯苓甘淡，健脾利湿，和中止泻；连翘味苦微寒，既可散结以助消积，又可清解食积所生之热，均为佐药。诸药配伍，使食积得化，胃气得和，热清湿去，则诸症自除。本方药力较缓，若食积较重者，可加枳实、槟榔；苔黄、脉数者，可加黄连、黄芩；大便秘结者，可加大黄；兼脾虚者，可加白术。

3. 临床应用

《幼科发挥》云："脾胃壮实，四肢安宁；脾胃虚弱，百病蜂起。"小儿食积常成为其他疾病形成的基础。邵师使用保和丸加减治疗小儿积滞所导致的儿科疾病颇有经验，疗效显著，现总结如下。

（1）食积与睡眠障碍。小儿睡眠障碍可归属于"不寐"的范畴，其表现为入睡困难、辗转反侧，或是入睡后睡眠不深、易醒，甚至彻夜不眠。在中医学中，可将二者关系概括为"胃不和则卧不安"。如《素问·逆调论篇》："帝曰：人有逆气不得卧而息有音者……阳明逆，不得从其道，故不得卧也。"《下经》曰："胃不和则卧不安，此之谓也。"小儿因其独特的生理特点，加之乳食不知节制，常易导致饮食停聚中焦，脾失健运。根据五行学说，心为脾之母，脾为心之子，胃经与心经相互交通，脾胃化生气血津液，以养心神，而现中焦失运，清气不能上奉心神，心神受扰而不宁，故可见夜寐不安；再者，食积易郁而化热，郁热循胃经上扰心神，则心烦失眠更甚。

邵师认为，对于食积引起的睡眠障碍，多为心脾积热型，应以清热化积之法治其本，以清心安神之法治其标，如此标本兼顾，脾胃得和，心神可安。临证上在保和丸加减的基础上合用清心泻火之导赤散。导赤散在《小儿药证直诀》中主治小儿心热证，原方由生地黄、木通、竹叶、生甘草组成。因木通有毒，故常不用。随证加减：改方中茯苓为茯神，以强宁心安神之功；加功效平和之钩藤，以资清热平肝、熄风定惊之功；加夜交藤以助养血安神之力；若腹满较甚不得安眠者，加厚朴、枳壳等；中焦积热，口气较重者，加蒲公英、石菖蒲等；夜间汗出较甚者，加煅龙骨、酸枣仁等。

（2）食积与便秘。便秘在《黄帝内经》中也被称为"脾约""后不利""大便难"。《诸病源候论·小儿杂病诸候》曰："小儿大便不通者，脏腑有热，乘于大肠故也。"这说明便秘主要是由大肠传导功能障碍而引起的。《古今医鉴·闭结》曰："若饥饱失节，劳役过度，损伤胃气，及食辛热浓味之物，而助火邪，伏于血中，耗散真阴，津液亏少，故大便燥结。"提示饮食不节乃导致"大便燥结"的重要因素。邵师认为，小儿脾常不足，若喂养失当，饮食不节，则易导致脾胃运化失职，而成食积，食积为有形之邪，易阻滞气机；再者肺为娇脏，易感外邪入里化热，肺与大肠相表里，肺热下移到大肠，大肠郁热，导致热邪灼伤阴液，大肠津液干枯，传导功能失司而便秘。

因此，邵师认为治疗食积所致便秘时，应分两型对症治之：偏于气滞者，应治以消食导滞，理气通腑，临证上以保和丸为基本方，合用承气汤类方。承气汤类方的基本病机在于胃热内结，燥实气滞，其可攻下腑实、泄热救阴、承顺胃气。合用承气汤类方时，邵师常加入玄参、麦冬等药物以护津液。偏于郁热者，以消食导滞、清热润肠为治，临证上常以保和丸为基础，合用麻子仁丸。麻子仁丸润肠与泻下并驱，下而不伤正。考虑到儿童用药的特殊性，用药剂量常从小取之，以效为度。随证加减：加生白术以强健脾润肠之功；加黄芩、麦门冬兼清肺热，取表里同治之意；脘腹胀满明显者，加陈皮、花槟榔等行中焦脾胃之气；肠燥津亏者，合增液汤以强增液润燥之功。

（3）食积与咳嗽。小儿食积咳嗽是儿科临床中的常见病症之一，临床症状多呈阵发性咳嗽，夜间或黎明咳嗽为主，咳吐黄色黏痰或喉间痰鸣，同时伴有饮食积滞的各种症状，以腹胀、口臭、便秘为主要临床表现。关于食积咳嗽的概念，首次出现于明代秦景明的《脉因证治》："食滞中焦，不能运化，成痰成饮，痰火上升，则咳嗽之症作矣。"小儿脾常不足，加之乳食不节，常导致饮食积滞于中焦，脾失健运，水谷不能化为精微，反而化痰化浊，痰浊阻遏气机，随气机上逆犯肺，影响肺的宣发肃降功能，以致肺气上逆而咳；或是食积日久，郁而化热，炼液为痰，阻塞气道，使肺气上逆而咳。

邵师认为食积咳嗽的基本病机为食积伤脾，痰浊内生。正所谓"肺为贮痰之器，脾为生痰之源"，当以健脾消食、宣肺化痰为法，既清中焦之痰食，又降上逆之肺气，以达标本同治之功。临证上常以保和丸为基本方，配合燥湿化痰之二陈汤。二陈汤来源于《太平惠民和剂局方》，由半夏、陈皮、炙甘草、茯苓、生姜、乌梅组成，有燥湿化痰、理气和中之功，为化痰之基本方。随证加减：若咳嗽较甚者，加入制紫菀、桔梗、浙贝等；若腹胀者，加入厚朴、花槟榔、木香等；大便溏者，加入煨葛根、炒苍术等；大便干燥者，加入火麻仁、百合等。

（4）食积与抽动障碍。小儿多发性抽动症又称"抽动障碍""抽动-秽语综合征"，临床以面部、躯干、四肢肌肉反复的、不规律的运动性抽动或发声性抽动为特征，表现为挤眉弄眼、扭肩、仰颈、咧嘴等，属于中医学中的慢惊风、抽搐等范畴。明代的《普济方·婴孩一切痫门·风痫》有载："食痫，因乳食过多，伤动脾与胃，或食停中脘，内生痰热，气逆上冲，为之者曰食痫。"说明前人早已提出食积可发为抽动，并解释其发病机制。小儿脏腑功能尚未发育完全，表现为脾胃不足，脾胃运化功能较弱。又因小儿饮食不能自节，若过食甜腻煎炸之品，则脾胃易损，脾失健运，水液代谢障碍，聚而生痰，痰郁化热，热盛生风，气逆上冲，痰气互结蒙蔽心神，发为抽动。

邵师认为，由食积所致抽动者，临床上可分为两型治之：一为气郁化火型，治以清热化积，平肝顺气，临证上常用保和丸合泻青丸加减治之。泻青丸出自《小儿药证直诀》，全方由当归、龙胆草、川芎、栀子、川大黄、羌活、防风组成，乃治疗小儿肝经火郁、慢惊风搐搦之要方。二为脾虚痰聚型，治以消积健脾、化痰平肝，临证上常用保和丸合半夏白术天麻汤加减治之。半夏白术天麻汤为治疗风痰之代表方，方中陈皮、半夏、茯苓、白术、甘草健脾化湿、理气化痰；天麻熄风定惊；再入少量全蝎，以强熄风止痉之效。随证加减：症见反复吸鼻、清嗓者，可合六味散疏风祛痰利咽；心气不足、精神恍惚、时有不自主动作者，可加浮小麦、益智仁、大枣等；舌苔厚腻者，加佩兰、石菖蒲等化湿醒脾。

4. 医案举隅

患儿，女，3岁。主诉：便秘两周。家长代诉患儿两周前出现大便秘结，呈颗粒状便，3～4日1行，伴口臭，偶感腹胀，食欲欠振，夜寐不安，入睡困难，睡中辗转反侧，出汗可，小便无殊，舌红，苔白厚，脉数。西医诊断为便秘，中医诊断为便秘病，证属乳食积滞型。治以消食导滞，清热安神。处方如下：生山楂、鸡内金各10 g，陈皮、茯苓、炒白芍、火麻仁、钩藤、石菖蒲、蒲公英各6 g，姜半夏、连翘各3 g。7剂，水煎，每日1剂，分两次口服。用药1周后复诊，大便转润，1～2日1行，排便顺畅，胃纳、口臭较前改善，仍有入睡难，夜寐多动，予原方基础上加淡竹叶、制玉竹各6 g，茯苓改为茯神，继服7剂。大便通调，舌净纳可，夜可安睡。停药1个月后随访，未见复发。

按语：本案中患儿大便秘结，伴口臭、胃纳欠佳、夜寐不安，乃小儿脾胃娇嫩，食积停滞传导失司所致；胃不和则卧不安，则见患儿夜寐不安，辗转反侧；积久化热，则口臭，小便偏黄；舌质红，苔白厚，脉数均是乳食积滞之象。故用保和丸治以消食和胃；钩藤安神清热；蒲公英、石菖蒲化湿和胃。复诊时患者便秘症状改善，但夜寐不安症状未见明显缓解，遂改方中茯苓为茯神，以强宁心安神之功；并增清心除烦之淡竹叶、养阴润燥之制玉竹。

（林成雷 刘 玥）

六味汤

1. 原方来源

六味汤源自清代张宗良《喉科指掌》，药物组成：荆芥穗三钱，薄荷三钱，炒僵蚕二钱，桔梗二钱，生粉草二钱，防风二钱。张曾于此书中著："漱咽喉七十二症总方六味汤：治一切咽喉，无论红白，初起之时，漱一服可愈。"中医耳鼻喉科干祖望教授将此方作为治喉之代表方。全方疏宣肃降，辛散温凉并施，久恋肺脏之风邪得以疏散，肺之清虚功能恢复常态。

2. 配伍加减

六味汤中荆芥穗轻扬疏散，善散风邪，既散风寒，又疏风热，并能疏散血中之风热；防风散风解表；薄荷辛凉发散，善散上焦风热，清头目，利咽喉；炒僵蚕祛风化痰，散结消肿止痛；桔梗辛散苦泻，质轻升浮，善于开宣肺气，解表利咽，祛痰排脓；生粉草调和诸药。诸药合用，具有疏风解表、清热利咽、化痰散结之功。过敏体质患儿，宜将僵蚕改成蝉蜕；热象重者，可酌加连翘、黄芩、三叶青；鼻塞甚者，加路路通、辛夷、白芷等；若咽干而痛、舌红苔花剥者，多偏燥，酌加玄参、麦冬、白芍等。

3. 临床应用

（1）声带息肉。声带息肉是一种特殊类型的慢性喉炎，以声音嘶哑为主要表现。声带息肉常好发于教师或演员等需要长时间发声的人群中，患者发声时由于声带闭合不全，因此会导致声音嘶哑，若不及时治疗，将会加重声嘶，严重者甚至会导致呼吸困难与窒息。

邵师认为声带息肉病机多与痰、瘀、风有关，既有痰瘀互结，又易兼挟风邪。嗓音过用和误用、饮食不节等造成声带脉络损伤，局部血运失畅，津液停聚，成瘀化痰，凝结声带成为有形之声带息肉；声带伏留之痰瘀日久易化内风，使声带息肉迁延难愈，二者外感风邪易引动伏留之痰瘀出现声嘶或加重声嘶。治则当以行气化痰祛瘀、疏风利喉开音为法，虫类药搜风剔络、化痰祛瘀，同时注重顾护气阴、补虚泻实、扶正祛邪。邵师开处方时多在原方基础上酌加利咽开音之蝉蜕；玄参、北沙参顾护气阴；浙贝、夏枯草散结祛瘀；咽痛咳嗽者酌加射干、牛蒡子；伴有喉中异物感者，可酌加姜半夏、厚朴。

（2）治疗抽动障碍。抽动障碍是一种多见于儿童时期起病，以重复、无规律的发生性抽动或运动抽动为典型临床特征，发声性抽动较于运动性抽动而言，发作部位较为局限，主要累及口喉部和鼻部肌肉，当这些肌肉抽动时会发出爆发性、重复性、无意义的单调怪声，如喉鸣声、咳嗽声、咯咯声、犬吠声、吸鼻声，甚者秽语。

邵师认为儿童抽动障碍多由"外风引动内风"所致，因此首当从"风"论治，既应祛散外风，又需平息内风。再者，以反复清嗓、异常发声为主要表现的抽动患儿，多因风邪挟痰、侵袭咽窍所致。因此，取六味汤疏风祛痰、宣散利咽之力，配合芍药甘草汤酸甘化阴，柔筋止搐；加入天麻、钩藤平肝熄风，以平内风；为防过敏，多将原方之僵蚕易为蝉蜕。兼伴眨眼症状者，酌加连翘、谷精草；热象较明显者，酌加三叶青、黄芩；痰湿较重者，酌加茯苓、陈皮。

4. 医案举隅

[抽动障碍]

患儿，男，7岁，初诊时间2021年12月15日，主诉：清嗓伴努嘴动作两个月。现病史：患儿两个月来反复、不自主清嗓，白日为主，激动、兴奋时较甚，时伴有努嘴动作，平素脾气急躁，注意力不集中，胃纳一般，夜寐尚安，大便两日1解。舌红，苔薄，脉弦数。诊断：小儿抽动障碍，肝风内动。处方：荆芥10g，钩藤9g，甘草3g，薄荷6g，桔梗6g，三叶青6g，玄参9g，射干6g，天麻6g，白芍6g，石决明12g，柴胡6g，石菖蒲9g，郁金6g。中药颗粒5剂，冲服，日1剂。复诊：患儿清嗓、努嘴频率减少，口气明显，大便仍干，原方加大黄、姜半夏以清热消积。

按语：小儿肝常有余，五志过极，肝木生风，肺金不利，故见发声抽动；肝主筋，筋急而挛，故见努嘴动作；肝风上扬，肝主怒，故脾气急躁。患儿以清嗓动为主要表现，故以六味汤为基础方，疏散风邪，加钩藤、天麻平肝熄风、石菖蒲祛风开窍；伴努嘴动作，加白芍柔肝止痉；患儿平素脾气急躁，故加石决明平肝除热，柴胡、郁金疏肝行气解郁。

[咳嗽]

患儿，女，10岁，初诊时间2021年7月3日，主诉：咳嗽4天。现病史：患儿4天前出现咳嗽，阵发性单声干咳，白日为主，伴咽痒，无发热畏寒，胃纳一般，夜寐欠安，大便2～3日1解，质干。舌红，苔薄黄，脉浮数。诊断：小儿咳嗽，风热外袭。处方：荆芥9g，防风6g，甘草3g，薄荷6g，桔梗6g，三叶青6g，玄参9g，射干6g，炙百部6g，浙贝6g。中药颗粒5剂，冲服，日1剂。复诊：患儿咳嗽频率减少，无明显咽痒，大便仍干，原方加枳实、厚朴，后病愈，大便质转软。

按语：风袭咽喉，轻扬升散，咽喉失濡，故见咽痒；阳邪伤肺，肺失宣降，故干咳；肺与大肠相表里，肺失宣降，故大便难解；舌红，苔薄黄，脉浮数皆为风热袭表之症。该患儿病程较短，干咳咽痒，病邪在表，因以疏风解表润燥为治，故以六味汤为基础方，加用射干、炙百部增润肺止咳之效。小儿纯阳之体，邪易化热，故加浙贝清热利咽。风热伤津，加玄参滋阴清热佐之。

（林成雷　张春辉）

桂枝加龙骨牡蛎汤

1. 原方来源

《金匮要略·血痹虚劳病脉证并治第8条》"夫失精家，少腹弦急，阴头寒，目眩发落，脉极虚芤迟，为清谷、亡血、失精。脉得诸芤动微紧，男子失精，女子梦交，桂枝龙骨牡蛎汤主之。"《脉经》中为桂枝加龙骨牡蛎汤，下文采用之。

药物组成：桂枝、芍药、生姜各三两，甘草二两，大枣十二枚，龙骨、牡蛎各三两。其具有调和阴阳、潜镇摄纳之功效。

2. 配伍加减

方中桂枝解肌发表，化外感风寒；芍药补阴敛营，二者相配，调和营卫。大枣甘平，既能益气和中，又能滋脾生津；生姜辛温，既助桂枝解肌，又能暖胃止呕，枣、姜相合，可升腾脾胃生发之气而调和营卫。甘草合桂枝以解肌，合芍药以补阴。牡蛎、龙骨固表敛汗，宁心安神，固肾摄精。全方配伍，营卫调和，阴平阳秘，则阳能固摄，阴能内守，精不外泄。此方调阴阳，和营卫，燮理阴阳，交通心肾。桂枝加龙骨牡蛎汤在临床上可用于治疗失眠、虚劳、自汗、盗汗等疾病。该方根据阴阳偏盛不同，可灵活加减化裁，如肝阳盛者，可加天麻、钩藤；阴血虚者，可加熟地黄、当归；气虚自汗者，加黄芪、浮小麦等。

3. 临床应用

随着社会发展，小儿精神压力增加，睡眠障碍、抽动障碍等疾病发生率逐渐增加。盖小儿纯阳之体，心肝有余，此类疾病多责之阴阳失调，需调节阴阳，调和营卫为治。邵师在临床上，亦喜用桂枝加龙骨牡蛎汤治疗此类小儿疾病。邵师认为小儿稚阴稚阳，阴阳调节尚未成熟，为许多疾病基础病机，而桂枝加龙骨牡蛎汤因其调和阴阳的功效，恰可对证施治。因小儿纯阳之体，亦稚阴稚阳，阴阳调节尚未成熟，阳气偏盛而难入阴，则小儿夜寐辗转、入睡困难，营卫二气不和，故汗出明显。桂枝加龙骨牡蛎汤调和营卫，燮理阴阳，可用于治疗以阴阳不和为主要病机的不寐患儿，尤其兼有自汗、盗汗、脾气急躁等症状效果更佳。就抽动障碍患儿而言，此类患儿除抽动动作外，常可见注意力不集中、脾气急躁、夜寐欠安等兼证，邵师认为此类患儿以阳盛为主要表现，治疗同样需以调和阴阳为主，故以桂枝加龙骨牡蛎汤潜阳入阴，佐平肝熄风之药用以治疗小儿抽动障碍。

4. 医案举隅

[不寐]

患儿，女，12岁，初诊时间2020年10月14日，主诉：夜寐欠安1周。现病史：患儿1周前出现夜寐欠安，辗转难眠、入睡困难，半夜时有惊醒，盗汗，平素脾气急躁，胃纳一般，口气重，小便无殊，大便日解，质可。舌红，苔白，脉数。辨为阴不敛阳、营卫不和之证。予以桂枝加龙骨牡蛎汤加减：桂枝9g，麸白芍9g，大枣10g，甘草3g，龙骨12g，牡蛎12g，钩藤9g，五味子3g，连翘6g，姜半夏6g，合欢皮9g，焦栀子9g，淡豆豉6g，共5剂。复诊：患儿夜寐较前好转，盗汗减少，口气仍重，原方减焦栀子、淡豆豉，加山楂、神曲运脾化积。后守方半个月，夜寐转安，口气已消。

按语：《灵枢·营卫生会》提及："营卫之行，不失其常，故昼精而夜瞑。"营卫不和，阴阳失调，则出现不寐、汗出。患儿进入青春期阶段，脾气急躁，肝郁化火阳盛难以入阴，故以桂枝加龙骨牡蛎汤为基础，加钩藤、焦栀子、淡豆豉清热泻火平肝，合欢皮解郁安神，同时加五味子固阴敛汗。患儿苔白、口气重，故佐连翘、姜半夏化湿清热调中。

[抽动障碍]

患儿，女，8岁，既往抽动障碍病史。现患儿见耸鼻、眨眼动作明显，无异常发声，夜寐欠安，易醒，脾气急躁，胃纳可，无口气，大便日解，质可。舌红，苔薄白，脉数。辨为阳盛风动之证。予以桂枝加龙骨牡蛎汤加减：桂枝6g，麸白芍9g，大枣10g，甘草3g，龙骨30g，牡蛎30g，钩藤9g，茯苓9g，石决明15g，天麻6g，柴胡6g，薄荷6g，共5剂。患儿耸鼻动作较前明显好转，夜寐转安，守原方继续治疗。

按语：抽动障碍病因多样，多与五志过极、风痰内蕴有关。小儿因其生理特点，多以阳盛风动为主要病机，而其又主要责之于肝阳妄动。小儿纯阳，肝常有余，情志失调，郁久化火，阳盛引动肝风，上扰头面，引发耸鼻、眨眼等抽动动作。故邵师用桂枝加龙骨牡蛎汤加减以调节阴阳，其中加用石决明重镇潜阳，以柴胡、钩藤、天麻平息肝风，同时佐以薄荷疏肝解郁，茯苓健脾抑木扶土，起标本兼治之效。

（张春辉）

瓜蒌薤白半夏汤

1. 原方来源

瓜蒌薤白半夏汤出自汉代张仲景的《金匮要略·胸痹心痛短气病脉证治第九》，原文：胸痹不得卧，心痛彻背者，栝蒌薤白半夏汤主之。栝蒌薤白半夏汤方：栝蒌实一枚，薤白三两，半夏半斤，白酒一斗。右四味，同煮，取四升，温服一升，日三服。本方重在行气解郁、通阳散结、祛痰宽胸，为治疗胸痹之主剂，偏以痰浊壅甚者为宜。

2. 配伍加减

胸痹病机要点为浊阴上逆，阳气不通，阻塞气机之升降。方中瓜蒌降肺气以利膈宽胸为主，薤白通阳气以化浊阴为辅，佐以半夏增强瓜蒌降逆化饮之效，而白酒更能助薤白生发阳气之功。阳气舒，则浊阴散，其气塞胸痹之症皆自愈。现代临床治疗中，此方多用于胸闷重而心痛微，同时伴有痰多气短、倦怠乏力、纳呆便溏等痰浊偏盛者。若有郁而化热者，可合黄连温胆汤；若痰热兼有郁火者，加海浮石、海蛤壳、栀子、天竺黄、竹沥等；大便干结者可加桃仁、大黄。

3. 临床应用

邵师于临床中可见一类胸闷患儿，患儿自诉感胸闷不适，可见深大呼吸。盖小儿稚阴稚阳，阴阳调节能力尚未发育完全，加之脾常不足，饮食不节，则痰湿易聚，阴邪上袭，阳气不通，气机阻塞，则可见胸闷不适。邵师认为此类患儿不能排除胸闷特异性哮喘可能。瓜蒌薤白半夏汤本多用于胸痹胸闷疼痛者，小儿并不多见。然哮喘病机在于外因引动伏痰，痰气相合，发作之时，痰随气升，气因痰阻，相互搏结，壅塞气道，气息不畅。而胸痹一证，则以胸阳不振、阴乘阳位为主要病机，其中痰浊为主要病理因素。不论哮喘抑或胸痹，其病因病机与痰浊息息相关。此时以胸痹名方瓜蒌薤白半夏汤治疗此类特异性哮喘患儿，最合适不过。邵师根据临床经验及小儿生理病理特点，认为小儿阳常有余，脾常不足，薤白一药助阳足矣，应以化痰为主，故加陈皮、茯苓以增健脾化痰之效。同时胸肺气机升降失调，疏肝理气必不可少，故于方中多加以柴胡、枳壳等理气之药。

4. 医案举隅

患儿，男，8岁，因"胸闷1个多月"就诊。患儿1个多月前出现胸闷，无喘息气急，无咳嗽咳痰，家长诉见患儿频繁深吸气动作，间隔数分钟，胃纳欠佳，稍有口气，脾气尚可，平素汗出明显，二便无殊。舌淡，苔白稍腻，脉细。考虑脾虚痰湿之证。处方予瓜蒌皮9g、薤白9g、姜半夏6g、陈皮6g、甘草3g、茯苓9g、枳壳6g、柴胡6g、浮小麦15g、大枣10g，共7剂，日1剂，早晚分服。二诊：家长诉患儿吸气频率较前减少，胃纳改善不佳，予加鸡内金、山楂健脾消食。药尽三诊：患儿诉未感胸闷不适，胃纳好转，予换方健脾益气，后续随访胸闷未再发作。

按语：小儿脾常不足，饮食不节，则痰湿易聚，阴邪上袭，阳气不通，气机阻塞，则可见胸闷不适。案中患儿纳差、有口气，平素汗出明显，舌淡，苔白腻，可见其脾虚之象，在内则痰湿易聚，在外则气虚不固。小儿纯阳之体，唯恐助阳太过，阴阳失衡，加之白酒之品小儿不宜，考虑小儿脾虚，故邵师去白酒，加陈皮增理气化痰之效，加茯苓以健脾化湿，同时合以甘麦大枣汤益气敛汗。小儿肝常有余，肝主疏泄，调畅全身气机，故佐以枳壳、柴胡以疏肝理气。治病必求于本，盖案中患儿胸闷不适，最终病因责之于脾，初期予理气化痰以治标，症状改善后，改健脾益气以治本。

（张春辉）

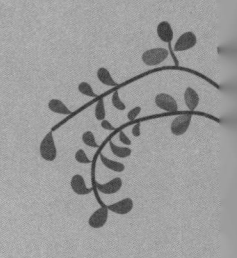

第五部分 医案精选

支气管哮喘

周某，男，5岁，浙江杭州，首诊2021年7月24日。

主诉：咳嗽伴喘息1天。

现病史：患儿3年前因发热咳嗽在海宁当地住院，诊断为支气管哮喘，3年来哮喘反复发作，每因感受风寒后易发，发作时予输液、雾化治疗。昨日因受凉后夜间出现发热，体温最高不详，未服用退热药物，当前患儿体温正常，以干咳、喘息为主，夜间明显，咳嗽呈阵发性、连续性，偶见鼻塞、流脓涕，无胸闷、犬吠样咳嗽、鸡鸣样咳嗽、头痛头晕、腹痛吐泻等症状。平素胃纳欠佳，食量小，挑食，夜寐一般，二便调。目前雾化，西替利嗪、希舒美口服治疗中。查体：神志清，精神欠佳，面色发青，双肺可闻及明显哮鸣音，舌质淡红，苔薄白，脉细弱。既往有反复湿疹、喘息病史。辅助检查：2021年7月24日本院血常规提示：白细胞、中性粒细胞正常，嗜酸粒细胞升高，CRP升高。

诊断：西医诊断——支气管哮喘

　　　　中医诊断——主病：哮病　主证：风寒闭肺证

治法：疏风散寒，宣肺止咳

处方：炙麻黄6g　桂枝6g　细辛2g　干姜3g
　　　姜半夏6g　甘草3g　炒白芍6g　醋五味子3g
　　　葶苈子6g　大枣10g　射干6g　旋覆花6g
　　　仙鹤草6g　炙紫菀9g

　　　　　　　颗粒剂4剂，冲服，日1剂，分两次温服

中医外治：予哮喘贴贴敷（大椎、天突穴）。

西药予普米令舒克、爱全乐、沙丁胺醇氧气雾化，每日两次。

二诊（2021年7月28日）：患儿服药后干咳仍存，但频率减少，以夜间为主，喘息较前减轻，现流清涕为主，无胸闷气急。面色白，双肺听诊偶可闻及哮鸣音。舌质淡红，苔薄白，脉细弱。处方：加丹参、浙贝、紫苏子各6g。4剂。外治予哮喘贴贴敷（大椎、天突）。

三诊（2021年7月31日）：患儿现干咳频率减少，无喘息，有咽痛，流清涕症状同前。面色白，双肺听诊未闻及哮鸣音。舌质淡红，苔薄白，脉细弱。处方：上方去细辛、葶苈子、旋覆花、炙紫菀、紫苏子、丹参，合小柴胡汤加减。14剂。外治予哮喘贴贴敷（大椎、天突）。

四诊（2021年8月14日）：现咳嗽偶发，无咳痰、鼻塞、流涕等症状；胃纳渐增，二便调。面色较前红润，双肺呼吸音粗，未闻及干湿啰音及哮鸣音。舌质淡红，苔薄白，脉细。处方：加茯苓、炒白术6g。14剂。外治予咳嗽贴（大椎、天突）。

按语：小青龙汤为东汉时期张仲景所创，《伤寒论·辨太阳病脉证并治》云："伤寒表不解，心下有水气，干呕，发热而咳，或渴，或利，或噎，或小便不利，少腹满，或喘者，小青龙汤主之。"现代药理研究表明，小青龙汤具有良好的抗过敏、抗炎、止咳平喘等作用。

邵师将本病分为"未发""欲发""既发"3个阶段，并根据3个阶段不同特点分期防治，未发阶段相当于哮喘的缓解期，此期应当注重调治脾肾，兼顾"痰""瘀"等病理因素。欲发阶段应当"抢先治疗"，此期患儿可出现先兆征象（如流涕、喷嚏、夜咳等）甚至急性喘息发作，主张"咳喘并存，以喘为主，重在治喘；以咳为主，重在治咳"，以喘为主当分寒热，寒证为主以小青龙汤加减，热证为主方选麻杏石甘汤加减；以咳嗽为主以止嗽散加减治之。既发阶段主张中西医结合治疗加以控制。

小儿"脏腑娇嫩，形气未充"，本案患儿加之多次输液、雾化治疗，致损伤阳气，寒之饮邪停滞于肺。此次发作咳喘并存，且既往有婴儿湿疹、喘息病史，听诊时闻及哮鸣音，属于哮喘既发阶段，故予中西医结合治疗，西药予三联雾化，中药予小青龙汤加减温肺化痰平喘，外治予哮喘贴贴敷以助内服药物化痰平喘之力。方中炙麻黄、桂枝解表散寒，且炙麻黄能宣肺平喘；干姜、细辛温肺化饮，兼助炙麻黄、桂枝解表祛邪；姜半夏燥湿化痰、和胃降逆；炙紫菀、旋覆花加强宣肺止咳、降逆祛痰之功；射干、葶苈子泻肺降逆、祛痰化饮；仙鹤草活血祛瘀；炒白芍、醋五味子敛肺止咳；大枣、甘草益气和中。诸药合用，共奏宣肺平喘、降逆化痰之功。

二诊时患儿干咳、喘息频率较前减少，但流涕增多，故加丹参助仙鹤草活血化瘀之力，浙贝、紫苏子降气化痰，使得内伏之顽痰更好祛除。

三诊患儿喘息、哮鸣音消失，干咳频率进一步减少，但流清涕症状尚未改善，此时患儿病情处于"既发"与"未发"之间，患儿虚像逐渐显露，故去细辛、葶苈子、旋覆花、炙紫菀、紫苏子、丹参，加陈皮、款冬花燥湿祛痰，柴胡和解表里，太子参扶正益气，即小柴胡汤和表解里。

四诊患儿咳嗽偶发，此时应当以扶正为主，故加茯苓、炒白术健脾益气，健固中州，脾旺则不受邪。本例患儿是哮喘反复发作者，故炙麻黄始终未减。邵师认为这类患儿可适当延长宣肺平喘之功，后随诊治疗1个多月，患儿诸症好转，电话随访，未诉复发。

（李吉意）

抽动障碍（难治性）

童某，男，10岁，浙江杭州，首诊2021年2月27日。

主诉：眨眼睛、挑眉毛、张嘴巴、清嗓子两年余。

现病史：现眨眼睛、挑眉毛、张嘴巴好转，发声性动作明显，感喉间有气向前冲。平素胃纳佳，嗜荤食，口气重；睡眠一般；大便2～3日1次。舌质红，苔黄腻，脉弦滑，体重48 kg。既往患儿眨眼睛、挑眉毛、张嘴巴、清嗓子两年余，2019年杭州市第一人民医院诊断为"抽动障碍"，先后服用维生素C、维生素B、谷维素、中药等，2020年6月27日浙江大学医学院附属儿童医院检查：ASO上升1023.2 U/mL。

诊断：西医诊断——抽动障碍

中医诊断——主病：慢惊风病　主证：痰热动风证

治法：降气化痰，清热熄风

处方：旋覆花9 g　煅赭石12 g　陈皮6 g　姜半夏6 g
　　　姜竹茹6 g　黄芩9 g　　　黄连3 g　茯苓9 g
　　　天麻6 g　　石决明12 g　　石菖蒲10 g　甘草3 g
　　　钩藤9 g　　蒲公英10 g　　焦六神曲10 g　莱菔子9 g
　　　槟榔6 g

颗粒剂7剂，温水冲服，1日两次

二诊（2021年3月6日）：现患儿发声性动作同前，胃纳、二便、睡眠同前，口气重好转。舌质红，苔腻，脉弦数。处方：上方去焦六神曲、莱菔子、槟榔，加射干6 g，蝉蜕3 g，7剂。

三诊（2021年3月13日）：现患儿发声性动作以抽气为主，极少有歪嘴、眨眼，大便日解；其余同前。舌质红，苔腻，脉弦数。处方：上方去射干、蝉蜕，加瓜蒌皮6g，薤白6g，14剂。

四诊（2021年3月27日）：现患儿发声性动作以抽气为主，频率较前减少，注意力不集中；余症同前。舌质红，苔薄腻，脉弦数。处方：上方加桔梗6g，制远志6g，14剂。

按语：该患儿形体偏胖，平素喜食荤食，口气重，造成脾胃运化功能受损，痰湿积聚，而小儿脏腑娇嫩，生机旺盛，有纯阳之称，引起痰湿从阳化热，导致痰热内蕴；土壅木郁，郁而化热，引动肝风上扰头目。而《素问·刺禁论》曾提出"肝生于左，肺藏于右"这一观点。肺居于上焦，肺气以降为顺；肝居下焦，其气升发调达为宜，左升右降，肝升肺降，全身气机方能调达。从经络上，肝经循行"络胆，上贯膈，循咽喉之后上入颃颡，连目系，上出额"，而手太阴肺经"起于中焦，下络大肠，循环胃口，上膈属肺"，且肺为五脏六腑之华盖，声音之所从之。因此，发声性抽动与肝、肺、脾胃密切相关。由此以旋覆代赭汤合黄连温胆汤加减，起到降气化痰、清热平肝熄风之效。

重用旋覆花、煅赭石降气化痰；姜半夏与姜竹茹相伍，一温一凉，化痰和胃，止呕除烦；黄芩苦寒，清上焦火，泄肺中痰热，与姜半夏相配，辛开苦降，调和阴阳，故清热泻火、和胃止呕；陈皮辛苦温，理气行滞，燥湿化痰；茯苓，健脾渗湿，以杜生痰之源；天麻、钩藤、石决明，平肝潜阳熄风；石菖蒲、蒲公英，清热化湿。

二诊患者口气重好转，故去焦六神曲、莱菔子、槟榔，加射干清利咽喉；蝉蜕入肝、肺经，既增强射干清利咽喉之效，又同天麻、钩藤、石决明加强平肝熄风之力。

三诊患者以抽气为主要发声性动作，故上方去蝉蜕、射干，加薤白、瓜蒌皮，二药合用，寒热相兼，行气化痰，宽胸散结。

四诊患者抽气动作频率较前减少，极少有歪嘴、眨眼动作，且大便日解，但有注意力不集中，故守方继用，加桔梗宣肺利咽，并载药上行，使得药理直达病所；制远志宁心安神。

患儿目前仍在服药中，但其抽动症状逐渐好转。黄连温胆汤首见于清代陆廷珍《六因条辨·卷上·伤暑条辨》，主治"痰热内扰所致诸多病证"，方由温胆汤加黄连并调整用量而成。邵师临证中用黄连温胆汤主抓"痰、热"这两个特点，这类患儿一般舌质红，苔黄腻，脉滑数，大便黏，晨起口气重，喜甜食。如遇到胃气上逆所致诸症喜用并重用旋覆花、煅赭石，降逆止呃效果佳。纵观全过程用药加减，以调治阴阳、降气化痰、清热平肝熄风为主，共奏标本兼治、事半功倍之效。

（李吉意　张雨燕）

抽动障碍（发声性）

欧某，女，7岁，浙江杭州，首诊2020年10月10日。

主诉：喉间异常发声两个月。

现病史：1年前患儿出现眨眼症状，两个月前眨眼自行好转，基本无发作，出现异常发声，喉间哼哼声，睡前、紧张时频率高，家长诉近几天症状好转。脾气大；胃纳一般，挑食，进食量少，口气重；夜寐入睡困难，稍打鼾；大便2～3日1解，稍偏干。舌红苔薄白，脉细弦。

诊断：西医诊断——抽动障碍

中医诊断——主病：慢惊风病　主证：风痰上扰、脾虚肝旺证

治法：平肝熄风

处方：荆芥10 g　防风6 g　蝉蜕3 g　薄荷6 g
　　　甘草3 g　天麻6 g　石决明6 g　钩藤9 g
　　　西青果3 g　射干6 g　玄参9 g　柴胡6 g
　　　麸白芍9 g

颗粒剂7剂，温水冲服，1日两次

二诊（2020年10月14日）：用药后家长诉喉间哼哼声同前，但近来脾气好转；挑食，进食量少，口气重；夜寐入睡困难，稍打鼾；大便2～3日一解，稍偏干。舌红，苔薄白，脉细弦。处方：上方加制远志6 g，生山楂9 g，7剂。

三诊（2020年10月17日）：用药后家长诉喉间哼哼声稍好转；挑食，进食量少，口气重；夜寐入睡困难，稍打鼾；大便2～3日1解，稍偏干。舌红，苔薄白，脉细弦。处方：上方去制远志、生山楂，加乌梅3 g，葛根9 g，麸白术6 g，茯苓9 g，7剂。

四诊（2020年10月24日）：用药后家长诉喉间哼哼声稍减轻，近来出现耸鼻动作；挑食，进食量少，口气重；夜寐入睡困难，稍打鼾；大便2～3日1解，稍偏干。舌红，苔根部黄腻，脉细弦。处方：上方去乌梅、麸白术、茯苓、葛根，加片姜黄6 g，大黄3 g，白芷6 g，桔梗6 g，7剂。

五诊（2020年11月7日）：用药后家长诉喉间哼哼声较前减轻，耸鼻动作消失；口气重好转，大便两日1解，稍偏干；挑食，进食量少；夜寐入睡困难，稍打鼾。舌红，苔根部黄腻，脉细弦。处方：上方加枸杞子6 g，麦冬6 g，14剂。

六诊（2020年12月9日）：用药后家长诉喉间哼哼声好转，偶有眨眼、扭脖子，上肢动作明显，睡前、紧张时频率高；口气重好转，大便两日1解，稍偏干；挑食，进食量少；夜寐入睡困难，稍打鼾。舌红，苔根部黄腻，脉弦。处方：上方去片姜黄、

大黄、麦冬，加伸筋草9 g，牛蒡子6 g，川牛膝6 g，14剂。

按语：风为阳邪，易袭阳位，善行而数变，风痰上扰可见眨眼、耸鼻等症；痹阻咽喉则有"哼哼、吭吭"等怪异声；流窜经络可见"扭脖子、耸肩、甩手"等肢体抽搐不宁。患儿平素胃纳一般，挑食，进食量少，口气重，脾气急躁，此属脾虚。脾虚不能制肝，脾虚肝旺，也引发抽动，亦导致抽动经久不愈。小儿阴常不足，肝失所养，造成阴阳失调，肝阳偏亢，故可见脾气急躁，大便偏干，舌红之候。综上，辨证当属于风痰上扰、脾虚肝旺二者并见。6次就诊均选用六味散合天麻钩藤饮加减。方中荆芥、薄荷、防风、天麻、钩藤同用，内外风兼祛，石决明滋阴潜阳，蝉蜕、射干、玄参清利咽喉，柴胡调畅肝气，麸白芍味酸柔肝而缓肝急，二者相配有四逆散之意，有调和肝脾、疏理肝气、透邪解郁之效，甘草调和诸药。

二诊时患者其喉间哼哼声、二便、饮食、睡眠未见明显好转，但其脾气同前好转，故加制远志、生山楂，健脾消食安神，以固守中焦脾胃，以扶土抑木。

三诊患儿喉间哼哼声稍好转，余症同前，故守方继用，加用麸白术、茯苓增强健运脾胃之功效，乌梅生津、葛根生津、通经活络。

四诊时哼哼声进一步减轻，但是出现耸鼻症状，加片姜黄、大黄行气散郁、泻热通便，降阴中之浊阴，同蝉蜕、防风、荆芥上行之品相伍，一升一降，内外通和，邪毒俱消，桔梗利咽喉，载诸药上行，白芷宣通鼻窍。

五诊哼哼声进一步好转，其大便、口气等情况也相继好转，故上方继用，加枸杞子平补肝肾，麦冬滋阴清热生津。

六诊患儿哼哼声减少，但出现眨眼、扭脖子症状，大便、胃纳、口气等情况好转，上方去片姜黄、大黄、麦冬，加伸筋草，同葛根增强祛风解肌通络之功效，川牛膝引邪下行，牛蒡子清利咽喉。

六味汤为邵师治疗发声性抽动的常用方，该方出自清代张宗良《喉科指掌》，被称为"咽喉七十二症总方"。此方虽常用于治疗急慢性咽喉炎，但《医学准绳六要》指出："高巅之上，唯风药可到……须加风药，如荆芥、薄荷、羌活、白芷、藁本之类。"且此方组成中以荆芥、薄荷、蝉蜕等风药为主，对于头面部抽动障碍效果极佳。笔者在跟诊时也同样发现，治疗该疾病邵师以植物类药物居多，对于毒性较大的虫类药物使用较少，盖因小儿生理特性所致，久用易败脾胃。

抽动障碍作为一种身心疾病，其病程较长，病情容易反复，患儿以及家长会出现焦虑敏感情绪，邵师首先告知家长保持良好心态，不要让自身负面情绪影响孩子治疗；与孩子心平气和地沟通，增加运动时间，保持合理的作息时间，减少电子产品的接触，鼓励患儿的进步，肯定其优点，让其在愉快的环境中生活学习。

（李吉意）

腺样体肥大

郑某，男，7岁，浙江杭州，首诊2021年5月22日。

主诉：鼻塞1个多月。

现病史：患儿1个多月前因受凉后出现鼻塞，继而夜寐张口呼吸，打鼾声音响，晨起流涕色黄浓，偶有头痛，无咽痛，胃纳一般，有口气，二便调。

查体：神志清，精神可，咽部略充血，扁桃体Ⅱ度，舌质偏暗红，苔薄黄，舌根略腻，脉弦数。既往有过敏性鼻炎、鼻窦炎、抽动障碍病史。辅助检查：2021年5月9日本院电子喉镜显示：慢性鼻窦炎、腺样体肥大，阻塞鼻后孔4/5左右。本院睡眠呼吸监测结果正常。

诊断：西医诊断——腺样体肥大

中医诊断——主病：鼻窒病　主证：外邪留恋、痰瘀热结证

治法：疏风清热，化痰散结

处方：　川芎6 g　　荆芥10 g　　细辛2 g　　白芷6 g
　　　　薄荷6 g　　羌活6 g　　甘草6 g　　黄芩6 g
　　　　广藿香6 g　桔梗6 g　　皂角刺6 g　夏枯草6 g
　　　　玄参6 g　　路路通6 g

颗粒剂7剂，冲服，日1剂，分两次温服

二诊（2021年6月2日）：患儿服药后鼻塞感减轻，夜寐打鼾声音略减轻，张口呼吸仍存，晨起仍有黄浓鼻涕，其母诉眨眼次数增多，无头痛，胃纳正常，二便调。咽部略充血，扁桃体Ⅱ度，咽喉壁有分泌物，舌质偏暗红，舌中根部苔厚腻，脉弦数。处方：上方去薄荷，加浙贝6 g，谷精草9 g，露蜂房3 g，14剂。

三诊（2021年7月7日）：夜寐鼾声较前减轻，张口呼吸较前好转，鼻塞减轻明显，晨起黄脓涕减轻，眨眼仍存，胃纳正常，二便正常。咽部略充血，扁桃体Ⅱ度，舌质偏暗红，舌薄黄，脉弦数。处方：上方去浙贝、羌活，加沙苑子各9 g，黄芪12 g，14剂，日1包，冲服。

四诊（2021年8月4日）：夜寐鼾声明显减轻，张口呼吸明显好转，无鼻塞，晨起无黄脓涕，偶有喷嚏，眨眼情况较前明显，胃纳正常，二便调。咽部无充血，扁桃体Ⅱ度，舌质偏暗红，舌薄腻，脉弦数。2021年7月30日本院鼻咽部正侧位片示：（A/N）60%，腺样体轻度肥大。处方：上方去细辛、沙苑子，加苍耳子6 g，钩藤、丝瓜络9 g，14剂，日1包，冲服。

按语：腺样体肥大是儿童临床上常见的因反复炎症刺激而发生病理性增生肥大的一种疾病，临床以鼻塞、打鼾、张口呼吸、流涕、耳闷为主要症状，长期张口呼吸，可引起面骨发育异常，形成"腺样体面容"，严重者可出现儿童阻塞性睡眠呼吸暂停综合征，并伴随出现多种全身并发症。

邵师认为腺样体肥大常涉及肺、脾、肾三脏，其中肺脾常不足，病久及肾，外邪、饮食及病理产物"痰""瘀血"互为因果。腺样体肥大的主要症状是张口呼吸和打鼾，故解除阻塞是关键，本病的起因大多为外感或肺经郁热，故急者治其标，急性期表现为反复打鼾，鼾声重，鼻塞、流涕、咳嗽咳痰多者，方选川芎茶调散、六味散加味及自拟鼻咳方加减治疗。缓解期，患儿平素鼻炎、鼻窦炎反复发作，此属肺脾两虚，宜治益肺健脾，兼以解毒散结、祛痰化瘀，方用四君子汤合玉屏风散加减；若为肺肾阴亏虚，则宜养阴清热，兼以解毒散结、祛痰化瘀，方用沙参麦冬汤或六味地黄丸加减。

本案患儿受凉后出现鼻塞、夜间睡眠打鼾、张口呼吸症状且既往有过敏性鼻炎、鼻窦炎病史，病机为风邪久滞鼻咽部，蕴久化热，酿生内毒，迁延不愈，久病成瘀，痰浊凝结，导致腺样体肥大。风邪在上，选药必以质轻升达之品，方能直捣病所，诸风药具有风之性，风药质清轻，性上行，正如李东垣所云"高巅之上，惟风可到"，故予川芎茶调散加减祛风散邪，加夏枯草、玄参、皂角刺、路路通活血化瘀、化痰散结，广藿香、黄芩清热化浊，桔梗载诸药上行。二诊主证减轻，但黄脓涕仍存，眨眼次数增多，予谷精草疏风明目，浙贝、露蜂房清热化痰。三诊、四诊，鼻塞、鼾声、张口呼吸明显好转，故予黄芪扶正固本，但眨眼症状未减轻，结合患者既往有抽动病史，考虑抽动再发，予钩藤平息肝风。四诊时患者鼻咽部正侧位片示腺样体明显缩小，疗效显著。

（李吉意）

睡眠障碍（阴虚火旺型）

李某，男，14岁，浙江杭州，首诊2020年11月11日。

主诉：夜寐惊醒、大叫半年余。

现病史：患儿现睡眠质量差，入睡晚，每晚入睡后均易惊醒、大叫；家长诉患儿现为初三阶段，学习压力大，曾于杭州市第七人民医院就诊，精神压力报告分析：心理压力大，注意力缺陷。平素脾气大，胃纳一般，大便日解，偏干。

查体：舌质红苔少，脉细数。

诊断：西医诊断——睡眠障碍

中医诊断——主病：不寐病　主证：阴虚火旺证

治法：滋阴降火安神

处方：
生地黄 9 g	山茱萸 6 g	牡丹皮 9 g	山药 15 g
泽泻 9 g	甘草 3 g	黄柏 6 g	知母 9 g
石决明 15 g	天麻 6 g	钩藤 9 g	酸枣仁 6 g
柴胡 6 g	茯苓 9 g	菊花 6 g	生牡蛎 15 g
薄荷 6 g			

颗粒剂 7 剂，温水冲服，1 日两次

中医外治：夜惊贴贴敷（双侧涌泉穴）。

二诊（2020 年 11 月 27 日）：患儿服药后本周每晚惊醒次数减少，大叫仍存，余症同前。舌质红，苔少，脉细数。守方继用，14 剂。外治予夜惊贴贴敷（双侧涌泉穴）。

三诊（2021 年 12 月 21 日）：患儿可有一段时间深度睡眠，服药后本周惊醒次数 4 次，大叫次数减少。现大便正常，但脾气暴躁，家长诉注意力难以集中。舌质红，苔薄，脉数。处方：上方去石决明、天麻，加郁金 6 g，石菖蒲 10 g，川牛膝 9 g，连翘 6 g，焦栀子 6 g，14 剂。外治予夜惊贴贴敷（双侧涌泉穴）。

按语：《医效秘传·不得眠》记载有"夜以阴为主，阴气盛则目闭而安卧，若阴虚为阳所胜，则终夜烦扰而不得眠也"，指出失眠的主要病因病机为阴虚不能制阳，虚火内扰心神。该患儿现为初中，作业多，学习压力大，入睡偏晚，日久耗伤阴血，导致阴虚旺火，阴阳失调。而夜间大叫、易醒，则是累及心、肝之阴，心神失守、肝风亢动所导致。因此，选用知柏地黄丸合天麻钩藤饮加减，滋阴降火，清热熄风，安神定惊，平衡阴阳。

知柏地黄丸出自《医方考》，方中重用熟地黄滋阴补肾、填精益髓，山茱萸滋肾益肝，山药滋肾补脾；茯苓淡渗脾湿，泽泻益肾泄浊，牡丹皮清泄虚热；三补三泻，补而不滞，在此基础上加用知母、黄柏清虚热制相火，虚火不生则心神安宁，夜寐如常。在此邵师将熟地黄改为生地黄，滋阴降火除烦之力增，天麻、钩藤、石决明有天麻钩藤饮之义，可平息肝风，减少患儿夜间大叫、惊醒次数；酸枣仁、生牡蛎，镇静养血安神；柴胡、薄荷、菊花，疏肝理气而清肝火。外治配合夜惊穴位贴，内外合治，助患儿提高睡眠质量。

二诊、三诊时患儿惊醒、大叫次数减少，但上课注意力难以集中、脾气急躁，故去石决明、天麻，加川牛膝引热下行，连翘、焦栀子加强清热之效，石菖蒲、郁金该药对出自《温病全书》的菖蒲郁金汤，二药一开一清，涤痰宣窍，疏通气机，气顺而郁解，浊去而窍开，神志则清。六味地黄丸是滋阴代表方，但在此邵师选用知柏地黄丸而非六味地黄丸，考虑到知柏地黄丸中有坚阴之黄柏，柔润之知母，其降火之力更甚。后续患者复诊，睡眠质量逐渐好转。

（李吉意）

睡眠障碍（心火炽盛型1）

唐某，女，5岁，浙江杭州，首诊2021年2月20日。

主诉：夜寐欠安1周。

病史：1周前，患儿出现夜寐欠安，偶有踢被，平素脾气大，口气重，偶有身痒，胃纳一般，大便偏干，小便无殊，舌尖红，苔薄，脉细数。既往体健，有异位性皮炎病史、鼻炎病史。

辅助检查：无。

诊断：西医诊断——睡眠障碍

中医诊断——主病：不寐　主证：心火炽盛证

治法：清心养阴，养心安神

处方：甘麦大枣汤合导赤散加减

生地黄6g　淡竹叶6g　白茅10g　甘草3g
浮小麦12g　大枣10g　制远志6g　蒺藜9g
徐长卿6g　连翘6g

颗粒剂7剂，日1剂，冲服，每次1包，1日两次

中医外治：穴位贴敷（主穴：涌泉）。

二诊（2021年2月27日）：病史同上，患儿夜寐较前好转，口气重，偶有身痒，胃纳一般，大便1～2日1次，质可，小便无殊，有鼻塞、流涕，每日生理盐水洗鼻，色清，舌尖红，苔薄，脉细数。上方原方加钩藤6g，黄芩6g，地肤子6g，共14剂，日1剂，冲服，每次1包，1日两次。中医外治：穴位贴敷（主穴：涌泉）。

按语：小儿睡眠障碍近年来发病率有逐年上升的趋势，可分为睡眠失调、异态睡眠和病态睡眠3种类型，其常见临床表现为夜醒、梦呓、磨牙症、夜惊症、难觉醒、噩梦、失眠、晚睡、周期性肢体运动和发作性睡病等。中医上多将其归为不寐、多寐、梦游、夜啼、遗尿、鼾证等，核心病机为五脏失调、五神不安，外邪侵袭、饮食积滞、情志所伤等是常见诱因。《续名医类案》曰："人之安睡，神归心、魄归肺、魂归肝、意归脾、志藏肾，五脏各安其位而寝。"这指出睡眠与五脏、五神有密切联系。《素问·六节藏象论》："心者，生之本，神之变也。"《灵枢·邪客》："心者，五脏六

腑之大主也，精神之所舍也。"心神统摄魄、魂、意、志，对睡眠有着重要的调节作用。该患儿以心火炽盛为主，主要症状是夜寐欠安，故选用甘麦大枣汤合导赤散加减。《小儿药证直诀》卷下提及导赤散，曰："治小儿心热。视其睡，口中气温，或合面睡，及上窜咬牙，皆心热也。心气热则心胸亦热，欲言不能而有就冷之意，故合面睡。"导赤散中生地黄甘寒，凉血滋阴降火，淡竹叶甘淡，清心除烦，淡渗利窍，导心火下行，患儿小便正常故去掉苦寒的木通。而甘麦大枣汤一方中浮小麦为君药，养心阴，益心气，安心神，除烦热。甘草补益心气，和中缓急（肝），为臣药。大枣甘平质润，益气和中，润燥缓急，为佐使药，加制远志安神定志，患儿偶有身痒，故加蒺藜、徐长卿祛风止痒，连翘清热解毒。复诊后，治疗效果不错，并在原方的基础上加钩藤熄风定惊，连翘配伍黄芩，清热解毒功效更佳，地肤子配伍徐长卿、蒺藜更重祛风止痒。穴位贴敷作为治疗儿科疾病之外治疗法，通过刺激相应穴位，激发经络之气，使药物经皮肤循经络至相关脏腑而发挥作用。涌泉穴是肾经的井穴，其位置在足底，也是经气初出处，昏厥、慢惊风、癫狂痫等急症及神志病证是其主治病证；且肾经属肾，络膀胱，有一支脉，从肺分出，联络心，流注于胸中，与手厥阴心包经交接。可见少阴肾经密切联系心与肾两脏，故通过涌泉穴位贴敷，刺激该穴，可以起到交通心肾、安神助眠的作用。

邵师认为小儿不寐主责于心，心藏神，主血脉、神志，是生命活动的根本，是病理变化的枢纽。神不藏则阳动于外，血脉受损则不能濡养于阳，神志失常则易出现情志类病症，而阳不入阴、阴不濡阳及情志病变是导致不寐的直接原因。根据明代万全的小儿"三有余，四不足"的生理病理学说，认为小儿肝常有余，肝火偏旺，热扰心神，致心肝火盛，形成实热证；或因小儿饮食不节，脾胃运化失常，食积内停，浊气上逆致不寐，正如《素问·逆调论》曰"胃不和则卧不安"；或因外邪侵犯，邪热上扰心神致不寐。又因小儿为纯阳之体，发生不寐时易化热，故小儿不寐多见实证、热证。在治疗上以清心泻火为主，兼顾肝脾。如肝火偏盛者可见目赤、急躁易怒、舌边偏红、脉弦等症，治疗时以泻肝火养肝阴为主，可加用钩藤、菊花、桑叶等；如脾虚痰盛者可见食少、纳呆、腹胀、舌苔白厚，治疗时以健脾胃祛痰浊为主，可加用半夏、茯苓、苍术、白术等。因发生不寐的患儿多以学龄期儿童为主，学业的压力，生活中的娇惯任性导致肝气不舒或肝火偏旺，故治疗时适当加少许白芍、玫瑰花等疏肝柔肝，肝气调达，则气机顺畅，在治疗小儿不寐时能提高疗效。

（李瑞琦　张雨燕）

睡眠障碍（心火炽盛型2）

王某，男，10岁，浙江杭州，首诊2020年11月4日。

主诉：夜寐欠安半个多月。

病史：半个多月前患儿无明显诱因下出现夜寐欠安，入睡困难，辗转难眠，梦呓，磨牙。刻诊：患儿入睡困难，辗转反复，夜间易醒，磨牙明显，胃纳欠佳，进食速度慢，口气重，无腹痛，大便1～2日1次，偏干，小便气味重，舌尖红，苔稍腻。辅检无殊。

诊断：西医诊断——睡眠障碍

中医诊断——主病：不寐病　主证：心火炽盛证

治法：清心泻火，养心安神

方药：生地黄6g　淡竹叶6g　白茅根10g　甘草3g
　　　蒲公英6g　生山楂10g　连翘6g　炒鸡内金10g
　　　姜半夏6g　陈皮6g　茯苓9g　钩藤6g
　　　玄参6g　青龙齿3g

颗粒剂7剂，冲服，日1剂，分两次温服

二诊（2020年11月11日）：现患儿入睡困难较前好转，磨牙减轻，其余同前，舌尖红，苔稍腻，上方去青龙齿，7剂。

三诊（2020年11月18日）：现患儿入睡困难明显好转，夜间醒转次数明显减少，胃纳转佳，口气较前减轻，其余同前，舌淡红，苔薄白。上方去炒鸡内金，加柴胡6g，14剂。

四诊（2020年12月2日）：诸证基本减轻，继守上方治疗半个多月后停药，病情稳定，随访未复发。

按语：导赤散为北宋儿科名医钱乙所创，原书主治"心热，视其睡，口中气温，或合面睡，及上窜咬牙，皆心热也"。心属火恶热，心热则烦，多夜啼。原方由生地黄、木通、竹叶、甘草梢四味药物组成。因木通的毒性，邵师在临床上常以白茅根代替木通。心主藏神，火邪扰心则神不安，神不安则不寐。即《景岳全书》所云："寐本乎心，其神主也，神安则寐，神不安则不寐。"方中生地黄清心凉血，白茅根泻诸经之火从小便下降，淡竹叶引经，清心除烦。小儿夜寐欠安，常常与心常有余的生理特点有关，心火亢盛，内扰神明，阴不潜阳而致夜寐不安。本案中患儿舌尖红，说明心经有热，小便气味重也提示热象，心火下移小肠所致，故以导赤散作为基础方，全方起清心泻火之功。胃纳欠佳，口气重，故加生山楂、炒鸡内金等健脾开胃，脾虚易生痰生湿，方中加二陈汤理气健脾化湿，青龙齿、钩藤清热平肝安神，全方共奏清热泻火、宁心安神之功。

（刘　玥）

睡眠障碍（心火旺盛型）

熊某，男，9岁，首诊2018年3月24日。

主诉：反复梦游发作4年余。

病史：患儿近4年来梦游反复发作，每周频率4～5次，表现为夜间突然惊醒，吵闹不安，伴有下床不自主走动，对父母试图干涉夜惊发作的活动相对缺乏反应，次日晨起遗忘，平素脾气偏暴躁，伴有口气，舌尖红，苔薄黄，脉滑数。既往无热性惊厥史，无癫痫病史。母亲有失眠病史，弟弟有夜惊病史。

诊断：西医诊断——睡行症

中医诊断——主病：梦游症　主证：心火旺盛证

治法：清心安神，化痰开窍

处方：生地黄6 g　淡竹叶6 g　钩藤6 g　茯苓6 g
生甘草3 g　蝉蜕3 g　石菖蒲10 g　白茅根10 g
生牡蛎12 g

颗粒剂7剂，日1剂，冲服，每次1包，1日两次

中医外治：双侧涌泉穴隔日贴敷，入睡前贴敷，醒后去除。

二诊（2018年3月31日）：患儿上周夜惊发作两次，均伴有不自主走动，口气较前缓解，舌质偏红，苔薄黄，脉偏数。处方：继续上方治疗，7剂，配合涌泉穴隔日贴敷。

三诊（2018年4月7日）：家长诉这周患儿学习压力较大，入睡偏晚，夜惊发作4次，伴下床走动1次，程度较前减轻，但易兴奋，脾气大，舌质偏红，苔薄黄，脉偏数。处方：上方加柴胡6 g，黄连3 g，7剂，配合涌泉穴隔日贴敷治疗。

四诊（2018年4月14日）：患儿夜惊发作1次，无下床走动，程度较前明显减轻，稍哄即可入睡，脾气较前好转，舌质偏红，苔薄白，脉偏数。处方：继续上述方药治疗，14剂。随诊半个月夜惊症状基本缓解。

按语：夜惊是常见的小儿非器质性睡眠障碍疾病，主要表现为睡眠中突然惊叫、哭喊，伴有惊恐表情和动作。而睡行症是指一种在睡眠过程中尚未清醒而起床在室内

或户外行走，或做一些简单活动的睡眠和清醒的混合状态。夜惊和睡行症可并存，均为心理因素相关生理障碍，且二者发作后患儿一般事后遗忘。中医学上夜惊属"不寐""夜啼"等范畴。邵师认为，此类非器质性睡眠障碍疾病，临床上以心火旺盛证多见。本案患儿夜惊及睡行发作频繁，脾气急躁，舌尖红，苔薄黄，脉滑数，是为心火旺盛，兼有痰浊阻窍，用导赤散加减，治以清心安神，化痰开窍。方中以导赤散方（生地黄、淡竹叶、白茅根、生甘草）为君，清心泻火；钩藤、蝉蜕平肝熄风，茯苓、石菖蒲化痰开窍，生牡蛎以重镇镇惊。再予涌泉穴穴位贴敷，导心火下行，以助导赤之功。二诊患儿夜惊频次较前有所好转，但舌脉仍提示相火亢盛，继续守方以巩固疗效。三诊患儿因临近考试，学习及心理压力大，故夜惊频次较前稍有加重，但总体发作程度较前减轻，此为心经积热未完全退去，兼有肝火扰心，加柴胡疏肝理气，黄连清心除烦。四诊患儿症状较前明显好转，予三诊处方继续治疗。患儿后经随访夜惊及睡行症状基本缓解。

观本案治疗经过，对于患儿夜惊，邵师善用导赤散加减治之，收效甚佳。其间患儿因考试，心理压力大而症状加重，本病主责相火亢盛，所谓"诸热惊悸，不安多啼，此心脏本病也"，然肝藏魂，张景岳曰："魂之为言，如梦寐恍惚，变幻游行之境皆是也。"魂不守舍而入寐睡行。可见神明不安，情志不畅，则易伤及心肝，致使本病加重。故而对于儿童夜惊等症，家长平素亦当多加疏导，不可过分指责，更不应有秽物等愚昧之见。

（田浦任）

睡眠障碍（夜惊症1）

傅某，男，4岁3月，杭州，首诊2021年3月31日。

主诉：夜寐哭吵1个月。

病史：患儿1个月前出现夜寐欠安，半夜喊叫，时有呓语，盗汗，平素白日易汗出，脾气急躁，胃纳一般，挑食，大便日解，质可。家长诉上周患儿连续遗尿3次。舌尖红，少苔，脉细数。

诊断：西医诊断——睡眠障碍

中医诊断——主病：夜啼 主证：心肾不交证

治法：清热潜阳，交通心肾

处方：桂枝6 g　　麸白芍6 g　　大枣10 g　　甘草3 g
　　　生牡蛎12 g　煅龙骨12 g　灯芯草3 g　生地黄6 g

钩藤6g　　　制远志6g　　　焦六神曲6g　　醋五味子3g

　　　　　　　　　颗粒剂7剂，日1剂，冲服，每次1包，1日两次

二诊（2021年4月7日）：患儿夜寐好转，夜惊次数明显减少，未见遗尿，家长诉近期口气明显，予原方加生山楂、连翘以消积清热。

按语：患儿夜寐欠安，盗汗，呓语，平素白日亦汗出明显，盖"小儿多汗者，终是卫虚，所以不固。汗出既多，未免营卫血气愈有所损"，小儿卫阳不固，心液耗损，亦可致阴液亏虚。《内经·口问》："卫气昼日行于阳，夜半则行于阴……阳气未尽，阳引而上，阴引而下，阴阳相引，故数欠，阳气尽阴气盛，则目瞑。"因此，拥有良好的睡眠，阴阳调和是其生理基础。而小儿为纯阳之体，阳气偏盛难入阴，则出现夜寐辗转、入睡困难。故该患儿夜寐欠安多责之阴阳失和，邵师以桂枝龙骨牡蛎汤为基础，意在平补阴阳，交通心肾。《四圣医源》有载"中气者合水火之机"，邵师方中加焦六神曲消谷健脾，助水火之气转枢。小儿心肝常有余，方中加灯芯草、钩藤清心肝之火，制远志交通心肾，醋五味子助收涩敛汗，另予生地黄，盖其兼具清热凉血滋阴之效。

邵师认为小儿心常有余，心火偏盛，热扰神明，神怯生惊，故小儿睡眠障碍多责之于心。因小儿心经有热，易传于肝，而临床可见小儿兼有脾气急躁，同时因小儿脾常不足，加之饮食喂养不节，极易导致食积脾胃。《内经·逆调论》："下经曰：胃不和，则卧不安，此之谓也。"故部分睡眠障碍患儿伴有胃纳欠佳、口气重、便干等兼证。故邵师用药在以清心火为主的同时，加之肝经药以平肝熄风。此外，针对食积所致小儿睡眠障碍，佐以消积化食，可事半功倍。

（张春辉）

睡眠障碍（夜惊症2）

吴某，女，2岁，杭州，首诊2019年9月7日。

主诉：夜寐欠安1周。

病史：时有啼哭，伴脾气大，口气偏重，午睡时无异常，无磨牙打呼，无咳嗽流涕，无呕吐腹泻，胃纳一般，出汗尚可，大便偏干，小便偏黄。舌尖红，舌苔薄白，指纹偏紫，显于风关。

诊断：西医诊断——睡眠障碍

　　　中医诊断——主病：夜啼　主证：心经积热证

治法：清心导赤，泻火安神

处方：导赤散加减

生地黄 6 g　淡竹叶 6 g　白茅根 10 g　甘草 3 g　连翘 6 g　蝉蜕 3 g
钩藤 6 g　生山楂 6 g

7 剂，颗粒剂，水冲服，日 1 剂，早晚分服。

中医外治：每晚夜惊贴（吴茱萸粉、黄连粉、大黄粉，醋调）穴位贴敷涌泉穴。

二诊（2019 年 9 月 14 日）：夜寐转安，啼哭减少，大便黄软，小便转清。舌尖红，舌苔薄白，指纹偏紫，隐于风关。继续予夜惊贴穴位贴敷涌泉穴 5 天巩固治疗。

按语： 夜啼，指小儿若白天能安静入睡，入夜则啼哭不安，时哭时止，或每夜定时啼哭，甚则通宵达旦。《医宗金鉴》提到："夜啼寒热因胎受，须将形色辨分明，寒属脾经面青白，手腹俱冷曲腰疼，面赤溺闭属心热，热用导赤寒钩藤，若无寒热表里证，古法蝉花散最精。"《活幼心书》也提到："夜啼者，有惊热夜啼，有心热夜啼，有寒疝夜啼，有误触神祇夜啼。"邵师指出，小儿夜啼的诊断需排除小儿在日常生活中所引起的夜间啼哭，如饥饿、口渴、尿布潮湿、衣被过冷或过热、病理性疼痛等情况。《育婴家秘·啼哭》中亦有"小儿啼哭，非饥则渴，非痒则痛，为父母者，心诚求之，渴则饮之，饥则哺之，痛则摩之，痒则抓之，其哭止者，中其心也，如哭不止，当以意度"。而病理性疼痛则包括外感发热、口疮、肠套叠、寒疝等疾病引起的。因此，小儿夜啼的诊断要点为婴儿难以查明原因的入夜啼哭不安，时哭时止，或每夜定时啼哭，甚则通宵达旦，而白天如常。该患儿属心热夜啼，故选用儿科经典方剂导赤散。导赤散出自《小儿药证直诀》，是钱乙治疗小儿心热的常用方。

除了中药口服，邵师还善用中医外治，选用涌泉穴，因其是肾经上的穴位，心火炎于上，肾水亏于下，肾水不能上济心火，心肾不交，阴阳相隔，就会导致心火独旺，所以在涌泉穴处贴敷可以补肾水，灭心火。因患儿大便偏干，穴位贴敷时在吴茱萸、黄连基础上加用大黄，旨在引热下行。

（丁佳君）

代谢综合征

尤某，男，13 岁，浙江杭州，首诊 2021 年 4 月 3 日。

主诉： 发现尿酸升高 5 年余。

病史： 发现尿酸升高 5 年余，无关节疼痛，脾气可，胃纳一般，夜寐安，二便无殊，舌胖边有齿痕，苔厚腻，脉濡数。既往体健，体重 59.0 kg。辅助检查：2021 年 3 月 22 日浙江大学医学院附属儿童医院检查：血尿酸 502 μmol/L，总胆红素、血肌酐、甘油三酯增高。

诊断：西医诊断——代谢综合征

中医诊断——主病：肥胖　主证：湿热中阻证

治法：清热利湿，理气健脾

处方：自拟减肥方加减

茵陈15 g	黄芩10 g	麸苍术9 g	泽泻10 g
生山楂10 g	丹参9 g	荷叶10 g	茯苓12 g
柴胡6 g	白茅根15 g	石菖蒲10 g	姜半夏6 g
陈皮6 g			

颗粒剂7剂，日1剂，冲服，每次1包，1日两次

二诊（2021年4月10日）：咽部疼痛，纳寐可，二便无殊，舌胖边有齿痕，舌红，苔黄腻，脉濡数。辅助检查：2021年4月5日血生化（肝肾功能、血脂常规）：尿酸440 μmol/L，直接胆红素10.4 μmol/L，总胆红素32.30 μmol/L，间接胆红素21.9 Umol/L，高密度脂蛋白1.64 mmol/L，谷丙/谷草0.61，谷丙转氨酶11 U/L。处方：上方去姜半夏，加射干6 g，玄参9 g，蒲公英10 g，黄连3 g，共14剂。

三诊（2021年4月24日）：咽部无疼痛，纳寐可，二便无殊，舌胖边有齿痕，舌红，苔薄腻，脉濡数。处方：上方去射干、玄参，加麸枳实9 g，矮地茶15 g，共14剂。

四诊（2021年5月8日）：病史同前，纳寐可，二便无殊，舌胖边有齿痕，舌红，苔厚腻，脉濡数。辅助检查：浙江省儿童医院：尿酸483 μmol/L，肌酐74 μmol/L，总胆红素27 μmol/L。处方：上方去白茅根，加焦栀子6 g，车前草12 g，金钱草30 g，共14剂。

按语： 随着肥胖在全球儿童中的流行，儿童青少年代谢综合征的发病率逐渐升高。此病是指人体的蛋白质、脂肪、碳水化合物等物质发生代谢紊乱的病理状态，与生活方式密切相关，以肥胖、高血糖、高血压及血脂异常等集结发病为特征的一组临床症候群，临床研究中发现尿酸高与代谢综合征存在相互联系，但目前并没有明确的循证医学相关理论支持。古代文献并无代谢综合征的相关病名，根据代谢综合征的临床表现和病程演变，可将其归属于中医的"肥满""消渴""脾瘅""眩晕""胸痹"之中。本病的发生为先天禀赋因素、过食肥甘、缺乏运动、久病正虚和情志所伤等数种因素叠加致湿、浊、毒、痰等停留体内，肝、脾、肾、心、肺气机失常而发病。小儿代谢综合征多起于肥胖，《素问·奇病论》曰："肥者令人内热，甘者令人中满，其气上溢，传为消渴。"《素问·通评虚实论》又指出："凡治消瘅、仆击、偏枯、痿厥，气满发逆，肥贵人则膏粱之疾也。"《素问·痹论》中提到："饮食自倍，肠胃乃伤。"摄入水谷过多，超出脏腑负荷，损伤脾胃，脾胃便不能进行正常布散水谷精微及运化水湿，

从而湿浊内蕴，酝酿成痰，痰湿聚集在体表，则形体臃肿，脾性喜燥恶湿，痰湿碍伤脾胃，脾胃虚弱，而不能消化水谷，痰湿愈盛。故该患儿应治以理气健脾，清热利湿，以自拟方减肥方加减。茵陈配伍黄芩，更重清热燥湿；臣以健脾燥湿的麸苍术、利水渗湿的泽泻、健脾消食的生山楂；丹参活血通经；荷叶清暑化湿；茯苓健脾利水渗湿；柴胡配伍石菖蒲豁痰化湿，得见气机疏利；姜半夏降逆和中；白茅根清热利尿；陈皮理气健脾，燥湿化痰。该方以清热利水燥湿为主，辅以健脾理气之药，达到祛除痰湿之效。邵师团队经过动物实验研究显示，自拟减肥方能有效抑制肥胖大鼠体重的增长，能有效降低 Lee 指数和血清总胆固醇、甘油三酯水平，对低密度脂蛋白亦有抑制作用，同时能明显提升高密度脂蛋白水平，有效降低血糖。因此，该方既有减肥降脂、抑制体重增长的功用，能有效预防肥胖并发症的发生，又能在减肥过程中更好地控制血糖。二诊后，患儿有咽部疼痛，根据相关检查结果提示，患儿尿酸下降，肝功能指标异常，患儿舌质红，苔黄腻，湿热重着，故在原方去姜半夏，加射干、玄参清热利咽消肿，配伍蒲公英，重清热解毒之力，以及清热燥湿、泻火解毒方黄连。三诊适当加减方子，着重清热燥湿。四诊根据相关检查结果提示，患儿肾功能指标有所浮动，肝功能指标好转，目前中医认为尿酸代谢异常常由于脾失健运，痰浊内生，日久从热而化，形成湿热痰浊内蕴（血中尿酸生成过多）；若肝失疏泄，肾司二便功能失调，则痰浊湿热排泄缓慢或减少（血中尿酸排泄减少），以致湿热痰浊内蕴更甚，故加以清热泻火的焦栀子，清热利水的车前子，渗湿利尿的金钱草。

邵师认为现代多为独生子女，小儿受长辈溺爱，常以自我喜好进食而不知自节，多数小儿喜食肥甘厚腻之品，此类食品多易化热生火，胃火炽热，受纳腐熟功能亢进，胃纳过甚，而脾运化不及，常呈"胃强脾弱"之征象。脾胃运纳失常，食积郁阻，郁而生热，复使胃火亢盛；脾失健运，运化不力，水湿积聚成痰，痰湿复又困脾；脾运失健，精微不能化生气血正常输布，郁积过多变成膏脂，蓄于肌肤腠理，形成肥胖。总之，肥胖属于本虚标实之证，其多由于饮食不节、痰湿、血瘀、血虚、气滞、气虚等多重因素相互作用而虚实夹杂，从而导致体内气血阴阳紊乱，最终发为肥胖。水湿、痰热、血瘀贯穿其中，是病因也是病理产物。因此，治疗应以清热、利湿、化瘀为准则，同时不忘及时扶正。患者目前仍在服药中，纵观整个疗程，代谢综合征、肥胖都应是持久战，药物治疗的同时，更应注重日常饮食、运动的调整。

（李瑞琦）

发热

祝某，男，5岁，浙江杭州，首诊2021年4月17日。

主诉：发热3天。

病史：3天前出现发热，体温最高39.5℃，感畏寒寒战，鼻塞明显，阵发性咳嗽，流清涕，咽痛，晨起口气明显，纳差乏力，夜间张口呼吸、夜寐不安，大便日解、质干，舌淡红，苔白厚，脉浮数。既往无喘息、过敏史，体重20.0 kg。辅助检查：血常规+CRP：白细胞10.3×10^9/L，淋巴细胞比率12.80%，中性粒细胞比率78.50%，中性粒细胞8.10×10^9/L；超敏CRP全血快速定量，11.02 mg/L。

诊断：西医诊断——急性上呼吸道感染

中医诊断——主病：感冒病　主证：风热袭表证

治法：辛凉解表，解肌清热

处方：柴葛解肌汤加减

柴胡6 g	生葛根12 g	黄芩6 g	炒白芍6 g
桔梗6 g	生甘草3 g	白芷6 g	羌活6 g
生石膏30 g	连翘6 g	青蒿6 g	

颗粒剂3剂，日1剂，冲服，每次1包，1日两次

二诊（2021年4月20日）：口服两剂中药后体温降至正常，鼻塞流涕明显缓解，仍有阵发性咳嗽，故改止嗽散加减口服1周以善其后。

按语：柴葛解肌汤，原载于陶华的《伤寒六书》，是治疗四时感冒的良方。《医宗金鉴·伤寒心法要诀》云："此方陶华所制，以代葛根汤。凡四时太阳阳明少阳合病轻证，均宜以此汤增减治之。"方中羌活配生石膏，辛温配辛寒，师大青龙汤法，发越恋表之风寒，清透内蕴之实热；生葛根配白芷，轻清扬散，有升麻葛根汤意，善解阳明肌肉之热；柴胡配黄芩，寓有小柴胡汤，旋转少阳枢机，引领邪热外出；桔梗配生甘草，轻清上浮，善除胸膈、咽嗌之浮热；炒白芍配生甘草，酸甘化阴，和营泄肌腠之郁热，故能同时兼顾外感邪热之表、里、半表半里3个病理层次，从而发越之，清泄之，引领之，直令其无所遁形。小儿体禀稚阴稚阳，体质尚未完全定型，故而小儿感冒，往往外寒未罢，里热渐盛；或里热渐炽，复感风寒。换言之，小儿感冒高热，纯属风寒或风热者比较少见，而以外寒内热，即客寒包火者居多。若纯用辛温发散，外寒虽去，而内热复炽；纯用辛凉清解，则外寒留恋，内热亦无出路。柴葛解肌汤原方无青蒿，《神农本草经》说青蒿治疗"留热在骨节间"，青蒿善入营分，搜剔蕴伏深藏

之邪热；加入连翘，更重清热解毒之效。患儿连服两天后热退，鼻塞流涕症状明显缓解，二诊咳嗽增多，故用止嗽散加减止咳化痰。嘱避风寒以防复感，忌寒凉之品。

邵师在治疗风热袭表证时，常询问患儿是否伴有畏寒寒战，如有则用柴葛解肌汤加减，往往2~3剂即可退热。

（李瑞琦）

腹痛

郑某，男，8岁，浙江杭州，首诊2021年5月3日。

主诉：腹痛半个多月。

病史：半个多月前吃饭前后出现阵发性腹痛，以脐周为主，并伴有腹胀，无明显呃逆反酸，无呕吐腹泻；平素晨起口气重，胃纳一般，夜寐盗汗，夜间辗转，二便无殊，舌淡，苔薄白。既往体健，无过敏史。查体：脐周有轻压痛，无反跳痛，麦氏点无压痛与反跳痛，四肢末梢温，神经系统检查无殊。

诊断：西医诊断——腹痛

　　　　中医诊断——主病：腹痛病　主证：脾胃不和证

治法：消食导滞，和胃理脾

处方：保和丸加减

　　　生山楂10g　　莱菔子6g　　连翘6g　　炒鸡内金10g
　　　姜半夏6g　　陈皮6g　　茯苓9g　　甘草3g
　　　石菖蒲10g　　蒲公英10g　　麸白芍9g　　黄芩6g
　　　瘪桃干9g　　煅牡蛎12g

　　　　　　　　颗粒剂7剂，日1剂，冲服，每次1包，1日两次

中医外治：穴位贴敷治疗（主穴：中脘、神阙）。

二诊（2021年5月15日）：现腹痛仍有，现有清嗓子样咳嗽，鼻塞鼻痒，平素口气重，胃纳一般，夜寐盗汗，夜间辗转，二便无殊。

诊断：西医诊断——腹痛；急性上呼吸道感染

　　　　中医诊断——主病：腹痛病　主证：肺脾气虚证

治法：温中补虚，理气止痛

处方：黄芪建中汤加减

　　　桂枝6g　　炒白芍9g　　茯苓6g　　生甘草3g
　　　炙黄芪10g　　桔梗6g　　柴胡6g　　煅牡蛎12g

生山楂 9 g　　六神曲 9 g　　大枣 10 g　　白芷 6 g

颗粒剂 14 剂，日 1 剂，冲服，每次 1 包，1 日两次

按语： 患儿家长诉患儿吃饭前后，出现以脐周为主的阵发性腹痛，并伴有腹胀，且平素口气重，由于提及腹痛有规律可循，见于饭前饭后，且有口气，常为脾胃不和之象，所以考虑是食积引起的腹胀腹痛。《证治要诀》云"痛则不通，通则不痛"，故初诊时选择保和丸加减，保和丸是治疗食积的常用方剂，出自《丹溪心法》，全方由山楂、神曲、莱菔子、半夏、陈皮、茯苓、连翘组成，具有消食导滞的作用。方中山楂为君，善消肉食油腻之积，以善化谷食陈腐之积的神曲、善消面食痰浊之积的莱菔子为臣药，辅以半夏、陈皮行气化滞，茯苓健脾渗湿，连翘清热散结，是治疗食积的首选之方。复诊后家长诉患儿服用后腹痛仍存，现有清嗓子样咳嗽，鼻塞鼻痒，而中医认为常见的小儿腹痛主要由腹部中寒、脾胃虚寒、食积所致。患者治疗后，食积好转，但腹痛未除，腹痛未见喜温喜按，故寒证并不明显，以脾胃气虚为主，气虚则易气滞，气滞则易不通，不通则痛，故选用黄芪建中汤加减，黄芪建中汤出自《金匮要略》中"虚劳里急，诸不足，黄芪建中汤主之"。"诸不足"有不同理解：一者气血阴阳皆不足，小建中汤以滋阴和阳、缓急止痛为主，加黄芪益气温阳，则气血阴阳诸不足者均可治疗；二者表里皆虚，加黄芪益气固表，表里皆补，亦可。本方以炙黄芪、大枣、生甘草补脾益气，桂枝温阳气，炒白芍缓急止痛，减去饴糖；加行水益心脾之茯苓；辅以生山楂、六神曲健脾和胃，消食调中；柴胡和解表里；煅牡蛎制酸止痛；白芷、桔梗宣肺利咽，本方举兼顾表里之意，补气止痛，患者服用此方后咳嗽较前好转，腹痛有所缓解，后续服此方。

（李瑞琦）

疳积

李某，男，6 岁，浙江杭州，首诊 2021 年 4 月 24 日。

主诉： 纳差伴形体消瘦两年余。

病史： 家长诉患儿纳差，形体偏瘦，胃纳欠佳，食欲小，夜寐欠安，入睡困难，口气不重，平素脾气大，大便偏烂，日 1 解，平素易感，舌质红，苔白腻。现生长激素治疗中，治疗 6 个月，无过敏史，身高 112 cm，体重 18 kg。

诊断： 西医诊断——消化不良；矮小症

中医诊断——主病：疳病　主证：疳积证

治法： 消积理脾，和中清热

中医外治：刺四缝：取穴四缝，常规消毒后，用三棱针或采血针在穴位上快速点刺，挤压出较多黄白色黏液。

处方：七味白术散

  太子参 12 g 茯苓 9 g 麸白术 6 g 甘草 3 g

  广藿香 6 g 麸枳壳 6 g 炒葛根 12 g 石斛 6 g

  炒土鳖虫 6 g 生山楂 9 g 炒鸡内金 6 g 醋三棱 6 g

  乌梅 3 g 连翘 6 g

         颗粒剂 7 剂，日 1 剂，冲服，每次 1 包，1 日两次

二诊（2021 年 5 月 1 日）：家长诉纳差改善，不会主动叫饿，但可以把饭吃完，无呕吐，睡眠改善，无半夜惊醒，入睡时间较前缩短。面色稍红润，精神尚可，脘腹尚软，舌淡，苔中白腻，脉细。继续点刺四缝穴，可见黄白色液体，量较前减少，处方不变。

三诊（2021 年 5 月 8 日）：家长诉纳差明显改善，会主动叫饿，对吃饭表现明显欲望，睡眠明显改善，好动，夜间汗出较多。面色红润，脘腹软，舌淡，苔薄白，脉细。点刺四缝穴可见少量黄白色黏液，原方加瘪桃干颗粒 6 g，连翘颗粒 6 g，玉竹颗粒 6 g。

四诊（2021 年 5 月 15 日）：家长诉胃纳可，夜寐安，好动，夜间汗出改善。面色红润，脘腹软。舌淡，苔薄白，脉数。点刺四缝穴可见少许白色液体，原方去醋三棱、炒土鳖虫。改中药每日 1 次，后续停点刺四缝穴，中药巩固调理两个月。体重达 20 kg，身高 115 cm。家长甚是满意。

按语：疳证，中医病名，是指由于喂养不当，或因多种疾病的影响，导致脾胃受损、气液耗伤而形成的一种小儿慢性病证。临床以形体消瘦、面黄发枯、精神萎靡或烦躁、饮食异常、大便不调为特征。由于本病起病缓慢，病程较长，迁延难愈，严重影响小儿生长发育，甚至导致阴竭阳脱，猝然而亡。故前人视为恶候，列为儿科四大要证之一。本病相当于西医学营养不良、消化不良。宋代钱乙《小儿药证直诀》提出"疳皆为脾胃病，亡津液之所作也"，认为脾胃为化生气血之源，若小儿脾胃虚弱加之受损则气血津液化生无源，亏耗日久损及五脏，久而成疳。疳，作为病名首见于隋朝《诸病源候论》，现《中医儿科学》将疳证分为 3 类，即疳气、疳积、干疳。该患儿采用了中医外治——针刺放血疗法，是用针具刺破人体特定的穴位和特定的部位，放出少量血液，以治疗疾病的一种方法。本疗法是根据经络学说和针刺原理，用针具刺破特定部位或穴位，以疏通经脉，调理气血，促邪外出。针刺放血能调动人体的免疫机能，激发体内防御机制，达到疏通经络的作用，气血运行无阻，脏腑得充，百骸得养，机体才能强壮。《针灸秘验与绝招》一书中提到："患儿面黄肌瘦，头发打绺，食欲不

振，视其腹部微胀而扪之有青筋或硬块，是为疳积。一般针一次即食欲旺盛，数次痊愈。用该法治小儿疳积，效果极好。"针对该患儿，邵师选用七味白术散，方中太子参为君，甘温益气，健脾养胃。臣以苦温之麸白术，健脾燥湿，加强益气助运之力；佐以甘淡茯苓，健脾渗湿，苓术相配，则健脾祛湿之功益著。使以甘草，益气和中，调和诸药。四药配伍，共奏益气健脾之功。加以广藿香和中，连翘清热、炒葛根、石斛益胃生津，养阴清热，炒土鳖虫破气逐瘀，醋三棱行气消积，生山楂、炒鸡内金、乌梅健脾消食。患儿放血疗法及服药后，食欲明显增加，继续守方巩固治疗。

邵师认为该病临床多属虚实夹杂之证，故要辨清虚多还是实多。若患儿疳积初起，或虽日久但体质尚实，可予消多补少，点刺四缝穴次数在4~8次；病久体质极虚者，可补多消少，点刺四缝穴在2~4次。此外，还有三补七消、七补三消、半补半消，或九补一消等，视患儿具体情况而定，临床灵活运用，每获良效。邵师认为疳积日久易有血瘀之象，表现为患儿面色少华，毛发干枯，性情烦躁。三棱，味苦平无毒，入肝、脾经，功用为行气、消积、破血、止痛，适用于治疗癥瘕积聚、气血凝滞、心腹疼痛、胁下胀痛等证。《本草经疏》谓："三棱，从血药则治血，从气药则治气，癥瘕积聚结块，未有不由血瘀、气结、食滞所致。苦能泄而辛能散，甘能和而入脾，血属阴而有形，此所以一切凝结停滞有形之坚积也。"土鳖虫，味咸性寒，有毒，归肝经，《本草纲目》言其行产后血积，折伤瘀血，治重舌木舌口疮，小儿腹痛夜啼。其具有破瘀生新、攻坚破积、通经止痛之功效。故在疳积中加入此二味药能获奇效，但须掌握尺度，中病即止，待疳化积散，即去此药，再行调补。

（李瑞琦）

干燥综合征

毛某，女，15岁，浙江杭州，首诊2021年2月15日。

主诉：口干、眼干、喜饮半年余。

病史：半年前出现口干、眼干，喜饮水但量不多，腰膝酸痛，头晕耳鸣，常感乏力，心烦潮热，胃纳一般，夜寐欠安，小便可，大便干，舌淡红，少苔，脉细数。半年前浙江大学医学院附属第二医院确诊为"干燥综合征"，家族有"类风湿关节炎"病史，无过敏史。辅助检查：查尿常规阴性，白细胞偏低。

诊断：西医诊断——干燥综合征

中医诊断——主病：燥症　主证：阴虚火旺证

治法：清热养阴，生津润燥

处方：黄芪 12 g　连翘 9 g　石斛 6 g　甘草 3 g
柴胡 6 g　太子参 12 g　北沙参 9 g　茯苓 12 g
炒白术 9 g　炒白芍 9 g　桂枝 9 g　当归 9 g
黄芩 9 g

颗粒剂 14 剂，日 1 剂，冲服，每次 1 包，1 日两次

二诊（2021 年 2 月 27 日）：口干、眼干较前好转，胃纳可，夜寐安，二便无殊，舌淡红，苔薄白，脉偏数。处方：上方去连翘，加拳参 9 g，枸杞子 9 g。颗粒剂 14 剂，1 日两次，水冲服。

按语：干燥综合征属于中医学"燥证"范畴，若伴关节疼痛者可称为"周痹""燥痹"。病因：先天禀赋不足，阴虚燥热之体；后天劳倦，久病失养；外感风、暑、燥、火四邪，阳热亢盛，导致津伤液耗，阴血亏虚，清窍失于濡润，日久瘀血痹阻，络脉不通，累及皮肤、筋骨，深入脏腑而成本病。燥者，有外燥、内燥两种。多数医家认为干燥综合征以内燥为多。《黄帝内经》有云："燥胜则干。"有人在《素问玄机原病式》中指出："诸涩枯涸，干劲皴揭，皆属于燥。"人身素体之阴液不足，或久病劳伤、术后、产后，阴精受损加之年高体弱或失治误治等，均可导致津伤液燥，诸窍失却濡养，而生内燥，阴虚液亏，精血不足，清窍失于濡润，病久瘀血阻络血脉不通，累及皮肤黏膜、肌肉关节，深至脏腑而成干燥综合征。有燥证之象，又非外感燥邪或某种因素直接所致，实乃燥邪日盛，蕴久成毒，煎灼阴津，伤及肺、胃、脾、肝、肾等脏腑，伤津伤血，乃至关节、经络、肌肤不充、不荣、不润、不温，故口眼、皮肤黏膜干燥，甚者并发关节或肌肉疼痛。该患儿有"类风湿关节炎"家族史，但查尿常规阴性，白细胞偏低，症状轻，初诊的方子考虑逍遥散合黄芪建中汤加减，其中黄芪建中汤于小建中汤内加黄芪，是增强益气建中之力，阳生阴长，诸虚不足之证自除。张景岳云："善补阳者，必于阴中求阳，则阳得阴助而生化无穷；善补阴者，必于阳中求阴，则阴得阳升而泉源不竭。"因患儿未见气短胸满之证故去生姜，且大枣、饴糖于此患儿可不用，运用逍遥散加减，去生姜、薄荷，柴胡疏肝解郁，以顺肝性；当归、炒白芍养肝血，柔肝体，帮助柴胡恢复肝正常的顺达之性；炒白术、茯苓益气健脾，促进气血生化；甘草配合茯苓、炒白术以益气健脾，配炒白芍以缓急止痛，加连翘清热解毒，石斛、北沙参益胃生津，滋阴清热，太子参补益脾肺，补气生津。复诊患儿好转，方药中将连翘改为清热解毒作用更甚的拳参，加枸杞子养肝、滋肾、润肺，由此更兼顾五脏。邵师认为儿童相对成人有其特有的生理病理特点，生理上表现为脏腑娇嫩、形气未充，生机蓬勃、发育迅速；病理上表现为发病容易、传变迅速，脏气清灵、易趋康复。故在治疗虚证时无须用大补之品，只需平补之品以四两拨千斤之意达到治疗的效果，中病即止，无须长期口服药物，一般疗程控制在 1~3 个月。

（李瑞琦）

过敏性紫癜

刘某，女，8岁，浙江杭州，首诊2021年1月2日。

主诉：发现四肢瘀点、瘀斑1年余。

病史：1年余前患儿双足、双手出现瘀点、瘀斑，经住院治疗后症状缓解，现左踝关节上方可见瘀点、瘀斑，口渴，胃纳可，夜寐一般，大便偏干，舌质红绛，苔薄，脉数。既往史：青霉素过敏史。辅助检查：尿常规+比重：隐血，+－（0.3）cel/μL；红细胞3/μL。

诊断：西医诊断——过敏性紫癜

中医诊断——主病：紫癜　主证：阴虚火旺证

治法：滋阴清热，凉血化瘀

处方药：生地黄9g　茜草9g　白茅根12g　紫苏叶6g
蒺藜10g　连翘6g　赤芍6g　徐长卿9g
茯苓12g　麸白术6g　桔梗6g　墨旱莲9g
女贞子6g

颗粒剂7剂，日1剂，冲服，每次1包，1日两次

二诊（2021年1月9日）：现患儿无新发皮疹，无发热，无尿痛尿频，胃纳尚可，无明显口气，夜寐安，大便日解。辅助检查：尿常规+比重：红细胞123/μL↑。处方：上方去紫苏叶、麸白术、桔梗，加半枝莲12g，仙鹤草9g，泽泻6g。共7剂，日1剂，冲服 每次1包，1日两次。

三诊（2021年1月16日）：病史同前，偶有咳嗽，辅助检查：尿常规+比重：结晶，+++；红细胞12/μL；白细胞8/μL。处方：上方去泽泻，加车前草9g，桔梗6g，共7剂，日1剂，冲服 每次1包，1日两次。

四诊（2021年1月23日）：病史同前，辅助检查：尿常规+比重：红细胞102/μL↑；白细胞3/μL。处方：上方去连翘，加焦栀子6g，荆芥9g，共7剂，日1剂，冲服 每次1包，1日两次。

五诊（2021年1月30日）：病史同前，辅助检查：尿常规+比重：隐血，1+；红细胞，6/μL↑。处方：去桔梗、仙鹤草、车前草、荆芥，加连翘、忍冬藤，共7剂，日1剂，冲服 每次1包，1日两次。

按语：过敏性紫癜是一种主要累及毛细血管的变态反应性疾病，临床特点除皮肤紫癜外，常有过敏性皮疹、关节肿痛、腹痛、便血和血尿等。感染、药物、食物等均可成为本病的相关因素。起病多较急，多见于6岁以上的儿童与青年。本病属中医

"血证"范畴。皮疹多见于下肢及臀部，两侧对称，以近关节伸面为多，为高出皮面的鲜红到深红色丘疹、红斑或荨麻疹样，大小不一，有时发痒。有些患儿可出现无定位的腹部隐痛或阵发性绞痛；或有膝、踝等处关节肿痛及出现血尿。紫斑病发于营血，显于皮肤，但病变在胃腑。《医学入门》说其"乃胃虚火游于外"。《外科正宗》言其为"邪毒传胃"。胃浊不降，虚火内生，血热妄行，故发紫斑。邵师认为在过敏性紫癜的发生发展过程中，其病位是由表入里，其病情是由浅入深，其总病程符合卫气营血传变的一般规律，即前驱期为温邪初犯人体、卫表失宣；发病期为温邪深入营血、灼伤血络、动血耗血；迁延期为病邪将衰、正气受损，故以温病学理论为指导，将其分为邪犯卫表期、邪入营血期及正虚邪恋期3期，分期论治过敏性紫癜。本案患儿发病时间长，反复发作，缠绵难愈，属于正虚邪恋期，患儿有口渴，大便偏干，舌质红绛，脉数，属于阴虚火旺证。故以滋阴降火、凉血止血为治则。自拟方中运用了清热生津、滋阴养血的生地黄；茜草凉血止血，活血化瘀，且止血而不留瘀；白茅根因其凉血止血、清热利尿的功效，配伍利水渗湿的茯苓可用于尿血；连翘加上桔梗，清热解毒；赤芍更重清热凉血，散瘀止痛；蒺藜、徐长卿祛风止痒；紫苏叶、麸白术健脾行气和胃；墨旱莲配伍女贞子，凉血止血的同时滋补肝肾。二诊因患儿胃纳可，去掉了和胃的紫苏叶和麸白术，以及佐使的桔梗，辅以泽泻，更重利水渗湿；因其尿常规检查中红细胞指标高，故加入清热止血的半枝莲，收敛止血的仙鹤草。三诊将泽泻换成清热解毒利尿的车前草，佐以桔梗利咽。四诊因尿常规检查中红细胞指标升高明显，去桔梗，加入清热解毒利尿的半枝莲，凉血止血的焦栀子，佐以荆芥，更重止血之效。

（李瑞琦）

慢性荨麻疹

王某，女，7岁，浙江杭州，首诊2021年4月10日。

主诉：反复荨麻疹3年。

病史：手腕及全身散在皮疹，伴身痒，每年春季易发，自服"开瑞坦、西替利嗪"等抗过敏药效果不佳，胃纳欠佳，夜寐欠安，入睡困难，二便无殊，舌质红，苔黄腻，脉濡数。既往有哮喘、过敏性鼻炎史。辅助检查：无。

诊断：西医诊断——慢性荨麻疹

中医诊断——主病：瘾疹　主证：湿热内蕴证

治法：清热利湿，祛风止痒

处方：黄芩6g　桑叶9g　　连翘6g　　徐长卿9g

蒺藜 9 g　茯苓 9 g　　炒白芍 9 g　桂枝 6 g
防风 6 g　醋五味子 3 g　乌梅 3 g　　甘草 3 g
银柴胡 6 g

颗粒剂 7 剂，日 1 剂，冲服，每次 1 包，1 日两次

二诊（2021 年 4 月 17 日）：病史同上，散发皮疹伴瘙痒仍有，纳寐一般，入睡困难，二便调，舌质红，苔厚，舌根黄腻，脉数。上方去桂枝、炒白芍、桑叶，加焦栀子 6 g，忍冬藤 15 g，赤芍 6 g，地肤子 9 g，金银花 10 g，炒苍术 6 g，连翘 6 g，共 14 剂，日 1 剂，冲服，每次 1 包，1 日两次。

三诊（2021 年 5 月 2 日）：病史同上，散发皮疹基本未见，皮肤无瘙痒感，纳寐较前明显改善，二便调，舌质淡红，苔薄白，脉数。上方去焦栀子、忍冬藤、赤芍、金银花、连翘，加钩藤 6 g，莲子 6 g，太子参 6 g，共 14 剂，日 1 剂，冲服，每次 1 包，1 日两次。

按语：荨麻疹，归属中医学的"瘾疹"范畴，其致病因素错综复杂。《黄帝内经》有云："少阴有余，病皮痹瘾疹。"历代医家认为瘾疹致病因素以素体先天不足、脏腑功能失调为主，外以风、寒、湿、热等邪气侵袭，饮食失宜为主，具体可分为以下几方面：①外感六邪，《诸病源候论》记载"人皮肤虚，为风邪所折，则起瘾疹"，明确指出了瘾疹的主要病因以"外风"为主。而湿邪所本有黏腻、缠绵的特征，恰好与小儿慢性荨麻疹病情反复、缠绵难愈的特点有相似之处。②饮食失宜，小儿平素多食海鲜、辛辣油腻等生发之品，易导致胃肠湿热蕴结，内不得泄，外不得宣，郁遏皮肤腠理之间而诱发本病。③脏腑失调，小儿心肝常有余，肺脾肾常不足。④先天与体质，《儒门事亲》载："凡胎生血气之属，皆有蕴蓄浊恶热毒之气。有一二岁而发者，有三五至七八岁而作者，有年老而发丹瘭瘾疹者。"这说明了小儿荨麻疹的发病与其母亲平时饮食辛辣厚味、内生湿浊热毒有关。该患儿反复发荨麻疹，且春季易发，结合患儿病史，可知外风相兼热邪致病，且《医宗必读·真中风》中提到"治风先治血，血行风自灭"，组方应以清热凉血为主，辅以燥湿利湿，祛风止痒。邵师以过敏煎加味治疗，方中银柴胡味甘，性微寒，有滋阴清虚热之功；醋五味子、乌梅酸涩收敛，归肺经之品；乌梅常用于敛肺止咳，涩肠止泻，在此方中取其生津收敛之功；醋五味子味甘以益气，酸主收敛，归肺经，故益气敛肺；防风味辛、甘，性温，祛风胜湿止痒；甘草味甘性平，清热解毒，调和诸药。银柴胡与防风相配伍寒热并用；醋五味子、乌梅与防风共用，防风走表而散风御邪，为"风药中之润剂"，醋五味子、乌梅收敛益气，体现了散中有收，顾护正气，祛除邪气。五味药物相配，寒热共济，有收有散，收者可以顾护其根本，散者可以祛除其病邪，且有升有降，有补有泄，调和阴阳。患儿舌质红，苔黄腻，脉濡数，可见湿热内蕴，方药中加入桑叶疏散风热；黄芩、连翘

清热解毒；茯苓利水渗湿；炒白芍敛阴止汗，加徐长卿、蒺藜祛风止痒；桂枝祛风解表。二诊后，患儿舌质红，舌根黄腻，湿热之症明显，故去桂枝、炒白芍、桑叶，以清热祛湿为主，赤芍、焦栀子共奏清热凉血之效；金银花、连翘、忍冬藤、黄芩主清热解毒之效；地肤子清热利湿；炒苍术祛风燥湿健脾；茯苓利水渗湿；徐长卿、地肤子祛风止痒，甘草调和诸药。三诊，患儿皮肤症状明显改善，以健脾、调脾善其后。由此可见，该患儿应考虑湿邪黏腻缠绵、火热燔灼生风动血，瘾疹发作时常伴瘙痒难耐，应本于急则治其标，以祛风止痒为主；缓则治其本之法，兼以祛风清热、养血凉血之法以扶正祛邪。

邵师认为小儿慢性荨麻疹病因复杂，病程长，易复发。目前，该病发病机制尚不完全清楚，尽管近年来已开发出安全有效的抗组胺药制剂，但治疗效果常不令人满意。服药时症状可暂时控制，但停药后易复发。荨麻疹中医称为瘾疹，认为其病因病机多为患儿体质偏颇或脏腑功能障碍，风、寒、湿、热、饮食不适当等外因也可引起。抓住"风邪为百病之长"这一特点，将祛风止痒法贯穿始终，同时顾护脾胃，并在此基础上加益气养血、清热、散寒等中药化裁。由于慢性荨麻疹反复发作严重影响患者的生活质量，临床治疗中应重视疏导患者的情绪，调护饮食起居，指导患者适当锻炼身体，以提高自身免疫力，达到"正气内存，邪不可干"的目的。

（李瑞琦）

擦腿综合征

郑某，男，3岁，浙江杭州，首诊2018年5月23日。

主诉：反复睡前蹭动1个多月。

病史：患儿近1个月来每晚睡觉前喜欢伏卧在床上，拱起屁股，来回蹭动，且不愿旁人打搅，每周3～4次，发作期间伴面赤汗出，数分钟后停止，恢复正常。平素喜甜食，汗多，喜趴着睡，夜寐辗转。晨起伴有口气，胃纳及二便无殊。舌尖红，苔薄黄，脉偏数。既往无癫痫病史。

诊断：西医诊断——情感交叉擦腿综合征
　　　中医诊断——主病：慢惊风病　主证：心肝火旺证

治法：清心安神，平肝熄风

方药：白茅根10 g　玄参9 g　　生地黄6 g　淡竹叶6 g
　　　蒲公英6 g　石菖蒲6 g　钩藤6 g　　蝉蜕3 g
　　　连翘3 g　　生甘草3 g

颗粒剂 7 剂，日 1 剂，冲服，每次 1 包，1 日两次

二诊（2018 年 5 月 30 日）：患儿上周睡前蹭动发作两次，口气较前缓解，舌红，苔薄，脉偏数。处方：上方去蒲公英，加灯芯草 3 g，石决明 10 g，天麻、柴胡、郁金各 6 g，7 剂，用法用量同上。

三诊（2018 年 6 月 7 日）：患儿上述症状基本缓解，其间发作 1 次，夜寐较前安稳，晨起无明显口气，胃纳及二便无殊，舌淡红，苔薄白，脉偏数。予以上方 7 剂巩固，用法用量同上。

按语： 情感交叉擦腿综合征，是小儿通过擦腿引起兴奋的一种行为障碍，发病年龄一般为 1～5 岁，女孩多于男孩。其发病之表现，可作为《小儿药证直诀》导赤散所主"夜间发搐"之类证。本病初起多因阴部湿疹或局部炎性反应引起外阴发痒，患儿摩擦止痒而引起兴奋，后反向得到强化发展而来，是人体器官对外界反应的表现，属于有意识的习得行为。本案患儿心肝有余而脾肾不足，又素喜甜食，日久成热，心属火脏，人有热则心火同气相求，且易急躁，郁怒伤肝，肝火上炎，与心火相合，故本案可辨证为心肝火旺之证。肝肾二脏皆有相火，而其系上属于心。心者，君火也，为物所感则易动，心动则相火易动，故出现夹腿、摩擦阴部等症状；心火亢盛则面红；《幼科发挥·心所生病》载"心属火恶热，心热则烦，多夜啼"，故出现寐不安；心火下移小肠则见小便短赤。肝盛有余，则烦躁易怒；舌红，苔黄，脉数，均是相火妄动之象，故治以清心平肝泻火。方用导赤散化裁，起到清心安神、平肝熄风之效。方中以导赤散方（生地黄、淡竹叶、白茅根、生甘草）为君，清泻相火；钩藤、蝉蜕平肝熄风；连翘清心泻火，玄参滋阴降火；蒲公英、石菖蒲二者为用，是邵师常用药对，清热化痰、化浊开窍、除口中秽气。全方取仲阳之法，清心平肝而滋肾。二诊患儿发作频次较前减少，口气较前缓解，此为内热渐去之象，故上方去蒲公英，加灯芯草、石决明、天麻、柴胡、郁金为伍，更添清心平肝之功。三诊患儿发作次数进一步减轻，守前方以巩固疗效。后患儿随访至今未有发作。纵观全程用药加减，以脏腑辨证，取法钱仲阳，清心安神，平肝熄风为治，效如桴鼓。

邵师认为，该病患儿多有肾不足而心肝有余之象。肾水不足，受偏颇之气，则易热积于心肝。心气热则心胸亦热，故而平素喜伏卧，合面睡，有就冷之意也；肝气热则易上扰、动风，肝络阴器，故见发作有时，面赤若血，来回蹭动。经云："阳入于阴则寐"，因之阳偏盛，阴不能制，故于夜间睡前好发。根据小儿生理病理特点，从君火相火理论出发，认为核心病机在于君相失调，相火妄动，故临床治疗中应以恢复君相之位为总体治则，根据患儿的临床特点，分别从不同角度进行辨证，给予养心安神、宁熄君火，滋水涵木、引火归原，清利湿热、相火安位的具体治则。

（田浦任）

焦虑症

黄某，男，11岁，首诊2017年10月8日。

主诉：情绪焦躁1周余。

病史：患儿因受老师批评后出现脾气急躁，时有焦虑不安，诉平时易感疲劳乏力，胃纳欠佳，口气重，夜寐多梦，二便尚调，舌尖红，苔薄黄，脉偏数。辅助检查：汉密顿焦虑量表结果提示肯定焦虑。

诊断：西医诊断——焦虑状态

中医诊断——主病：躁症　主证：心肝火旺证

治法：清心除烦，疏肝解郁

处方：
生地黄6g	淡竹叶6g	柴胡6g	姜半夏6g
陈皮6g	炒白芍6g	茯苓6g	连翘6g
炙甘草6g	白茅根10g	黄芩10g	大枣10g
炒鸡内金10g	生山楂10g	浮小麦12g	

颗粒剂7剂，日1剂，冲服，每次1包，1日两次

二诊（2017年10月15日）：患儿情绪较前稳定，胃纳见佳，夜寐欠安，现时有鼓嘴动作，舌尖红，苔薄黄，脉偏数。处方：予上方去炒鸡内金、生山楂、黄芩，改茯苓为茯神，加蝉蜕3g，钩藤、薄荷各6g，生牡蛎12g，共7剂。

三诊（2017年10月22日）：患儿情绪较前好转，夜寐见安，鼓嘴巴动作频率较前减少，胃纳欠佳，舌淡红，苔薄白，脉偏数。处方：予上方去薄荷、蝉蜕，改茯神为茯苓，生山楂10g，共7剂。随访至今患儿情绪基本稳定。

按语：焦虑症是指儿童对周围事物感受的一种不愉快的体验，以烦躁不安、整日紧张、无法放松为特征。儿童一般在发生一些负性生活事件，如和家长分离、学习紧张、被师长批评等之后容易导致焦虑。根据其病证特点，中医上可将其归为"脏躁""躁症"。邵师认为，小儿生理心肝常有余，易外感邪气，内伤情志而致热郁心肝。本病病因临床上多由内伤情志所致，故治疗上，用导赤散合甘麦大枣汤化裁，拟清心除烦、疏肝解郁之效。方中以导赤散方（生地黄、淡竹叶、白茅根、甘草）为君，清心除烦；再取大枣、浮小麦，是为甘麦大枣汤，补心养肝，益阴除烦。柴胡疏肝理气，炒白芍柔肝养阴，茯苓健脾宁心，连翘、黄芩清心泻火，姜半夏、陈皮健脾化痰，火得泻，脾得运，痰得消，而不致痰热扰神，炒鸡内金、生山楂健脾消食。二诊患儿情绪较前稳定，胃纳见佳，故上方去炒鸡内金、生山楂、黄芩，然夜寐欠安，将茯苓改

茯神，加生牡蛎以重镇安神；时有鼓嘴，此为风动也，以加钩藤、蝉蜕、薄荷熄风平肝。三诊患儿诸症减轻，舌脉趋平，胃纳欠佳，故去薄荷、蝉蜕，茯神改茯苓以助健脾，加炒鸡内金、生山楂消食开胃。

（田浦任）

刻板性运动障碍

苏某，男，6岁，首诊2017年9月23日。

主诉：行为障碍伴午后低热1个多月。

病史：患儿近1个月来出现反复无意识伸舌头舔舐上衣，伴有午后潮热，体温波动在37.2～37.9℃，脾气大，胃纳欠佳，稍有口气，夜寐尚可，二便无殊，舌尖红，苔薄黄，脉细数。既往无热性惊厥史，无癫痫病史。

诊断：西医诊断——刻板性运动障碍

中医诊断——主病：慢惊风病　主证：心肝火旺证

治法：清心除热，平肝熄风

处方：生地黄6g　　淡竹叶6g　　连翘6g　　枸杞子6g
　　　白茅根10g　鸡内金10g　生山楂10g　钩藤9g
　　　生甘草3g

颗粒剂5剂，日1剂，冲服，每次1包，1日两次

二诊（2017年9月27日）：患儿舔舐衣服动作较前减少，午后时有低热，胃纳见佳，舌尖红，苔薄黄，脉偏数。处方：上方去鸡内金、生山楂，加薄荷、柴胡、黄芩，共5剂。

三诊（2017年10月2日）：药后患儿体温基本正常，舔舐衣物动作见少，舌尖红，苔薄黄，脉偏数。继上方，共7剂。

按语：刻板性运动障碍是指一种随意的、反复的、无意义的（常为节律性）运动，常表现为摇摆躯体、摇摆头颅、舔唇、捻发、咬指甲、吮拇指或挖鼻孔等。有学者认为其主要与受不良环境影响、神经机能紊乱、遗传素质等有关。中医未有相符的病名，舌者，心之苗窍也。本案患儿反复伸舌舔舐上衣，午后潮热，舌尖红，苔薄黄，脉细数，此为心经积热兼肝风上扰也。且此案所见诸症符合《小儿药证直诀》中导赤散所主的"日午发搐"一文。故以导赤散加减，起到清心除热、平肝熄风之效。方中以导赤散方（生地黄、淡竹叶、白茅根、生甘草）为君，共奏清心凉血、泻火除烦之效，钩藤平肝熄风，鸡内金、生山楂消食开胃，连翘清心除热，枸杞子滋养肝阴，母子同

治。二诊患儿舔舐衣物动作较前较少，胃纳见佳，故上方去鸡内金、生山楂，舌脉示心肝积热未去，加柴胡疏肝理气，薄荷疏肝散风，清利头目，黄芩清上焦积热。三诊患儿症状减轻，故予上方继续巩固治疗。

患儿午后潮热，并伴有不自主舔舐衣物动作，《小儿药证直诀·日午发搐》载："因潮热，巳、午、未时发搐……此心旺也，当补肝治心。治心，导赤散、凉惊丸。"其状如条文所书，治以导赤散加减，获得满意疗效。邵师认为，在疾病发生发展过程中，要重视小儿心肝常有余的生理特点。临床上小儿精神障碍疾病，如注意力缺陷多动障碍、抽动障碍、夜惊、情感交叉擦腿综合征等，多因小儿心肝常有余的特点上，加之七情外伤等因素刺激下出现相应症状。立足临床，发挥经典，邵师应用导赤散从心论治，临床疗效甚佳。

（田浦任）

头晕

鲁某，女，10岁，首诊2016年5月11日。

主诉：头晕1周余。

病史：患儿1周来出现晨起时头晕不适，头胀，时有恶心欲吐之感。伴有腰痛，痛不可触，亦不能久坐，患儿自诉端坐20分钟左右即觉腰部不适。就诊时有发热，体温最高39.3℃。平素胃纳一般，大便数日1行，偏干，易出血，夜寐尚可。舌红，苔薄白，脉浮数。2016年5月11日本院骨科查脊柱正位片示腰椎侧弯。

诊断：西医诊断——头晕
　　　　中医诊断——主病：头痛病　主证：风热上犯证

治法：疏风解表，清利头目

处方：

川芎10g	荆芥10g	黄芩10g	石菖蒲10g
菊花10g	枳实10g	防风6g	白芷6g
薄荷6g	郁金6g	蝉蜕3g	生甘草3g
细辛2g			

颗粒剂9剂，日1剂，冲服，每次1包，1日两次

二诊（2016年5月20日）：患儿服药后未再有头晕不适，亦未见有恶心不适之感，腰部酸痛见轻，体温就诊回家后次日即正常。家长诉患儿从小便秘，上方服用后大便有所好转，2~3日1解。邵师嘱平素多饮水，注意坐姿、睡姿。

按语：头痛是由多种原因造成的一种症状，临床常见有外伤、鼻窦炎、颈椎不适、

高热等。本案患儿近来时有头晕头痛，感恶心不适，亦伴有腰痛，辅助检查示腰椎侧弯。舌红，苔薄白，脉浮数，此为风热上扰之证也。川芎茶调散出自《丹溪心法附余》，具有疏风止痛、清利头目之用。方中重用川芎，川芎善于祛风活血，是"诸经头痛之要药"也；荆芥与防风为伍，疏风解表；白芷、细辛相伍，以散寒止痛，白芷走阳明，细辛通少阴；菊花、薄荷、蝉蜕皆能熄风散热，并能清利头目，黄芩清泻上焦，石菖蒲、郁金解郁开窍化浊，枳实行气通腑，生甘草调和诸药。二诊时患儿即头晕见愈，诸症见轻，遂未再过多药物治疗，叮嘱平素注意姿势。

本案首诊即得满意疗效，正所谓"小儿脏气清灵，随拨随应"。邵师认为，川芎茶调散中配伍大量辛窜走窍药物，兼顾了风、寒、湿等头痛的致病因素，因此若辨证属风邪为患，随证加减得当，则外感头痛皆可应用。但小儿体属"纯阳"，生机蓬勃，脏气清灵，用药应及时，量要适宜，川芎药性温和，祛风止痛，达邪外出，效果甚佳，临床用量宜足，量少则力不济。但小儿对药物反应敏感，不耐攻伐，若用药不当则易耗伤正气，应注意中病即止。

（田浦任）

消化不良

马某，女，8岁，首诊2020年6月。

主诉：胃纳欠佳1个月。

病史：1个月前患儿外感愈后出现胃纳不佳，食欲减退，进食量减少，时有呃逆，口气尚可，夜寐安，平素喜趴睡，时感乏力，大便偏稀，1～2日1解，舌淡红，苔白腻。

诊断：西医诊断——功能性消化不良

中医诊断——主病：厌食病　主证：脾胃气虚证

治法：健脾益气

方药：太子参10 g　茯苓6 g　白术6 g　甘草3 g
　　　　陈皮6 g　　苍术6 g　姜半夏6 g　生山楂6 g
　　　　焦六神曲6 g　厚朴花6 g

　　　　　　　颗粒剂7剂，冲服，日1剂，分两次温服

按语：小儿由于脏腑娇嫩，功能尚未健全，若喂养不当、久病伤脾或先天不足皆会引起脾胃损伤，运化失健而致厌食。本案患儿平素时常感乏力，喜趴睡，大便偏稀为脾虚之象，加之外感后及暑湿季节出现脾虚夹湿之症表现为苔白腻。故治以健脾益气，方选异功散加味治疗。异功散为四君子汤加陈皮，主治小儿消化不良属脾虚气滞者，在四君子基础上加陈皮，意在行气化滞，醒脾助运，符合注重运脾而非一味补脾的思想。名医张山雷指出："陈皮一味，果有异功，以视局方四君子未免呆笨不灵者，洵是放一异彩。仲阳灵敏，即此可见一斑。"汪昂在《医方集解》中说："治脾胃者，补其虚，除其滞，调其气而已。"方中太子参、茯苓、白术、甘草健脾益气。其中，太子参味甘、微苦，性平，健脾益气，养胃护阴，常用于治疗脾虚食少、倦怠乏力等症，与消食化积之药相伍，更增加其运化水谷之功能；白术健脾燥湿，与苍术、茯苓相配伍可加强健脾除湿的功效；苍术燥湿健脾，厚朴花、陈皮醒脾助运，调中行胃肠滞气；生山楂、焦六神曲消食开胃，故脾虚当补，脾健则运，脾运则能食。全方共奏运脾化湿、行气开胃之功。邵师认为浙江地处东南沿海，气候温热，湿热之邪易困脾，调理脾胃忌呆滞，要注重脾胃之气的升降，在补益脾胃的同时，常配伍调气、理气之品，如柴胡、枳壳、麦芽、砂仁等。

（刘　玥）

变应性鼻炎

何某，男，7岁，首诊2021年9月11日。

主诉：反复鼻塞、流涕、喷嚏1个多月。

病史：患儿反复鼻塞流涕1个多月，外院诊断为"变应性鼻炎"，曾使用内舒拿喷鼻及生理盐水洗鼻，未见明显好转，重则伴有头痛头晕，注意力难以集中。刻诊：现症见鼻塞流涕明显，喷嚏较多，晨起黄绿色脓涕为主，时有鼻痒，伴有头痛，夜寐一般，张口呼吸，打鼾，二便无殊，舌淡红，苔薄白。

诊断：西医诊断——变异性鼻炎

中医诊断——主病：鼻鼽病　主证：风邪偏盛证

治法：祛风散邪，宣通鼻窍

方药：川芎6g　荆芥10g　细辛2g　白芷6g
　　　薄荷6g　甘草3g　羌活6g　广藿香6g
　　　黄芩9g　桔梗6g　桑白皮9g　防风9g
　　　辛夷6g　苍耳子6g

颗粒剂14剂，日1剂，冲服，每次1包，1日两次

二诊（2021年9月25日）：患儿服药14剂后诸症明显减轻，夜间鼻塞明显，呼吸欠畅，鼻音重，于上方基础上加皂角刺6g，路路通9g，露蜂房3g，继守上方治疗两个多月，随访病情稳定。

按语： 本案中以川芎茶调散作为基础方，川芎茶调散原方出自《太平惠民和剂局方》，集辛散祛风之品于一方，本方原为治疗外感风邪头痛所设，主治偏正头痛或巅顶头痛，伴目昏鼻塞、恶风发热等，具有较好的疏散风寒、活血透窍的作用。邵师认为，变应性鼻炎在发作初期常由风邪而引起，就发病部位而言：风为百病之长，易袭阳位，人体上半部位属于阳位，同气相引，故风邪致病易犯处于上部的肺及鼻窍。就发病特点而言：风性轻扬开泄，风邪犯肺致肺气宣降失司，津液失摄，故流涕；风甚则痒，其性善动而走窜不定，故本病常伴有鼻痒、目痒、身痒等。故疏风通窍为治疗鼻鼽的总治则，贯穿始终，尤其在发病初期。在用药方面，《素问·宣明五气篇》有言："肾为欠为嚏。"足太阳膀胱经，与肺经互为表里，主一身之表；足厥阴肝经与手太阴肺经交于肺中，可见阳明经、少阴经、太阳经、厥阴经均与鼻密切相关，故治疗鼻病时常可选用与鼻相关的各经药治疗。风邪在上，选药必以质轻升达之品，方能直捣病所，诸风药具有风之性，风药质清轻，性上行，正如李东垣所云："高巅之上，惟风可到。"故外邪自表侵袭经络，上犯头面诸窍，清阳之气受阻，气血运行不畅，道路被遏，而致头痛、鼻塞症状明显。而川芎茶调散全方有疏风止痛清利之功，用于治疗鼻鼽病症，收效显著。方中川芎为君，辛温香窜，为血中气药，上行头目。荆芥、薄荷为臣药，疏风透邪，清利头目。羌活、白芷疏风止痛，细辛温肺散寒、宣通鼻窍，防风疏散上部风邪，辛夷、苍耳子宣通鼻窍，共为佐药。甘草益气和中，调和诸药，为佐使。桔梗宣肺利咽，载药上行，广藿香芳香通窍，黄芩清热燥湿，全方集多味辛散疏风药于一方，主以温燥升散，少佐苦寒沉降，升散有度。二诊时患儿鼻塞较重，故加路路通、皂角刺以增强疏络通窍之功。

（刘 玥）

单纯性肥胖

李某，男，10岁2月，首诊2021年8月16日。

主诉： 体重增长明显两年。

病史： 平素多食，喜碳酸饮料，饥饱无度，近1年身高生长缓慢，≤4 cm，故来就诊。刻下见患儿形体宽胖，脾气急，入睡晚，身体困重，肢体困倦，懒言少动，大便臭黏，小便黄。身高146 cm，体重50 kg，BMI 23.5 kg/m²。体胖，舌胖苔白腻，脉滑。骨龄评估：11岁9月，预测身高（171.2±2）cm。

诊断： 西医诊断——单纯性肥胖

中医诊断——主病：肥胖病　主证：痰湿内盛证

治则：利湿化痰，消脂助长

处方：茵陈 10 g　　蒲公英 6 g　　黄芩 9 g　　荷叶 10 g　　姜半夏 6 g
　　　茯苓 9 g　　决明子 12 g　　柴胡 6 g　　焦栀子 6 g　　连翘 6 g
　　　枳壳 6 g　　石菖蒲 10 g　　赤芍 10 g　　大枣 10 g　　补骨脂 9 g
　　　川牛膝 9 g　　伸筋草 9 g　　炒鸡内金 9 g　　苍术 9 g

颗粒剂 7 剂，日 1 剂，冲服，每次 1 包，1 日两次

起居调摄：嘱咐家长调整饮食结构，控制进食量；减少碳水、高脂食物摄入，增加蔬菜比例，保证蛋白、微量元素摄入；根据体质和体重，制定适当时长和强度的体育锻炼，保证充足的睡眠时间。

二诊（2021 年 9 月 6 日）：体重 48.9 kg，较前减轻，服药后无不适，夜寐欠安，入睡难。舌尖红，舌体胖，苔白厚，脉弦滑。上方去决明子、柴胡、连翘、枳壳、赤芍、伸筋草、炒鸡内金，加钩藤 9 g，远志 9 g，黄连 3 g，槟榔 9 g，丹参 10 g，泽泻 10 g，荷叶 10 g，生山楂 10 g，14 剂。外治：夜惊贴，睡前贴于涌泉穴。

三诊（2021 年 9 月 20 日）：体重 45.9 kg，睡眠好转，大便成形质软，无腹泻。舌淡胖，苔白厚，脉滑。上方去钩藤、远志、槟榔，余不变，14 剂。

四诊（2021 年 10 月 4 日）：体重 46 kg，近日有暴饮暴食，现口气重，夜寐不安，大便 3 日未解。舌淡胖，苔厚腻，脉弦滑。上方加槟榔 6 g，郁金 6 g，决明子 12 g，14 剂。外治：夜惊贴，睡前贴于涌泉穴。

五诊（2021 年 10 月 18 日）：体重 45.9 kg，夜寐安，大便无殊。舌淡胖，苔厚腻，脉弦滑。上方加陈皮 6 g，白术 9 g，14 剂。外治：夜惊贴，睡前贴于涌泉穴。

六诊（2021 年 11 月 1 日）：体重 44 kg，夜寐安，大便无殊。舌淡胖，苔厚腻，脉滑。守方治疗，14 剂。

患儿坚持门诊治疗调理 3 月，胃纳可，口气减轻，脾气改善，夜寐安，大便日解。2021 年 11 月 15 日，身高 148 cm，体重 44 kg，BMI 20.1 kg/m^2。复查骨龄，评估示：骨龄 12 岁 2 个月，身高（172.4±2）cm。通过调理，患儿体型从超重转为正常。

按语：肥胖症属中医"瘀胀"范畴，历代又称为"肥人"或"脂人"。《素问·通评虚实论》中说："肥贵人则膏粱之疾也。"肥胖为先天禀赋、过食肥甘厚味、内伤七情、好逸恶劳等因素引起，与水、湿、痰邪停滞有关。结合时代环境，小儿肥胖症的病因先天脾胃不足较少，多因少动多静，多食甘肥生冷，饮食节制无度，日久损伤脾胃，脾胃虚弱，水谷精微不能正常运化，水湿停聚，湿从内生，聚湿生痰而为痰湿脂浊，形体逐渐肥胖。现代研究认为，肥胖发生与遗传因素、宫内环境、喂养方式、饮食结构、精神压力、体力活动缺乏等相关。邵师临证发现小儿肥胖多属实证，亦见多食损伤脾胃，表现为虚实夹杂证候，而纯虚无实之证则十分少见。故治疗上以消法为

主,兼以固护脾胃。

该案患儿平素娇养,生活过逸,脾气急躁,脾胃运化过度,营养堆积,痰湿内蕴,郁而化火生热,而进一步影响气机升降,病性属实,故首诊治疗中茵陈、蒲公英、黄芩、荷叶清热利湿,姜半夏、石菖蒲、茯苓健脾化痰,决明子、枳壳理气通腑降浊,柴胡、焦栀子、连翘泻心火而可除湿热。中医认为脾主四肢肌肉,故而强调运动的重要性,以动四肢,微汗出,一则湿邪从皮肤空窍消减,二来运动促进脾胃功能,加强脾运化水湿的生理功能。水湿痰浊邪气消散,阴阳平和,气血条畅,患儿体质得到改善,针对家长对患儿身高发育的关注,肾主骨生髓,佐以补骨脂、伸筋草,固肾助长。

(葛 亮)

青春期痤疮

郑某,男,17岁,首诊2022年9月12日。

主诉: 面部痤疮3个多月。

病史: 3个多月前出现面部痤疮,额头为主,胃纳可,夜寐安,大便偏干,两日1解。辰下望诊见痤疮以额头多见,色红,有脓疱,舌红,苔白厚腻,脉滑数。

诊断: 西医诊断——痤疮

中医诊断——主病:痤疮病 主证:肺胃郁热证

治则: 清宣肺胃,泻热解毒消痈

处方: 枇杷叶10 g 桑白皮9 g 陈皮6 g 白鲜皮9 g
　　　　柴胡6 g 薄荷6 g 黄芩6 g 蒲公英6 g
　　　　金银花9 g 浮萍6 g 赤芍6 g 甘草3 g
　　　　野菊花9 g 紫花地丁9 g

颗粒剂7剂,日1剂,早晚分服,沸水冲泡,温服

二诊(2022年9月19日):患儿前次治疗后痊愈。近期压力较大,时郁闷难舒,现再次出现面部痤疮,额头为主,色红,有脓疱,时有痒感,挠抓,胃纳可,时觉口干,夜寐安,大便两日1解,质稍干。四诊见面部痤疮,暗红,疱疹。舌红,苔白厚腻,脉弦滑。治以疏肝清热泻火,解毒消痈。上方去陈皮、紫花地丁,加桂枝6 g,北沙参9 g,牡丹皮6 g,连翘6 g,颗粒剂14剂。

按语: 痤疮,因其好发于青春期,又称"青春痘",多发于面部,部分可见于后背,少见于四肢。痤疮的发生具有遗传倾向,大多是一种自限性疾病,随年龄增长,大多可自行缓解。但在部分人群不能自缓,严重时影响个人形象和心理健康,是困扰

青少年身心健康的常见疾病。中医对痤疮的认识多指"肺风粉刺",《外科正宗》认为"粉刺属肺,血热郁滞不散,或为胃中浊气升腾"。头面为诸阳之会,病性多属热属实。痤疮多见于面、背部皮肤,肺合皮毛,病位可见于肺。邵师认为青春期生长旺盛,阳气太盛,"余火"灼肤,郁久而成。治疗上,予清宣肺胃,泻热解毒消痈。方用自拟消痤方加减治疗。消痤方由五味消毒饮合枇杷清肺饮化裁而来。方中枇杷叶味苦性微寒,入肺、胃经,能够降肺气、清肺热,具有和胃下气、降逆止呕的功效;桑白皮味甘性寒,主入肺经,泄肺中之水气兼顾行水消肿,可使肺热从小便而出,可助枇杷叶清肺热之功,枇杷叶与桑白皮共为君药。黄连味苦性寒,入心、肝、胃、大肠经,主泻心胃火盛,专泻中焦之火,清肠胃中结气积热;金银花味甘性寒,入肺、胃经,既解上焦热毒,又解血分热毒,为治疗阳性疮疡之要药。野菊花性微寒,辛开苦降,入肝经,清肝胆之火、中焦之热、气分热结;蒲公英利尿通淋,可泄下焦湿热,白花蛇舌草清热解毒,共为臣药。黄芩清肺热,苍、白术健脾祛湿,皂角刺软坚散结、消肿透毒,共为佐药,甘草味甘性平,可清热解毒、补脾益气、调和药性,为使药。全方共奏清宣肺胃、泻热解毒消痈之功。

此案患儿男,17岁,已近成人,体盛阳旺,郁火化生痤疮,故治则重在清宣郁热,消痈除疮,7剂见效,家长他处转方续服7剂,后症状基本消退。其后患儿因学习压力大,熬夜等,导致痤疮再发,治疗上,原方加大清热剂量,佐加活血化瘀养阴之品,调畅气机,加入北沙参以滋阴,全方清热消痈不伤阴。邵师认为青春期痤疮以肺经风热型常见,表现为痤疮以颜面部多见,特别是鼻周、口周,可见散在或密集分布的针头至粟米大小的红色、淡红色丘疹,或可见小脓头,或有黑头、白头粉刺,可挤出黄白色脂栓,伴皮肤油腻,部分患者伴皮肤轻度瘙痒,稍重者伴全身症状,如口鼻干燥、咽干、轻度便秘,舌边尖红,苔薄黄,脉浮数。用自拟消痤方2~4周可见明显疗效,清热药物易伤脾胃,有不适者可酌加陈皮、半夏。在生活中调整饮食作息规律:饮食清淡,忌食辛辣、油腻的食物,以及奶制品、蜂蜜等甘甜之品;减少熬夜,保证睡眠质量;保持心情舒畅,及时调节生活、学习中遇到的压力。

(葛 亮)

手汗症

孔某某,女,12岁,浙江杭州,首诊2021年4月9日。

主诉:双手足心出汗1年余。

病史:患儿1年前无明显诱因出现双手足心出汗,以双手掌为主,汗味不重,写作业和紧张时汗液可浸湿纸张，脚心出汗较少，胃纳一般，夜寐安，口气不重，大小便正常。舌质红，苔黄厚腻，脉滑数。

诊断：西医诊断——手汗症

中医诊断——主病：汗病　主证：营卫不和证

治法：调和营卫，清热祛湿

处方：黄芪加桂枝龙骨牡蛎汤加减

桂枝 6 g	白芍 9 g	大枣 10 g	甘草 3 g
煅龙骨 15 g	煅牡蛎 15 g	炙黄芪 12 g	瘪桃干 6 g
浮小麦 12 g	葛根 12 g	焦山栀 6 g	川牛膝 6 g

颗粒剂，7剂，日1剂，水冲服，每次1包，1日两次

二诊（2021年4月16日）：服药后手足汗出明显好转，舌质红，苔薄，脉浮。前方加生地黄9g，茯苓10g，藿香6g，续服14剂。6周后随访，用药后手足汗出已愈，至今未发作。

按语：原发性多汗症为狭义上的多汗症，是一种身体部位汗腺过度分泌汗液所致的疾病，多无明显器质性病因，出汗部位多以头面部、手掌、足底及腋窝为主，多为对称性，其中以手掌部涔涔出汗为主的为原发性手汗症，愤怒、紧张、兴奋等情绪因素常可诱发，常在儿童或青少年时期发病。中医对手汗症的论述最早见于《伤寒论·辨阳明病脉证并治》："阳明病，脉迟…手足濈然汗出者，此大便已硬也，大承气汤主之。"《灵枢·营卫生会》云："营在脉中，卫在脉外。"人体固汗功能是营卫阴阳调和，共同作用的结果。若卫气不能固守营阴，则津液外泄而为汗。小儿汗证有虚实之分。虚者，多因机体虚弱，失于固摄，导致津液外泄。实者，多因实邪瘀阻，内有郁热，从而迫津外泄。小儿汗证在临床上多以虚者为主，其中尤以肺脾气虚、营卫失调者常见。小儿汗证与其生理、病理特点密切相关。小儿脏腑娇嫩，形气未充，生机蓬勃，清阳发越，故较成人更易汗出。由于小儿肺脏娇嫩，卫外功能不完善。脾常不足，致使"土不生金"或平素嗜食肥甘厚腻，也可产生积滞，郁而化热，湿热郁阻，从而汗出。正如《张氏医通》所云："脾胃湿蒸，旁达于四肢，则手足汗多。"临床多以调和营卫、清热祛湿、固表止汗为治疗法则，可用黄芪加桂枝龙骨牡蛎汤加减治疗。全方应用桂枝汤的桂枝、白芍、大枣、甘草等调和营卫、祛风解表而止汗，手汗症病久，体内湿浊内生，儿童、青少年时期生长发育正盛，易蕴而化热，湿从热化，湿热内盛，故配以焦山栀、葛根清热解肌，川牛膝清热泻火坚阴，最后配以煅龙骨镇静，敛汗涩精，煅牡蛎重镇安神，潜阳补阴，浮小麦、瘪桃干固表敛汗以治标，炙黄芪补气固表以固本。诸药合用，共奏调和营卫、清热祛湿、固表止汗之功用，后复诊加用生地黄清热凉血养阴，茯苓健脾，藿香化湿巩固治疗。

邵师认为手汗者，无外虚实两类，病因不过外感、内伤，病性当辨寒热，辨证不离阴阳。临床上辨证以阳明热盛、脾胃湿热、心肺不足、心脾不足、心肾两虚、营卫不和等多见，尤其与心、脾胃功能失调密切相关。结合现代患儿往往嗜食肥甘厚味，湿浊内生，郁而化热，湿热体质居多，故各种类型手汗症往往需要酌情添加燥湿、化湿、利湿之方药，如苍术、薏苡仁、藿香、茯苓、白术、佩兰、砂仁等。

（林婷婷）

过敏性鼻炎 1

詹某某，女，5岁，浙江杭州，首诊2021年9月10日。
主诉：鼻塞流涕1周。
病史：患儿1周前出现喷嚏频作，鼻塞明显，时有清涕，无咳嗽，胃纳一般，口气可，夜寐打鼾，二便无殊。舌红，苔白，脉数。既往有鼻炎病史。
诊断：西医诊断——过敏性鼻炎
　　　中医诊断——主病：鼻鼽病　主证：风邪外袭证
治法：疏风通窍，温肺化饮
处方：细辛2g　　辛夷6g　　白芷6g　　炙甘草3g　　黄芩6g
　　　桂枝6g　　炒白芍6g　茯苓9g　　石菖蒲6g　　桔梗6g
　　　露蜂房3g　白蒺藜9g　乌梅3g　　荆芥6g

颗粒剂，7剂，日1剂，水冲服，每次1包，1日两次

二诊（2021年9月17日）：患儿鼻塞明显减轻，流涕减少，喷嚏时作。前方增加温卫和营之品五味子6g。7剂，用法同前。

三诊（2021年9月24日）：清涕、喷嚏减轻，无鼻塞，舌淡红，苔薄白，脉弱。二诊方去荆芥，加苍耳子6g，14剂，用法同前。半年后因他病来诊，诉服药后鼻鼽未发。

按语：过敏性鼻炎是变态反应性鼻炎的统称，中医称作"鼻鼽"。《素问》曰："阴阳所致为鼽嚏。""鼽者，鼻出清涕也；嚏者，鼻中因痒而气喷作于声也。"过敏性鼻炎的发病内因责之于小儿肺、脾、肾三脏功能之不足，其中又以肺脏虚弱为致病根本，而致卫外不固，外因责之于六淫，其中以风邪为要。另外脾虚运化失常，水湿停聚于鼻窍，则见鼻塞；脾气虚弱，运化失司，则胃纳差；病久则壅阻脉络，气血运行不畅而成瘀。本病以肺、脾、肾亏虚为本，痰瘀留于鼻为标。故鼻渊病机可总结为清阳不升、浊阴不降，应使用通窍药治疗，如苍耳子散具有升清阳、降浊阴的功效，可使窍

通涕减。故以苍耳子散为基本方,再根据病因病机辨证加减,若合并表证则解表,合并里热则清热,有虚则补虚。方中辛夷味辛性微温,散风寒、通鼻窍,白芷味辛温,祛风、止痒、散寒、燥湿、消肿排脓,可宣利肺气,通鼻窍,二药均为治鼻渊、鼻鼽要药。荆芥疏风散寒,配以桂枝、细辛温通助阳、温肺化饮,石菖蒲豁痰开窍,黄芩清肺泄浊,炒白芍防药性过燥,敛营阴而防动血,露蜂房祛风通络,白蒺藜、乌梅抗过敏效佳,可祛风止痒,桔梗引药上行,患儿胃纳欠佳,加茯苓健脾益气、燥湿和胃,使脾气健运,肺气充沛,则气血生化充足,清阳得升,浊阴得降,邪气自去,鼻通眠畅。炙甘草调和诸药。诸药合用,共奏疏风通窍、温肺化饮、健脾益气之效。二诊患儿鼻塞明显减轻,流涕减少,喷嚏时作,故加五味子,同桂枝共同温通肺卫阳气。三诊时患儿鼻鼽症状较前缓解,故继以二诊方去荆芥,加苍耳子外散风寒,宣通鼻窍。

邵师认为过敏性鼻炎常因遇风而发,发作快,消失也快,与"风善行而数变"的病理特点相一致,因此治疗时重在祛除风邪,善用"风药",如荆芥、防风、蝉蜕、僵蚕、薄荷等。若病程久,五官科检查见鼻甲肥大者,加仙鹤草、川芎、皂角刺、路路通、丝瓜络等活血通络药。

(林婷婷)

过敏性鼻炎 2

姚某某,男,6 岁,首诊 2021 年 2 月 24 日。

主诉:鼻塞、流涕 5 天。

病史:5 天前鼻塞、流涕,鼻塞明显,涕清,时有喷嚏,无鼻痒,今晨有一过性低热,体温 37.7℃,后体温自行降至正常,感喉中有痰,不易咳出,偶有腹痛,口气重,胃纳尚可,夜寐欠安,稍有盗汗,鼾声响,大便调,小便色黄味重,咽红,乳蛾红肿,无分泌物,舌红,苔薄黄,脉浮。有变应性鼻炎病史。

诊断:西医诊断——过敏性鼻炎

中医诊断——主病:鼻鼽病 主证:风邪袭表证

治法:疏风通窍

处方:疏风通窍汤加减

处方:细辛 2 g 辛夷 6 g 蝉蜕 3 g 白芷 6 g
甘草 3 g 黄芩 6 g 荆芥 9 g 桂枝 6 g
炒白芍 6 g 茯苓 9 g 桔梗 6 g 柴胡 6 g
钩藤 6 g 皂角刺 6 g

颗粒剂，7剂，水冲服，服前热气熏鼻，日1剂，早晚分服

中医外治：予鼻炎贴（麻黄、白芷、白芥子、肉桂等）穴位贴敷大椎、天突。

忌腥、辣之物，勤晒被褥，避免相关过敏原。

复诊：随访半个月无反复。

按语：鼻鼽病名，首见于《黄帝内经》，《素问·脉解》云："所谓客孙脉则头痛、鼻鼽、腹肿者，阳明并于上，上者则其孙络太阴也，故头痛、鼻鼽、腹肿也。"《素问玄机原病式·卷一》谓："鼽者，鼻出清涕也。""嚏，鼻中因痒而气喷作于声也。"《诸病源候论·卷二十九》："肺气通于鼻，其脏有冷，冷随气入乘于鼻，故使津涕不能自收。"本病多由脏腑虚损，正气不足，腠理疏松，卫表不固，风邪、寒邪或异气侵袭，肺窍郁闭而发病；若病情日久，反复不已，常表现为正虚邪实或虚实并见等证候。鼻鼽在现代相关疾病包括变应性鼻炎、嗜酸性粒细胞增多性变应性鼻炎、血管运动性鼻炎等，主要临床表现为突然和反复发作的鼻痒、喷嚏、流清鼻涕和鼻塞四大症状，其治疗原则是抗炎抗过敏，主要以类固醇激素、减充血药及抗组胺药等为主。

邵师认为对于鼻鼽的治疗，当根据"急者治其标"的原则，以祛风通窍为先，再根据患儿寒热虚实的不同，后期给予调理。邵师根据临床实践，拟疏风通窍汤治疗小儿鼻鼽，方中辛夷辛温发散，芳香通窍，其性上达，可散风寒，通鼻窍，为治鼻塞流涕之要药，用为君药。白芷、细辛既祛风散寒，又宣通鼻窍；蝉蜕甘寒清热，宣肺散热，共为臣药。黄芩苦寒，善清肺热，荆芥辛温，疏风解表，共为佐药。甘草调和诸药，用为使药。全方寒温并用，表里同解，调和阴阳，共奏祛风通窍之功。该患儿有营卫不和之证，故加予桂枝汤调和营卫；喉间痰多，加桔梗、皂角刺宣肺祛痰；另鼻炎贴中以白芥子、肉桂、白芷、麻黄等温药为主，以温阳化痰为治。

同时受前人"咳喘鼻闻安"经验的启发，在治疗时要求家长"先熏鼻后口服"，本方选用药物大部分气味芳香，水煎后浓郁扑鼻，有良好的芳香开窍效用；特别是趁热通过热气吸入，药效可直接作用于鼻，患者感觉鼻部逐渐湿润通畅，清涕减少，鼻痒减轻或消失。

（丁佳君）

注意力缺陷多动障碍

王某某，女，8岁，浙江杭州，首诊2021年9月3日。

主诉：注意力不集中1个多月。

病史：1个多月前无诱因下出现注意力不集中，平时上课走神，小动作多，写作业

不专心，学习成绩差，脾气大，口气重，胃纳欠佳，夜寐不安，辗转反侧，尿短色黄，大便2～3日1解，质偏干。舌红，苔黄腻，脉滑数。既往史、家族史无殊。

诊断：西医诊断——注意力缺陷多动障碍

中医诊断——主病：脏躁 主证：痰火内扰证

治法：清热泻火，化痰宁心

处方：黄连温胆汤加减

姜半夏6g　黄芩6g　　黄连3g　　大枣10g　　生甘草3g
胆南星6g　石菖蒲10g　郁金6g　　制远志6g　　龟甲12g
连翘6g　　柴胡6g　　生牡蛎12g　浮小麦15g

颗粒剂，共7剂，日1剂，冲服，每次1包，1日两次

二诊（2021年9月10日）：家长诉服药后，患儿各症状有所改善，上课小动作较前减少，脾气较前好转，睡眠改善，但食欲仍欠佳，小便偏黄。舌红，苔薄黄，脉滑数。初诊方去龟甲，加行气消食之品枳实6g，生山楂10g，14剂。

三诊（2021年9月24日）：家长诉患儿上课能坚持听讲，学习成绩有所提高，纳、眠可，二便调。舌略红，苔白，脉滑。上方去生牡蛎、枳实，继服28剂，6个月后随访，病情未见复发。

按语： 随着社会的进步，注意力缺陷多动障碍（attention-deficit hyperactivity disorder，ADHD）的发病率随年代推移而逐渐上升，但是现代医学对于ADHD的认识尚存在很多亟待解决的问题。医学界、心理学家、教育界等很多专家学者都注重对本病的研究，目前国内治疗上多采用西药治疗，但是患儿易出现不良反应，且易于复发等情况。本病在祖国医学古籍中无明确记载，根据其临床症状结合古医籍相关描述可将注意力不集中、神思涣散不定者归属于"健忘""失聪"范畴，多动不宁、易冲动、情绪不稳者归属于"脏躁、躁动"范畴。《小儿药证直诀》中有云："而其骨气未成，行声不正，悲啼喜笑，变态不常，其难三也。"由此后世医家概括其特点为"神不守，意不周，志不坚，思不专，虑不远，智不谧"。邵师认为本病发病多以"痰"为主，因"痰"而致脏腑功能失常，阴阳失衡多见。一方面小儿脾常不足，加上饮食失节，脾胃失运易痰湿化热，痰热互结，久而化火；另一方面小儿所愿不遂等易郁怒于肝，肝常有余，肝木易克乘脾土，肝失疏泄，影响三焦水液运化易酿生痰湿，日久化热。心藏神，小儿心常有余，阳常有余，则痰热扰心故而多见，亦切合古人"百病皆由痰作祟"之说，故针对痰热内扰型ADHD多以"清热泻火、化痰宁心"为法，选用黄连温胆汤为基础方化裁。

黄连温胆汤出自《六因条辨》，由南宋陈无择《三因极一病证方论》所载温胆汤去大枣加黄连加减而来，被广泛用于痰热内扰所见诸疾。但细品本方，绝不仅于黄连温

胆,邵师又加入甘麦大枣汤及孔圣枕中丹三方合用,不仅治其"痰",同时也提示本病辨证不离五脏。《医学心悟》云:"肾虚则智不足。"肾主生髓,肾脏亏虚故髓海失于濡养,元神失于所藏而患本病。《类经附翼》:论述阳盛于标者本质并非阳盛,实为命门之水亏。水亏其源,则阴虚之病迭出。肾脏发育迟缓,肾水阴亏不足,乙癸同源,水不涵木,肝木阳亢于上,又肾水阴亏无以抑制心火上炎,则心肾不交,心火偏旺,均可诱发。先天根于肾,后天功在脾胃。五志应五行而寄于五脏之中,遗尿五脏分藏神、魂、意、魄、志,可见本病可虚可实,虚多实少,总病机为阴阳失衡、脏腑功能失调。

(林婷婷)

遗尿(脾肾两虚型)

杨××,女,6岁,浙江杭州,首诊2020年10月14日。

病史: 患儿于3岁起每晚尿床1次,尿量多,曾多次治疗无效,上周遗尿3次,凌晨3—5点为主,尿量多,小便气味重,不易叫醒,平素食欲欠佳,口气重,易出汗,夜寐不安,大便无殊。两天前出现少许咳嗽,咳痰不畅。舌红,苔薄白,脉细缓。**辅助检查:**(2020年10月14日本院)尿常规:无殊。尾骶骨X线摄片示骶骨未见明显骨质异常改变征象。

诊断: 西医诊断——遗尿

中医诊断——主病:遗尿 主证:脾肾两虚证

治法: 温补脾肾,固涩止遗,祛痰止咳

处方: 蜜麻黄6g 乌药6g 郁金10g 石菖蒲10g 菟丝子6g
覆盆子6g 金樱子6g 补骨脂6g 益智仁10g 生甘草3g
连翘6g 薄荷6g 桔梗6g

颗粒剂7剂,日1剂,冲服,每次1包,1日两次

二诊(2020年10月20日): 本周遗尿两次,频率较前减少,小便气味减轻,夜间仍不能自醒。咳嗽较前好转,现干咳为主,无痰,胃纳好转。舌红,苔薄白,脉细缓。原方去桔梗,加用射干6g,焦栀子6g。

按语: "肾主水",肾的阴阳平衡,肾气的蒸化和推动作用正常,膀胱开合有度,则能化生和排泄尿液。《仁斋小儿方论·遗尿证治》提出"其水出而不禁,谓之遗尿。睡中自出,谓之尿床,此皆肾与膀胱俱虚而夹冷所致也"。小儿遗尿以虚寒者多见,肾气不足,则开合失司,尿液得不到固摄;下元虚寒,则肾失阳气温煦,膀胱气化不利而致遗尿,故而治宜温补。又因小儿具有肺脾不足的生理特点,临床上常见遗尿患儿

合并反复呼吸道感染、哮喘等肺系疾病。脾为水液调节中枢，脾虚不能散津于肺；"肺为水之上源"，肺气虚则治节不行而水道制约无权，决渎失司，膀胱不约，故遗尿频频而出，此即肺脾不足，上虚不能制下所致的遗尿。因而，遗尿的主要病机为下元虚寒，肾气不足，兼有肺脾两虚。

本病例患儿夜间遗尿，不能自醒，伴咳嗽，咳痰不畅，符合以上病机特点，故治以温补脾肾、固涩止遗兼祛痰止咳，跟诊中发现邵师常用麻黄和石菖蒲、郁金药对配伍补骨脂、覆盆子、金樱子、菟丝子等补肾药物，使肾虚得补，寒气得散，共奏补肾缩尿之功。方中菟丝子不温不燥，功善补肾阳、益肾精以缩尿。补骨脂善补肾阳，能暖水脏，兼有涩性，能固精缩尿，可标本兼治；乌药温肾散寒，覆盆子、金樱子收敛缩溺；又因小儿易实易热，故少佐郁金清心醒神开窍，使本方具温而不燥，固而不闭，收中有散，温中寓清之妙。蜜麻黄、石菖蒲、益智仁宁心安神、醒脑开窍，升麻升举阳气；连翘、焦栀子清热泻火除烦，薄荷、射干消痰利咽，生甘草调和诸药。全方共奏温补脾肾、固涩止遗、清热祛痰之功。

遗尿患儿大多睡眠较深，不易唤醒。这与"心主神明"有关。本方最妙之处在于一味麻黄开窍醒神。麻黄性温，归膀胱经，能通阳化气，使膀胱得以气化，又可解膀胱之冷；麻黄又归肺经，可使肺气得以宣降，因"肺为水之上源"，肺的宣发功能得健，可促进水液的正常代谢。现代药理研究证明，蜜麻黄中所含麻黄素能提高大脑皮质的兴奋性，可使睡眠深度减弱。当患儿受到膀胱充盈的刺激或在此之前，就容易自醒，或易被唤醒，从而避免遗尿。临床上麻黄、石菖蒲均可开窍醒神，但唯麻黄能透过血脑屏障，故在药味有所限制时，可舍他药而独用麻黄，因蜜麻黄发散作用较轻，故临床常用蜜麻黄代替生麻黄，但需注意用量宜小，不超过 6 g。

（林婷婷）

遗尿（肾气不固型）

李某某，男，6 岁，首诊 2021 年 4 月 17 日。

主诉：遗尿 1 年。

病史：夜寐遗尿，不能自醒，每周约 5 次，尿清长，气味不重，醒后方觉，神疲乏力，夜寐欠安，胃纳佳，大便日解，舌淡红，苔薄白，脉沉细。辅助检查：尾骶骨正位片：腰 5，骶 1、2 椎体隐性脊柱裂首先考虑。

诊断：西医诊断——遗尿

中医诊断——主病：遗尿　主证：肾气不固证

治法：温补开窍，固摄止遗

处方：菟丝子散合缩泉丸加减

蜜麻黄6g　乌药6g　郁金6g　石菖蒲10g　菟丝子6g
覆盆子6g　金樱子6g　补骨脂6g　益智仁10g　甘草3g
姜半夏6g　薄荷6g

7剂，颗粒剂，水冲服，日1剂，早晚分服。

中医外治：温灸（关元、气海、肾腧、足三里），每周1~2次，每次15分钟。

嘱睡前少饮水，睡后十一点半、两点半叫醒排尿。

二诊（2021年4月28日）：夜寐叫醒排尿，无遗尿，但难以叫醒，尿清长，气味不重，夜寐欠安，胃纳佳，大便日解，舌淡红，苔薄白，脉沉细。前方去薄荷，加陈皮6g，远志6g，菟丝子、补骨脂加至9g。共14剂，颗粒剂，水冲服，日1剂，早晚分服。仍予温灸、家长定时叫醒排尿。

三诊（2021年5月12日）：睡前少饮水则夜寐无遗尿，睡前若有饮水则多能自醒排尿，偶有遗尿，舌淡红，苔薄白，脉细。效不更方，调理两个多月，随访1年基本无遗尿。

按语：历代医家对遗尿的论述颇多。《素问·宣明五气篇》明确指出："膀胱不利为癃，不约为遗溺。"《诸病源候论·小儿杂病诸候·遗尿候》曰："遗尿者，此由膀胱有冷，不能约于水故也……肾主水，肾气下通于阴，小便者，水液之余也，膀胱为津液之府，既冷气衰弱，不能约水，故遗尿也。"《幼幼集成·小便不利证治》："小便自出而不禁者，谓之遗尿；睡中自出者，谓之尿床。此皆肾与膀胱虚寒也。"因此，本病多与膀胱和肾的功能失调有关，主要病机为膀胱失约，但与肺、脾功能失调以及三焦气化失司都有关系。其主要病因为肾气不固、脾肺气虚、肝经湿热。

邵师认为，小儿为稚阴稚阳之体，先天禀赋不足，肾阳亏虚，气化失常，同时不能濡养膀胱，致使下元虚寒，膀胱开合失权，气化功能失调，而导致遗尿。邵师治疗本病以温补下元、固摄膀胱为治则，并以菟丝子散及缩泉丸两方合方，自拟遗尿方治疗小儿遗尿。方中菟丝子为平补阴阳之品，既能温补肾阳，又可补益肾阴，且可补脾以资化源，固精缩尿，为君药；补骨脂补肾壮阳，益智仁温肾暖脾，固精缩尿，乌药温散下焦虚冷，以助膀胱气化，固涩小便，覆盆子、金樱子收敛缩溺，共为臣药；蜜麻黄醒神、通阳化气，为佐药；甘草调和诸药，为使。全方共奏温肾补阳、缩尿摄溺之功。另小儿遗尿多数睡眠深沉，不易唤醒，多与小儿脾虚或过食肥甘厚味之品，而痰湿内蕴、痰蒙清窍相关，故酌予蜜麻黄、姜半夏、石菖蒲、郁金等化痰开窍醒神；若夜寐不安者，可加制远志、蝉蜕等安神定志；若神疲、纳呆、乏力者，可加炒党参、生黄芪、炒白术、茯苓、生山楂等益气健脾；若性情急躁、尿黄味重者，加黄芩、焦山栀、灯芯草等清心肝火热。此外，小儿遗尿需注意排查有无脊柱隐裂，可经尾骶部 X 线诊断；伴有脊柱隐裂者，遗尿多较顽固。

（丁佳君）

腹泻

颜××，女，9岁6个月，浙江杭州，首诊2021年3月9日。

主诉：腹泻两天。

病史：患儿淋巴瘤化疗后出现腹泻，日10余次，以夜间为主，呈水样便，伴肠鸣音亢进，伴腹痛，泻后痛缓，小便量正常，胃纳欠佳，手足不温，夜寐一般，舌淡，苔白，脉弦缓。

诊断：西医诊断——肠炎

中医诊断——主病：泄泻　主证：脾虚肝郁证

治法：健脾益气，泻肝祛湿

处方：四君子汤联合痛泻要方加减

炒党参 12 g	茯苓 9 g	麸白术 9 g	甘草 3 g	藿香 6 g
煨葛根 12 g	防风 6 g	陈皮 6 g	炒白芍 9 g	干姜 6 g
矮地茶 12 g	柴胡 6 g	石榴皮 6 g	焦神曲 12 g	诃子炭 6 g

颗粒剂 7 剂，日 1 剂，冲服，每次 1 包，1 日两次

二诊（2021年3月15日）：患儿无腹泻，大便日1解，成形，大便偏干，仍感神疲倦怠，胃纳欠佳，夜寐一般，舌淡，苔白，脉细弱。患儿腹泻较前好转，治以健脾益气，滋阴养血。上方去藿香、煨葛根、防风、陈皮、炒白芍、干姜、矮地茶、石榴皮、焦神曲、诃子炭，加用生葛根 12 g，连翘 6 g，石斛 6 g，北沙参 9 g，当归 9 g，升麻 6 g，生山楂 10 g，玉竹 6 g，炙黄芪 12 g。7 剂。

按语：本案例中患儿化疗后出现腹泻，在中医学看来，腹泻属于"泄泻"的范畴。患者本身的原发病为恶性肿瘤，由于化疗的原因，患儿常常表现为肝郁脾虚，素体正虚，化疗外来之毒侵袭人体，耗伤正气。患儿素体本虚加之脾常不足，内外因共同作用导致脾胃虚弱，脾虚失运，水谷混杂而下，病久情志抑郁，肝气郁结，运化失司，阳气不足，脾失温煦，运化失常，则可导致腹泻、乏力、纳差、手足不温。结合患者症状及舌脉，可知患儿病位在肝脾，病性属本虚标实。吴鹤皋云："泻责之脾，痛责之肝，肝责之实，脾责之虚，脾虚肝实，故令痛泻。"因此，选用四君子汤联合痛泻要方加减治疗健脾益气，泻肝祛湿。

痛泻要方出自元代朱丹溪的著作《丹溪心法》，原方为"炒白术（三两）、炒芍药（二两）、炒陈皮（两半）、防风（一两）。久泻，加升麻六钱。上锉。分八帖，水煎或丸服"，治疗肝郁脾虚之痛泻。结合本案例分析，方中炒党参补养脾胃之气，麸白术健脾燥湿，茯苓除湿健脾、促运化，炒白芍补养肝阴、调肝气、平肝阳，藿香配陈皮醒脾祛湿兼理气，防风散肝舒脾，柴胡、煨葛根善升发清阳，鼓舞脾胃阳气上升兼可止泻，石榴皮配伍诃子炭加强涩肠止泻之功。久病必瘀，加用矮地茶活血解毒，焦神曲健脾和胃、消食调中，干姜温中散寒，甘草温和调中。诸药合用，从根源入手，标本兼治，共同发挥益气健脾、泻肝祛湿的功效。

1周后患儿腹泻症状消失，此时应重在扶正，即"正气内存，邪不可干"，又因患儿此次大便偏干，仍有倦怠乏力，纳差，故去温中散寒、涩肠止泻之品，改煨葛根为生葛根，加用连翘、石斛、北沙参、玉竹养阴清热，炙黄芪、当归益气养血润肠，升麻、生山楂升举脾胃清阳、消食开胃，继7剂巩固疗效。

邵师临证中用痛泻要方治疗小儿泄泻，常抓住"肠鸣腹痛"这一特征，如兼见胁胀者，加柴胡、郁金等疏肝理气；夹湿者，加苍术、川朴花、茯苓健脾利湿；热甚者，加银花、黄连清热解毒；腹痛甚者，加元胡、川楝子理气止痛，并可加重白芍剂量，以缓急止痛；腹痛肠鸣、大便不爽者，加制香附、炒枳壳行气宽中；纳呆泻物不化者，加鸡内金、焦山楂消导健脾；脾胃气虚者，加党参、扁豆、甘草健脾补中益气；呕恶者，加制半夏、茯苓和胃降逆；病及于肾而致肾阴虚者，可加补骨脂、肉桂补火暖土，止泻；如大便次数多，则加石榴皮、诃子炭等收敛药，取"急者治其标"之意，让患儿泄泻次数减少，增加家长的信任度，提高依从性，后期再调理脾胃治本善其后。

（林婷婷）

便秘（食积型）

周某，女，2岁6个月，首诊2019年9月7日。

主诉：便秘两周。

病史：患儿两周前出现大便秘结，呈颗粒状便，2~3日1解，伴口气重，无腹痛，无便血，无怕冷、手足不温等，不思饮食，食欲不振，夜寐不安，辗转反侧，不易入睡，小便偏黄。体格检查：营养发育正常，面色红润，呼吸平稳，咽部不红，腹部胀满。舌质红，苔白厚，脉数有力。

诊断：西医诊断——便秘

中医诊断——主病：小儿便秘　主证：食积便秘证

治则：消食和胃，润肠通便

处方：方用保和丸加减

  生山楂 10 g 莱菔子 6 g 连翘 3 g 鸡内金 10 g 姜半夏 3 g

  陈皮 6 g 茯苓 6 g 黄芩 3 g 石菖蒲 6 g 蒲公英 6 g

  钩藤 6 g

颗粒剂 7 剂，日 1 剂，冲服，每次 1 包，1 日两次

二诊（2019 年 9 月 14 日）：家长诉患儿便秘症状较前改善，现大便 1~2 日 1 解，大便呈条状，便质较前变软。胃纳症状较前改善，夜间睡眠未见明显改善，仍有不易入睡、睡后易醒、夜间辗转反侧等症状。舌质红，苔薄腻，脉数。上方茯苓改茯神，加淡竹叶 6 g，制玉竹 6 g，酸枣仁 3 g，7 剂。

三诊（2019 年 9 月 2 日）：家长诉患儿现大便 1~2 日 1 解，便质正常，胃口尚可，夜间睡眠较前明显好转，家长对疗效满意。守方 1 周，巩固疗效。随访半年，患儿大便日解，成形，胃纳及睡眠可。

按语：食积是一种常见的胃肠疾病，其主要指小儿内伤乳食，停聚中焦，而引发不思乳食、食而不化、嗳气酸腐、腹胀腹痛的疾病。饮食停聚中焦，则可化热、生痰、气滞，使食积常成为其他疾病形成的基础。如《幼科发挥》云："脾胃虚弱，百病蜂起。"方解：保和丸首载于《丹溪心法》，具有消食化滞、理气和胃的功效。其作用较为平和，但可保正气不伤，适合小儿服用。原方由山楂（焦），六神曲（炒），半夏（制），茯苓，陈皮，连翘，莱菔子（炒），麦芽（炒）。初诊时患儿症见：大便秘结，不思饮食，夜寐不安，辗转反侧，伴口气重，腹部胀满，小便偏黄，舌质红，苔白厚，脉数有力。此乃小儿脾胃娇嫩，食积停滞传导失司所致；胃不和则卧不安，则见患儿夜寐不安，辗转反侧；积久化热，则口臭，小便偏黄；舌质红，苔白厚，脉数有力均是乳食积滞之象。故用保和丸治以消食和胃；黄芩清解中焦郁热；钩藤安神清热；蒲公英、石菖蒲化湿和胃。复诊时患者便秘症状改善，但夜寐不安症状未见明显缓解，遂改方中茯苓为茯神，以强宁心安神之功；并增清心除烦之淡竹叶、养阴润燥之制玉竹、宁心安神之酸枣仁。

邵师认为小儿脏腑虚弱，脾常不足，而生长发育营养需求相对较多，脾主运化功能相对不足，易为乳食所伤。若小儿乳食偏嗜或不节，积而化热，或情志失调，克伐脾土，或受他病所扰，均可进一步影响脾胃的运化功能，使乳食易于壅阻于肠腑，引起便秘。因此，临证治疗应注重健运脾胃，使脾胃功能得复，积滞得化，肠道得通。在药物治疗的基础上，嘱家长帮助小儿形成良好的饮食习惯和生活习惯，如晚饭减量或以素食为主，睡前不加餐，饮食适量，空闲时多运动，以保证小儿的正常生长发育，防止小儿积食再次发生。

（林成雷）

便秘（胃肠积热型）

林某某，男，3岁，首诊2021年3月22日。

主诉：大便干结半个多月。

病史：大便干结半个多月，患儿解便困难，予乳果糖、开塞露等辅助通便，2~3日1解，大便仍偏干，呈羊屎状，平素脾气大，口气重，胃纳一般，夜寐欠安，小便正常。舌红，苔黄，脉数。有湿疹史。

诊断：西医诊断——功能性便秘

中医诊断——主病：便秘 主证：胃肠积热证

治法：泻热导滞，润肠通便

处方：麻子仁丸加减。

| 大黄6g | 枳实6g | 厚朴6g | 甘草3g | 槟榔6g | 火麻仁6g |
| 郁李仁6g | 莱菔子6g | 瓜蒌子6g | 醋香附6g |

颗粒剂5剂，日1剂，冲服，每次1包，1日两次

中医外治：通便贴（大黄、黄连、吴茱萸）穴位贴敷（神阙、大肠俞）泻热导滞。忌辛辣之物，嘱多饮水，多食蔬菜、粗粮。

二诊（2021年3月31日）：大便日解，质尚可，晨起口气重，胃纳好转，夜寐尚安。舌红，苔白，脉数。上方去莱菔子，加予连翘3g，生玉竹6g，7剂。

按语：东汉张仲景对便秘已有了较全面的认识，提出了寒、热、虚、实不同的发病机制，设立了承气汤的苦寒泻下，麻子仁丸的养阴润下，厚朴三物汤的理气通下，以及蜜煎导诸法，为后世医家认识和治疗本病确立了基本原则。《诸病源候论》指出："小儿大便不通者，脏腑有热，乘于大肠故也。脾胃为水谷之海，水谷之精华化为血气，其糟粕行于大肠。若三焦五腑不调和，热气归于大肠，热实故大便燥涩不通也。"明代《刁氏育婴秘诀·治大便》记载："大便不通，宜急下之，使新谷得入也。然有实秘者，有虚秘者，临床之时，最宜详审。如形实、气实、脉实，又能食者，所有可下之症则下之……如形虚、气虚、脉虚，又食少者，虽有可下之症，缓则救其本。"详论了小儿便秘之证治，当辨虚实，原则是实证以祛邪为主，虚证以养正为先。六腑以通为用，大便干结，解便困难，可用下法。临床应根据病因及兼证之不同，分别应用清热通下、行气通下、消导通下、化湿通下、养血通下、益气通下、补阴通下、温阳通下等法。该患儿胃肠积热，伴气机郁滞，当清热通下，辅以行气，故一诊选方麻子仁丸，加予槟榔、醋香附、莱菔子等；二诊时胃纳好转，舌质红，考虑胃热阴伤，故去

莱菔子，加予连翘、生玉竹清热养阴。配合通便贴能够减轻患儿不喜中药口味，对服药的恐惧感，患儿及其家长易于接受，依从性较高，内外合治，效果加倍。

邵师认为小儿便秘虽病位在肠，大肠传导失司是病机关键，但亦责之于脾失健运，肺失清肃，肾常虚，肝气不舒，心气血不足，心肝火旺。治疗上重视运脾以调畅气机，兼调摄五脏，补虚泻实，辅以生活调理，嘱家长配合饮食，改变患儿不良饮食习惯，多食粗粮、蔬菜并注意培养小儿定时排便的习惯等，适量运动，多户外活动，做好调护，有助于提高和巩固疗效。

（丁佳君）

盗汗

孔某某，男，4岁，首诊时间2021年4月21日。

主诉：盗汗半年余。

病史：夜间盗汗明显，汗出而枕巾及衣衫均湿，然汗味不重，夜寐辗转不宁，胃纳欠佳，晨起稍有口气，偶见脾气急躁，大便1～2日1解，质尚可。舌淡红，苔薄白，脉平。

诊断：西医诊断——自主神经功能失调

中医诊断——主病：盗汗 主证：营卫不和证

治法：调和营卫

处方：桂枝汤加减

桂枝6g 炒白芍9g 大枣10g 甘草3g 煅龙骨12g 煅牡蛎12g

柴胡6g 五味子3g 生山楂9g 钩藤6g 连翘6g

颗粒剂7剂，日1剂，冲服，每次1包，1日两次

中医外治：每晚夜惊贴（吴茱萸粉、黄连粉、五倍子粉，醋调）穴位贴敷涌泉穴。

二诊（2021年4月28日）：夜间盗汗好转，仍有头汗，夜寐易醒。舌淡红，苔薄白，脉平。前方加玉竹6g，酸枣仁6g。共7剂。仍予夜惊贴。后随访诉仅有头汗故药止。

按语：《素问·阴阳别论》所说："阳加于阴，谓之汗。"汗证有自汗、盗汗之分。《明医指掌·自汗盗汗心汗证》对自汗、盗汗的名称做了恰当的说明："夫自汗者，朝夕汗自出也。盗汗者，睡而出，觉而收，如寇盗然，故以名之。"《三因极一病证方论·自汗论治》对自汗、盗汗做了鉴别："无论昏醒，浸浸自出者，名曰自汗；或睡中

汗出，即名盗汗，或云寝汗。若其饮食劳役，负重涉远，登顿疾走，因动汗出，非自汗也。"《诸病源候论·小儿杂病诸候·盗汗候》："盗汗者，眠睡而汗自出也，小儿阴阳之气嫩弱，腠理易开，若将养过温，因睡卧阴阳气交津液发越而汗自出也。"该患儿营卫不和，汗出较多，故方选桂枝汤调和营卫，加煅龙骨、煅牡蛎、五味子固涩敛汗；二诊时为防汗出过多而伤阴，故加玉竹养阴生津，酸枣仁宁心安神、敛汗生津。

《医宗必读·汗》："心之所藏，在内者为血，在外者为汗。汗者，心之液也，而肾主五液，故汗证未有不由心肾虚而得者。心阳虚不能卫外而为固，则外伤而自汗；肾阳衰不能内营而退藏，则内伤而盗汗。"心主血，汗为心之液，阳为卫气，阴为营血，阴阳平衡，营卫调和，则津液内敛。反之，若阴阳脏腑气血失调，营卫不和，卫阳不固，腠理开阖不利，则汗液外泄。汗证者多存在心肾不交，且该患儿夜寐不宁，故予涌泉穴以调济水火，使心肾相交；穴位贴敷时在吴茱萸粉、黄连粉基础上加用五倍子粉，用以敛阴止汗。

《幼科发挥·诸汗》："汗者心之液也。头汗不必治。小儿纯阳之体，头者诸阳之会，心属火，头汗者，炎上之象也，故头汗者，乃清阳发越之象，不必治也。"这说明小儿若夜寐头汗者，不需治疗。该患儿治疗后盗汗好转，仅有头汗，故予以停药。

邵师认为汗证的病机主要是阴阳失调，营卫失和，从而导致腠理不固，致汗液外泄失常。由于阴阳失调导致的，应首先辨阴虚阳虚。一般来说，自汗患者平素体虚，无力，动辄汗出，多属气虚阳虚；盗汗多在睡眠中出汗，醒来汗止，一般多合并有烘热、心烦、夜寐不安、口干等症状，此则为阴虚汗出，阴虚则不能制阳，迫汗外出。在临床中不论自汗盗汗总属阴阳失调，营卫失和，故以桂枝汤调和营卫。针对自汗，以补气补血为主，加用一些止汗药物如冬浮小麦、糯稻须根、麻黄根、五味子、煅龙骨、煅牡蛎等。针对盗汗，仍以桂枝汤调和营卫，合用滋阴药，如玉竹、胡黄连、青蒿等；有些汗证与情绪有关，还应注意舒肝药物的应用，如柴胡、青皮、郁金、薄荷等。

（丁佳君）

痞满

张某某，男，12岁，首诊2020年9月9日。

主诉：胃脘痞满半年。

病史：胃脘痞满半年，按之尤甚，时有泛酸，得食则胀，胃纳欠佳，挑食明显，夜寐欠安，易翻身，口气尚可，大便质可，两日1解。舌淡红，苔白厚腻，脉弦滑。

四诊合参：该患儿为年长儿，处于生长发育期，仍脾不足，或暴饮暴食，或恣食生冷粗硬，或偏嗜肥甘厚味，或嗜辛辣过烫饮食，食滞中阻，损伤脾胃，以致食谷不化，阻滞胃脘，升降失司，胃气壅塞，而成痞满；苔白厚腻，脉弦滑，亦为饮食内停之象。

中医诊断：痞满，饮食停滞

治法：消食导滞，行气消痞

处方：保和丸加减

生山楂 10 g	莱菔子 9 g	陈皮 6 g	姜半夏 6 g	茯苓 12 g	连翘 6 g
甘草 3 g	太子参 12 g	炒白术 6 g	乌梅 3 g	厚朴花 6 g	藿香 6 g
白豆蔻 6 g					

共 7 剂，颗粒剂，水冲服，日 1 剂，早晚分服

嘱规律饮食，忌食生冷粗硬、肥甘厚味、辛辣过烫饮食。

二诊（2020 年 9 月 16 日）：患儿诉胃脘痞满缓解，胃纳好转，食后无腹胀，大便调，夜寐欠安。舌淡红，苔白厚腻，脉弦滑。上方去白豆蔻，加石菖蒲 10 g，郁金 6 g，山药 15 g，14 剂。

按语：《诸病源候论·痞噎病诸候》对痞做了初步的解释："痞者，塞也。言腑脏痞塞不宣通也。"《景岳全书·痞满》对本病的辨证颇为明晰："痞者，痞塞不开之谓；满者，胀满不行之谓。盖满则近胀，而痞则不必胀也。所以痞满一证，大有疑辨，则在虚实二字，凡有邪有滞而痞者，实痞也；无物无滞而痞者，虚痞也。有胀有痛而满者，实满也；无胀无痛而满者，虚满也。实痞、实满者可散可消；虚痞、虚满者，非大加温补不可。"胃痞的病机有虚实之分，实即实邪内阻，包括外邪入里、饮食停滞、痰湿阻滞、肝郁气滞等；虚即中虚不运，责之脾胃虚弱。实邪之所以内阻，多与中虚不运、升降无力有关；反之，中焦转运无力，最易招致实邪的侵扰，二者常常互为因果。如脾胃虚弱，健运失司，既可停湿生饮，又可食滞内停；而实邪内阻，又会进一步损伤脾胃，终至虚实并见。本病病机为脾胃功能失调，升降失司，胃气壅塞，治则是调理脾胃，理气消痞。

小儿脾常不足，该患儿又有饮食停滞，为虚实并见之候，治疗宜攻补兼施，补消并用。故首诊予以保和丸消食导滞，加予四君子汤以健脾助运，厚朴花、白豆蔻、藿香行气化湿。邵师认为厚朴花有厚朴宽中理气化湿之效，但药力小于厚朴，既可行气，又可下气，尤善升降气机、化脾胃湿浊，多用于小儿脾胃病治疗。二诊时患儿主症好转，效不更方；但仍夜寐欠安，故加予石菖蒲、郁金行气宁神；又妨过燥伤津，故去白豆蔻，加山药健脾生津。二诊服药两周后随访诸证皆消。

（丁佳君）

脱肛

周某某，男，4岁，首诊2015年11月28日。

主诉：排便后肛门脱出1周。

病史：排便后肛门脱出1周，平均每日排便1次，大便质软，排便时感肛周疼痛，排便后直肠脱出，直肠黏膜淡红，未见出血点，可用手托复，胃纳尚可，口干少饮，夜寐安，小便如常。舌淡红，苔薄白少，脉弱。

诊断：西医诊断——直肠脱垂

中医诊断——主病：脱肛 主证：气虚下陷证

治法：健脾益气，升提固涩

处方：补中益气汤加减

太子参12g   麸白术10g   黄芪12g   甘草3g   升麻6g
当归10g   制玉竹10g   茯苓10g   麸枳壳10g 补骨脂10g
葛根10g   柴胡6g   黄精6g   麦冬6g

7剂，水煎服，日1剂，温服

忌辛辣油炸之物，注意休息。

二诊（2015年12月5日）：脱肛症状好转，舌淡红，苔薄白，脉平，效不更方，继续原方14剂，后随访1个月无脱肛。

按语：小儿脱肛常继发于咳嗽、下痢、泄泻等病症之后，小儿先天禀赋不足，元气不实，关门失守；肺常不足，脾常不足，久咳耗气，肺气虚损，大肠不固可见脱肛；久痢伤脾，中气下陷，气虚不摄，亦可见脱肛。主要病因为先天禀赋不足，久病伤正及饮食不节（不洁）。早在《诸病源候论》中就有关于脱肛的记载，认为脱肛的病机在于虚寒气下。《医宗金鉴》认识到脱肛亦有因积热内蕴所致之实证。清代《临证指南医案·脱肛》对本病认识最为全面："有因酒湿伤脾，色欲伤肾而脱者；有因肾气本虚，关门不固而脱者；有因湿热下坠而脱者，又肛门为大肠之使，大肠受寒热，皆能脱肛。老人气血色衰，小儿气血未旺，皆易脱肛。"故临床治疗脱肛时需明辨寒热虚实，并根据脱肛病因，如小儿腹泻、下痢、咳嗽、便秘等及时进行病因治疗。

由于不少小儿脱肛有自愈倾向，因此在治疗方面应采取保守疗法。该病例方选补中益气汤加减。原方中黄芪味甘性微温，入脾、肺经，补中益气，升阳固表，故为君药。配伍人参、甘草、白术，补气健脾为臣药。当归养血和营，协人参、黄芪补气养血；陈皮理气和胃，使诸药补而不滞，共为佐药。少量升麻、柴胡升阳举陷，协助君药以升提下陷之中气,共为佐使。甘草调和诸药为使药。患儿先天禀赋不足,口干少饮,苔少,邵师在原方基础上加用制玉竹、黄精、麦冬滋阴润燥,补骨脂健脾补肾,葛根升阳止泻生津。

直肠脱垂临床分为3度:Ⅰ度脱垂:为直肠黏膜脱出,脱出物色较红,长3～5cm,触之柔软,无弹性,不易出血,便后可自行还纳。Ⅱ度脱垂:为直肠全层脱出,长5～10cm,呈圆锥状,色淡红,表面为环状而有层次的黏膜皱襞,触之较厚有弹性,肛门松弛,便后有时需用手托回。Ⅲ度脱垂:直肠及部分乙状结肠脱出,长达10cm以上,色淡红,呈圆柱形,触之很厚,便后需用手托回。该患儿属于Ⅱ度脱垂。当直肠脱出后,家长应及时使其复位,以免脱垂部位充血、水肿给复位带来困难。可以让患儿趴在家长的膝上,家长的手指涂上石蜡或麻油,然后缓慢地将脱出的套肠纳入肛门内,然后清洁肛周皮肤,用吊带将纱布垫固定于肛门两侧。另外嘱家长平素调护时需注意饮食合理,多食蔬果,少进食辛辣炙煿之品。

(丁佳君)

血尿

刘某,女,10岁11个月,首诊2021年2月24日。

主诉:反复镜下血尿4年。

病史:患儿过敏性紫癜后定期复查尿常规,5天前再次出现镜下血尿,无肉眼血尿,无尿频、尿急、尿痛,无咳嗽流涕,无发热气促,无呕吐腹泻,大便日解,胃纳可,夜寐安。舌质红,苔稍白腻,脉细数。既往有过敏性紫癜史,反复镜下血尿,已停药1个多月。辅助检查:尿常规(2021年2月19日)比重1.02,白细胞0,潜血3+(200 cells/μL);尿常规(2021年2月24日)红细胞150/μL,白细胞2/μL,蛋白质阴性。

诊断:西医诊断——紫癜性肾炎

中医诊断——主病:血尿 主证:下焦湿热证

治法:凉血止血,清热利湿

处方:小蓟饮子加减

生地黄9g　牡丹皮6g　赤芍6g　茯苓12g　白茅根15g　忍冬藤15g
茜草9g　焦栀子6g　紫苏叶6g　佩兰6g　半枝莲12g　半边莲12g
小蓟9g　黄芪12g

14剂,颗粒剂,水冲服,日1剂,早晚分服二诊（2021年3月13日）：患儿诉无明显不适，大便正常，胃纳可，夜寐安。舌淡红，苔白稍腻，脉细。复查尿常规（2021年3月13日）蛋白质阴性，白细胞26/μL，红细胞24/μL，潜血2+（80 cells/μL）。上方去小蓟，加予炒白术9g，白豆蔻6g，14剂。

三诊（2021年3月27日）：患儿诉无明显不适，大便正常，胃纳可，夜寐安。舌淡红，苔薄白，脉平。复查尿常规（2021年3月27日）蛋白质阴性，白细胞阴性，红细胞少量，潜血1+。予以停药观察。

按语：尿血，又称溺血、溲血，中医古籍所讲的尿血是指肉眼血尿，而现代中医学则将镜下血尿也包括在内，且多属无症状性血尿的范畴。《素问·气厥论》论血尿之病机为"胞热移于膀胱"。清代《医学入门》指出："溺血纯血全不痛，暴热实热利之宜，虚损房劳兼日久，滋阴补肾更无疑。"《证治准绳·溲血》云："所尿之血，岂拘于心肾气结哉？推之五脏，凡有损伤妄行止血，皆得之心下崩者，渗于胞中；五脏之热，皆得如膀胱之移热者，传于下焦。"血尿的发生与热邪密切相关，热邪伤络是血尿的主要因素；血尿的病位在肾和膀胱，同五脏关系密切；脏腑、气血不足是血尿反复不愈的重要因素。该患儿反复血尿，概因脾肾阴虚，故初诊以小蓟饮子为主方，加予茯苓、黄芪等健脾益气；二诊尿检红细胞明显减少，舌质由红转淡，舌苔仍偏白腻，提示热邪渐清，湿邪偏盛，故加予炒白术、白豆蔻以健脾化湿；三诊已基本恢复正常，予以停药。

邵师认为小儿血尿的病因病机是"热、虚、瘀"三大病理产物之间相互搏结的结果，邪热入里，湿热蕴结下焦，肾阴亏虚，虚火内扰，实热、虚热灼伤肾及膀胱血络，则血随尿出。在早期的临证，尤以热邪为多见，在此期病机中，突出了一个"热"字，故在治疗此期患者时，需要在清热凉血的基础上加用少量的止血药；而在中期，突出了一个"虚"字，治疗上要在补肾的基础上加少量清热凉血止血之药物；在后期，以"瘀"为主，因在此期多患病日久，其病机的特点除了"瘀"，亦表现出了"虚"的症状，正所谓"久病多虚""久病多瘀"。另外，治疗应在"通"（活血）的基础上加用补肾益气止血之药。

（丁佳君）

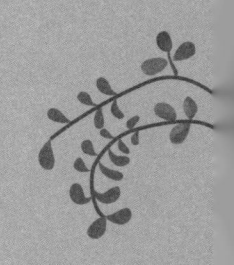

第六部分 读书心得

读《医学心悟》有感

《医学心悟》，清代程国彭撰，5卷，成书于1732年，是其30年来临证之经验与心得体会精炼而成，言语简洁明了，论述精要有力，是一本影响颇为深远的临床医学门径书。其明确了"阴阳表里，寒热虚实"之八纲，首创"汗吐下和，温清消补"之八法，内伤外感十九字病因等。同时，其倡导医德伦理，养生调摄，在外科、妇科、杂症、疫病、养生等多方面提出特色治疗和调摄方法，其所创之方剂，也深受仲景伤寒的影响。粗读全书，仅涉猎其皮毛，暂予分享。

1. 内伤外感，致病有因

程氏在《医学心悟》中指出，虽然疾病的病因多种多样，但可归纳为两类：外感和内伤。在临床诊断中，强调先辨别外感内伤，指出外感者"邪气有余，口鼻之气粗，疾出疾入"，内伤者"正气虚弱，口鼻之气微，徐出徐入"，说明可从口鼻之气察之。对各种医学著作进行细致研究后，程氏认为，医道之理，错综复杂，必须"提纲挈领"，然后才能"拯救有方"。他化繁为简，将中医病因理论体系凝练成内伤外感致病十九字，即内十三字（喜、怒、忧、思、悲、恐、惊、阳虚、阴虚、伤食）和外六字（风、寒、暑、湿、燥、火），言简意赅，一目了然。

《黄帝内经》中有壮火、少火之名，后人有天火、人火、君火、相火等相关理论，而朱丹溪以虚实二字括之。程氏则将火热分为子火、贼火两大类，既包括了朱丹溪虚实之火的内涵，又充实了虚实之火的证治内容。程指出，贼火者，六淫之邪，饮食之伤，自外而入；子火者，七情色欲，劳役耗神，自内而发，并确立了二者的治疗大法，即"贼至而驱之,贼可驱而不可留""子逆则安之,子可养而不可害",又分别归纳了驱贼火与养子火之八法,分别为"发、清、攻、制"与"达、滋、温、引"。

2. 辨证八纲,治病八法

程氏经自身临床实践,同时结合了仲景《伤寒论》和《金匮要略》的六经、脏腑辨证,并创造性地提出以"阴阳、表里、寒热、虚实"8字概括病症共性,即"八纲辨证理论"。其中以阴阳为总纲,表、热、实为阳;里、寒、虚为阴,又指出寒热、表里、阴阳之间的关系:"寒邪客表,阳中之阴;热邪入里,阴中之阳;寒邪入里,阴中之阴;热邪达表,阳中之阳。"这为以叶天士的卫气营血辨证、吴鞠通的三焦辨证为代表的清代温病辨证体系提供了理论依据。

古有时医、方书或治不如法,仅用一二;或未尽其法,以偏概面。程氏在八纲辨证的基础上,明确病因,审辨病情,最后根据理论,结合自身多年临床经验,创立了"汗、吐、下、和、温、清、消、补"八法。又由于其临床病情复杂多变,程氏指出,辨证辨病可基于八法,但不可拘泥于八法,如论汗法不可一味使用辛散解表之药,对于久病邪盛、正气将虚之证,除发汗解表之外,可适当运用益气扶正之药,得以鼓正祛邪。

除此之外,程氏还常常引用内经、仲景之言论,并对八法进行深入剖析,以期后人常观常读,常学常思。

3. 潜心伤寒,立纲明本

古虽痴于研于伤寒之大家为多,程氏仍然认为仅113方、297法难以总括其变化,详尽其要领,通过自身行医经验的总结,又基于大量前人研究伤寒之精粹,他将传经、直中作为伤寒之纲领,将"表寒里热"作为伤寒之根本。传经可分为循经传、入经传、径入胃腑3类,且寒者在表,热者在里;直中,不传三阳而直入三阴,且仅有寒而无热证,病情由太阴至厥阴逐渐加重。凡伤寒临证,必先明传经,辨直中,才可根据病情之寒热投以药性相应之药物。程氏还将三阳归表,三阴归里,而少阳则为半表半里。至于区分伤寒属性方面,程氏认为,阳经多受热邪传变,阴经多受寒邪直中。程氏还以表里寒热为基础,划分八言为表寒、里寒、表里寒;表热、里热、表里热,更有表寒里热、表热里寒者。"伤寒虽然有诸多变证,但究其根源,逃不过表里寒热四类",程氏化繁为简,将伤寒杂病个中变化冠以八言,为后世医家提供了一定的参考与指导。

4. 多科涉猎,未病先防

疡科出现于周,专治于唐,而于南宋时期出现真正的分科。宋金元时期,中医开始走向理学时代，各类思想不断涌现，至于明清，则更是蓬勃发展。而《外科十法》便在此学术背景下诞生了。同时，程氏又十分重视从内科思想对外科疾病进行辨治，故又被人评价为"非寻常外科所能及也"。外科十法，首先介绍了治疗痈疽发背的10条大纲，即内消法、艾灸法、神火照法、刀针砭石法、围药法、开口除脓法、收口法、总论服药法、复论五善七恶救援法、将息法。程氏将其提出的"医门八法"应用于外科治疗当中，如应用银花、菊花等轻清宣散之品治疗疮脓痈疽之症以透邪外达；在泽兰汤中的基础上加用大黄，用以治疗二不通、除肠中瘀血。程氏认为，痈疽末为寒中，若脓水已溃，则需托补元气。如胃经受寒、饮食停滞用藿香正气散，脾虚用理中汤，气血两虚用十全大补加附子、鹿茸等，更如其他所用补中益气汤、香砂六君子汤、桂附八味汤等。程氏也把阴阳作为一种辨证的方法。以痈为例，根据其形态、患者饮食、脉象、全身症状，将痈分为阳毒、阴毒、半阴半阳3类，治以不同。阳毒宜凉解毒，阴毒宜回阳温中，半阴半阳清而不伤胃，温而不助邪。程氏还将疮疡分为初、中、后3期，分别提出了消、托、补的治疗原则。初起时治以辛散解表，邪盛时治以补气托里，溃脓时治以扶正祛邪。程氏还提出治痈疽需顾护脾胃，慎用苦寒败胃之品，在治疗疮疡3期时酌情加以健脾益气之品。

于内科杂证方面，程氏提出了四字论，以"气、血、痰、郁"概之病机，并根据其轻重缓急之不同，随证治之，如气虚者补之，气滞者疏之，血虚者调之，血瘀者化之，痰者治以健脾化痰，郁者治以理气解郁。诸如此类还有中风分脏腑血脉、痹证分八纲、消渴分三消、喘证分内外等。

医中百误歌中便提及百毒总应先艾灸，隔蒜灸法胜于刀针。在使用灸法的时间上，程氏认为应"不痛灸至痛，痛灸不疼时"为度，且头面应用神火照法代替艾灸。程氏还擅长刀针、砭法、贴敷等法，认为综合用之可提高疗效。

养生观念可概以"节饮食、慎风寒、惜精神、戒嗔怒"。程氏强调，要节制饮食，顾护脾胃，忌暴饮暴食，抽烟酗酒。避风寒，慎起居，三冬尤其注重保暖，以免伤及荣卫。除此之外，还要做到"藏精养神"，首先要做到不大喜大悲，恬淡虚无，不过分在意名利；其次要养精蓄锐，节制房事，少动怒，少耗气，保持心态平和。

5. 法方配伍，活用药对

程氏常用消瘰丸治疗肝经痰火郁结导致的颈上瘰疬，方中玄参、贝母、牡蛎等分炼蜜为丸。牡蛎、玄参软坚散结，且玄参兼具滋润清热之效，贝母清热化痰，三药合用以使热除痰消结散。程氏还认为，乳痈病机为热壅胆胃、气血壅滞，以瓜蒌散治之。瓜蒌疏肝解郁，平肝缓急，且能润肠通便，佐以乳香行气活血。此外，还有治痈疽肿毒初起的远志膏、围药法中所用自制的芙蓉膏等，也是程氏特色用膏药的体现。

配伍方面，程氏运用药对灵活多变，包括性味配伍、功效配伍、引经配伍等。例如，当归与白芍之配伍，前者入心、脾、肝经，能补血活血、调经止痛、润肠通便；后者归肝、脾经，能养血调经，柔肝缓急，敛阴止汗，二者共用，滋阴补血之效更强，对于妇人血虚兼瘀血之证效力更强，为补益配伍。生姜与半夏配伍，生姜性温，入脾、胃经，温中生发之力较强；半夏辛温，有毒，归脾、胃、肺经，降逆消痞之力较强，二者相伍，一升一降，调畅脾胃之气机，使其升降有常，为升降配伍。山药与茯苓配伍，前者甘平，归肺、脾、肾经，可益气养阴，补益肺脾肾，涩精止带；后者则甘淡平，归心、肺、脾、肾经，可健脾利水渗湿，宁心安神，二者相伍，既补肾脏不足之阴，又泻水湿，茯苓又中和山药之滋腻，实为补中有泻，泻中有补。

6. 伦理翔实，德风兼备

唐代医家孙思邈有云：大医精诚。程氏师前者又加以补充，对于医者，程氏要求态度要审慎专一，忌粗枝大叶，明医理之哲而保全自身；在术业上应了然于胸，日有精进，忌一知半解，明辨病性之标本，病性之虚实，用药之攻补，才能治病救人；在行医路上，慈以待人，心存仁术，不固执己见，心不喜他医，耳不闻忠言，遇到超出自身能力范围之疾病，及时转至他医，以免延误病情，终致恶果。除去对医者之要求，程氏对患者也有一定要求：若想早日治疗疾病，患者需与医者互相配合，做到早发现，早诊断，早治疗，不可因病情尚浅而多做拖延；不可因不信任医生而隐瞒病情。

纵观全书，程氏博学多识，观点精要，鞭辟入里，心悟广博而不晦涩，所学丰富而不杂乱，需时时思考，常读常新。然则作为一介医者，可读书而不可全信书，存疑而读，融会贯通才是我们所需要的。

（姚　想）

《肘后备急方》之抗疫

葛洪，为东晋著名医学家、道家、炼丹家，其著有《肘后备急方》。"肘后"指可以随身携带；"备急"指治病救人危急之际能立刻获取。书中载有大量"简、便、廉、验"的急救方法，为中国第一部临床急救手册。其记载的百余种病证涵盖了当今内外妇儿的常见病种，其中外感热病及传染病的证治对后世影响颇深，尤为重要。全书共分外感热病及内、外、妇、儿五个大类，通过整理归纳全书相关治则治法，并着重挑选个别方向阐述所思所感，以提供有价值的临床思路和启迪。本次将讨论葛洪在防治疫病方面的成就。

《肘后备急方》成书于魏晋南北朝时期，由于战乱频繁而疫病流行，在此疫病频发的基础上，葛洪总结前代医家治疗经验，既传承了张仲景治疗外感病的"辛温解表"之法，以《伤寒论》中方剂应用于"时行疫病""伤寒"的治疗，又针对疫病病因、致病特点、诊断要点、治疗预防等方面，结合自身临证经验，形成了独到的见解。以下将从疫病认识、法方特色、防控方法3个方面进行分析。

1. 疫病认识

"伤寒、时行、温疫，三名同一种耳，而源本小异。"葛洪在《肘后·治伤寒时气温病方第十三》中认为：三者总属伤寒，俗名时行，并指出"其冬月伤于寒，或疾行力作，汗出得风冷，至夏发，名为伤寒""其冬月不甚寒，多暖气，及西风使人骨节缓堕受病，至春发，名为时行""其年岁中有疠气，兼挟鬼毒相注，名为温病"。

参考《素问》中"冬伤于寒，春必病温""凡病伤寒而成温者，先夏至日者为病温，后夏至日者为病暑"。

又《伤寒论》云："伤寒为毒者，以其最成杀厉之气也。中而即病者，名曰伤寒。不即病者，寒毒藏于肌肤，至春变为温病，至夏变为暑病。暑病者，热极重于温也。是以辛苦之人，春夏多温热病者，皆由冬时触寒所致，非时行之气也。"

又："凡时行者，春时应暖而反大寒，夏时应热而反大凉，秋时应凉而反大热，冬时应寒而反大温，此非其时而有其气。是以一岁之中，长幼之病多相似者，此则时行之气也。"又言："其冬有非节之暖者，名曰冬温。冬温之毒，与伤寒大异。"

葛洪对于伤寒的认识深受《素问》及《伤寒论》之影响，葛洪所言之"伤寒"，为冬伤于寒，春夏而发，相当于《素问》《伤寒论》中的温病。葛洪把温病描述为"岁中疠气，兼挟鬼毒"，又与《伤寒论》中"此非其时而有其气"相似，即伤寒所言之"时行"。而葛洪所言之"时行"指的是冬季感受时之邪，伏于春发，为其有别于《素问》《伤寒论》所提出的一个新的概念；但总体框架仍属于伤寒范畴。其所提出"伤寒""时行""温病"又有所不同。"伤寒""时行"为六淫邪气致病，后者为"疠气""鬼毒"所感；"伤寒""时行"又多受之于冬，发之于春夏，发病时间相对固定。"温病"因"疠气""鬼毒"影响，发病多受气候时令、地理环境影响，如"山瘴恶气""有黑雾郁勃""西南温风"等。

2. 法方特色

在治疗伤寒方面，葛洪认为，伤寒有数种，人不能别，令一药尽治之者，其在临床治疗上拥有自己的特色。"凡治伤寒方甚多，其有诸麻黄、葛根、桂枝、柴胡、青龙……今唯载前四方，尤是急需者耳。"此处四方分别为麻黄解肌汤、柴葛解肌汤、小柴胡汤、大柴胡汤。虽难具备，但此为最急需者，幸可得之，则保无死忧。存药物易备齐之方，去难备之方。诸如大小鳖甲汤者，药物种类多而数量少，故舍之。这充分体现了葛洪用药注重实用易得的特点。

对于疾病初起，葛洪提倡运用汗法："若初觉头痛，肉热，脉洪起，一二日，便作葱豉汤。""不汗，复更作，加葛根二两，升麻三两。""若不汗，更加麻黄二两。"若汗出不歇三四日，其人恶心欲吐，葛洪又加豆豉、蜂蜜使吐，或用藜芦催吐。如果病程超过4天，里热炽盛，则加黄连、黄柏、大黄、栀子下之。由此可见，葛洪根据发病日程及疾病表现而选用汗、吐、下等不同治法，此类思路又稍稍不同于伤寒的六经辨证。

此外，葛洪在外感病的治疗中更注重表里双解。《伤寒论》中认为，风寒得之，始受于表，若欲攻之，当先解表，乃可下之，表证已解，非大满而生寒热，则病不除；表已解而内不消，大满大实兼有燥屎，可自除下之。若不宜下时攻之，内虚热入，烦躁诸变不可胜数。言语内外之意在于治疗伤寒类证不宜解表攻里。葛洪之做法取之于《伤寒论》而不拘泥于《伤寒论》。伤寒类方仅针对伤寒病证，然外感病不仅仅止于伤寒。例如，温热病之于伤寒类方为难治，葛洪根据外感温热之特点，创专方以治之，相较于前人之理论又是一创新突破。

葛洪对疫病治疗之方，多集中在《治瘴气疫疠温毒诸方第十五》中，分别是：老君神明白散（桔梗、细辛、白术、附子、乌头）；太乙流金方（矾石、卫矛、羖羊角、雄黄、雌黄）；虎头杀鬼方（虎头骨、雄黄、雌黄、朱砂、鬼臼、皂荚、芜荑、石菖蒲、藜芦）；赵泉黄膏方（附子、细辛、花椒、干姜、肉桂、大黄、巴豆）；辟天行疫疠（朱砂、雄黄、巴豆、矾石、附子、干姜）；度瘴散（麻黄、细辛、白术、防风、桔梗、乌头、肉桂、干姜、花椒）；辟瘟疫药干散（细辛、附子、干姜、火麻仁、柏子仁）；赤散方（细辛、干姜、附子、肉桂、皂荚、丹皮、珍珠、闹羊花）；常用辟温病散方（肉桂、土贝母、鸡子白、珍珠）。由于疫病常为疫邪夹湿夹秽，入里扰动心神，又常伴有正气的亏虚，故方中药物性多温热、辛温，体现了其辛散、助阳的特性，对于疫毒内陷生湿、蒙昧心神的特点，可发挥其扶正祛邪、温阳散寒、化浊利湿、醒神开窍的作用。在药物功效方面，由以上方剂可大致看出，以辛温之君药，配伍其他或苦寒，或甘寒，或咸寒等药味，全方以温阳扶正为基底，再对症治以清热解毒，消痰化饮，利湿去浊，祛邪等。

3. 防控方法

诊断疫病、明确病机病因，给予治法及用方用药为治疗疫病的疾病流程，但对于此类疾病，从根源上预防、控制才是最根本的治疗措施，这也是葛洪"未病先防"思想的体现。这就要做到未病先防、既病防变、瘥后防复。"学仙之法，欲得恬愉澹泊，涤除嗜欲，内视反听，一尸一居无心。"葛洪认为，要想养生长寿，便要做到淡去杂念，精神空灵，情志调畅，薄喜怒，去恶欲，则福来祸去，顺其自然。他还运用导引吐息、调摄纳气等方法达到坚齿、聪耳、明目的目的。同时，他还提出通过利用药物的挥发性质，将朱砂、雄黄、菖蒲等药物合成弹丸，制成香囊，随身携带，抑或艾叶熏蒸的方法，同样也可达到预防流行性疾病的效果。一方面，强身健体可使自身免疫力增强，另一方面，顾护形体，减少损耗也同等重要。葛洪强调，不可久卧久坐，不可过度纵欲，不可过用耳目，不可嗜寒热，不可暴饮暴食等诸多"不可"。"不可以小益为不平而不修，不可以小损为无伤而不防。"

倘若不慎传染疫病，应早诊断，早治疗，早干预，防其继续发展或传变。"若初觉头痛，肉热，脉洪起，一二日，便作葱豉汤。""不汗，复更作，加葛根二两，升麻三两。""若不汗，更加麻黄二两。"就是其根据疾病发展及时调整药物，以防疾病进展的体现。

再者，若疾病刚刚痊愈，正气尚未充盛，此时要通过外界干预，注意治疗调护，保证祛邪务尽，防止因余邪未尽导致疾病复发。"凡得毒病愈后，百日之内，禁食猪、犬、羊肉，并伤血及肥鱼久腻……食此多致复发则难治，又令到他年数发也，治笃病新起早劳，及食饮多致欲死方……若瘥后，病男接女，病女接男。安者阴易，病者发复，复者亦必死。"

当今社会，虽疫病不如葛洪所处时期峻烈，但仍需谨慎预防，葛洪的《肘后备急方》就为世人如何抗疫带来了一定的参考。其按病程论治、注重用药简便易得之特性、表里双解的思想，内服、外用、导引的预防方式，治疾病之未传，瘥后之防复的理念在现代仍可作为参照，我们需去粗取精，找寻其用方用药之科学性与关联性，从而推动中医药抗疫在历史洪流中向前迈步。

（姚　想）

浅读《温疫论》有感

近几年，新冠病毒席卷全球，我国的疫情形势十分严峻，自2003年"非典"之后，"疫"再次回到大众的视野当中。从我国的历史来看，关于瘟疫最早的记载可追溯到甲骨文时期，《山海经》《尚书》等书中就已经出现了"疠"字，便是指瘟疫的意思。中医四大经典专著之一《黄帝内经》中提出"五疫之至，皆相染易"的论点，这都表明我国很早就对瘟疫病有所提及。而明清时期我国第一本传染病专著《温疫论》，形成了一套传染病的辨证论治方案，开我国传染病学研究之先河。

《温疫论》的作者吴有性，字又可，江苏吴县人（今苏州），生活在明末清初之际。当时社会动荡、全国瘟疫横行，甚至有"一巷百余家，无一家仅免，一门数十口，无一仅存者"的惨烈景象。

这种高传染率以及高死亡率的瘟疫使得当时的人们惶惶不可终日，就像2020年初，初碰新冠疫情的我们，整个社会笼罩在一片偶触其气便必死无疑的恐惧之中。据记载，当时的众多医者大夫们仍然按对伤寒之症的治法来抓方开药，这不仅耽误了患者的病情，还让疫病蔓延和扩展。当时整个医学界可以说是束手无策，一筹莫展。就在那样的情况下，吴又可通过自己对瘟疫病的一次次细致观察，凭借着自己的细心耐心，潜心钻研，经过了一次又一次的临床试验，总结出了一套新的防疫和治疫方法，最终铸成《温疫论》——中国第一部系统性研究急性传染病的医学巨作。

在《温疫论》的开头，吴又可便提出"夫温疫之为病，非风、非寒、非暑、非湿，乃天地间别有一种异气所感"的观点，即当时流行的瘟疫病与以往的医者大夫们所倚重的《伤寒论》所治之症有较大的区别。它非风非寒，非暑非湿，非六淫之邪外侵，而是天地间存在着的一种异气，又称作"疠气"。他还进一步提出，"疠气"的存在盛衰以及多少，与所处地区季节以及年份皆有着莫大的关系。同时"疠气"具有很强的传染性，可使老少俱病。他的这些观点清楚地将当时的瘟疫病与一般的外感伤寒病证从病因病机学方面区别开来，从感邪途径、传染性、治疗方法等方面对伤寒与时疫进行了鉴别。从感邪途径方面来看，伤寒必有单衣风露或强力入水等感冒之因，出现头痛身痛、发热恶寒、脉浮而数等症状。而瘟疫则无感冒之因，多由时疫之邪从口鼻而入，出现但热不恶寒的症状。从传染性方面来看，伤寒不传染于人，时疫能传染于人。从治疗方法上来看，伤寒初起以发表为主，时疫初起则以疏利为主。他的这些观点突破了传统六气致病学说的束缚，在我国第一次建立了感染"疠气"为瘟疫发病原因的新论点。然而，他也提出二者之间存在相同之处：二者的传变过程虽有不同，即伤寒从外到内，时疫由上到下，但最后皆传至于胃，并用承气汤治疗。

在书中，吴又可还明确提到"邪自口鼻而入，则其所客，内不在脏腑，外不在经络，舍于伏膂之内，去表不远，附近于胃，乃表里之分界，是为半表半里，即《针经》所谓横连膜原是也"。即吴又可认为，"疠气"从口鼻而入，它不同于一般的外感之症，不是明确的在表或在里，而是在于药物难以到达的膜原，因此瘟疫病仅仅通过简单的治外感之方难以得到痊愈。当"疠气"旺盛之时，它既可以出表，也可以入里。吴又可将"疠气"的这种传变特点进行总结，归纳出了9种传变方式，称为"九传"，即但表不里，表而再表，但里不表，里而再里，表里分传，表里分传再分传，表胜于里、里胜于表，先表后里，先里后表等。这提示我们面对瘟疫病必须通过辨证的方法，首先判断"疠气"所处的阶段；其次分析其在不同阶段的弥散趋势；最后根据其发展趋势，对患者进行施药治疗。书中的"杂气论"也为传染病的研究做出了巨大的贡献。他认为虽然导致传染病的原因都可以统称为"杂气"，但传染病也分很多不同种类，要加以鉴别，即"杂气"又可分为不同的气。吴又可还将传染源进行了区分，他提出"牛病而羊不病，鸡病而鸭不病，人病而禽兽不病"的论点，表明有些传染病只传染人不一定传染动物，而有些则传染特定动物而不传染人。并且，他认为"杂气"也是导致"鹤膝风""痛风""肠风"等内科疾病的病因。

同时，《温疫论》中记载了许多关于治疗瘟疫病的新方法：

（1）吴又可认为瘟疫病初起时宜用达原饮。该方是为瘟疫秽浊毒邪伏于膜原而设立的，由槟榔、厚朴、草果仁、知母、芍药、黄芩、甘草七味药组成。虽然只有简单的七味药，却能够有效帮助机体调畅气机，使病邪之气尽快地从膜原之处溃散，以利于分消表里。由于瘟疫之邪既可从膜原入里，又可出表，在临床上可经常兼见表里症状，因此吴又可在达原饮的基础上再加入大黄、羌活、葛根、柴胡、生姜、大枣，即三消饮。若见脉长洪而数，大渴大汗，周身发热，则提示热邪散漫，可用白虎汤辛凉发散。

（2）吴又可十分重视"下法"。他认为治疗瘟疫病证应当在正气未损时及时攻下。他认为瘟疫可下的范围很广，可见口燥舌干而渴、舌上生芒刺、腹中有块等30余症，但我们只要抓住"舌黄，心腹痞满"这一主症，便可使用达原饮加大黄下之。书中提出"注意逐邪勿拘结粪"的新论点，不同于以往的医家，强调在治疗的过程中，症状不应只局限于结粪，即使碰到溏粪的情况，根据患者的临床表现进行准确辨证，然后合理使用承气汤类攻下剂，也能尽早祛邪。总之，"邪为本，热为标，结粪又其标也"。

（3）吴又可强调了人参应当慎用。在书中他提出了"本气充满，邪不易入"的论点，即正气不足是瘟疫发病的一个重要前提。因此除了外界影响，也要重视人体自身免疫力的作用，如果人体抵抗力强，即使接触传染源，也未必发病。人参具有大补元气的作用，虽然服用含参类的方剂可以扶助正气，但用之前需要先辨证。因为书中提到邪在表及半表半里时，可补中益气，祛邪外达，使之得效；而邪在里时投人参，甚至可能会导致邪气郁闭，出现变证，所以不可盲目用参。

《温疫论》对当今传染病防治工作有着十分重要的意义。首先，《温疫论》中所提出的一系列观点，如瘟疫侵犯途径、传染方式和流行特点等，与现如今的新冠疫情有很多相似之处。例如，吴又可在书中提出的"接触传染"观点与如今倡导的"切断传染源，阻断传播途径，保护易感人群"的防护措施如出一辙。而"邪自口鼻而入""天受"等观点则提示我们要做好个人防护，戴好口罩，避免病毒从口鼻进入。其次，对于如今的我们来说，中医药文化仍然是一座瑰宝，值得我们深入研究并加以应用。在这场新冠疫情抗击战中,如"连花清瘟胶囊""感康饮""七味固表颗粒"等众多中成药都被投入使用,且取得了较为显著的效果。这提示我们在采用西药的同时,也应该重视中西医结合的方式,通过服用中药来增强自身体质,可以使病情得到适当缓解,防止病情进一步恶化。最后,《温疫论》也是吴又可在前人的研究基础上,总结提出了自己的新观点。我们应当注重对古代中医药文化的传承与创新,大力弘扬并发展中医药事业。这不仅对目前形势严峻的新冠疫情防治工作起到促进作用,对我们今后的传染病防治工作也同样大有裨益。

(陈 玥)

论《黄帝内经》体质学说

《黄帝内经》是我国现存最早的一部医学经典著作,也是我国第一部养生宝典。《黄帝内经》中的许多养生理论与现代人们追求养生保健的观点有十分密切的联系,如"治未病"思想。本次着重从体质学说展开,通过对书中关于中医体质的内容,对体质形成、体质差异、体质分类、体质与养生、体质与疾病预防等理论要素进行论述,从而更好地了解如何运用中医体质学说达到良好的养生效果。

体质是指在人体生命过程中,在先天禀赋和后天获得的基础上所形成的形态结构、生理功能和心理状态方面综合的、相对稳定的固有特质。《黄帝内经》认为,人体体质的形成秉承于先天,受到父母先天遗传等因素的影响。如《灵枢》有言"以母为基,以父为楯""人之生也,有刚有柔,有弱有强,有短有长,有阴有阳",说明父母体质的柔与刚、弱与强往往也导致下一代的体质偏柔偏刚、偏弱偏强,即使是同一父母在孕育时的机体状态不同,也会导致孩童的体质有所不同。性别、饮食、年龄、自然及社会环境等后天因素也会对个人的体质造成很大的影响。如《素问》言"人以天地之气生,四时之法成",说明我们人类的生活生产活动必然受到整个自然界众多因素的影响,因此生活在不同地区的人群的体质也大有不同。"上古之人,春秋皆度百岁,而动作不衰;今世之人,年半百而动作皆衰"则说明,随着社会的发展,在不同的历史时期不同的社会环境影响下,人类体质也会受到相应的变化。《素问》中还提到:"味过于酸,肝气乃津,脾气乃绝;味过于咸,大骨气劳,短肌,心气抑……味过于辛,筋脉沮弛,精神乃央。"即长期的饮食差异也会使得体质有所差异。此外,《素问》中也曾提出过"尝贵后贱""尝富后贫"之类经历过较大生活波动的人的体质也会有所变化。如此众多的差异,注定会产生多种不同的体质类型,《黄帝内经》中对此也有着详尽的论述。

首先，《黄帝内经》中最基础且较为全面的分类法则是阴阳五分法，依据人体阴阳之气的多少将人体体质划分为太阳、少阳、太阴、少阴以及阴阳平和五大类。

（1）太阳之人"多阳而无阴"，即阳气过旺而阴气敛藏。此类体质之人往往为人处世也是狂妄自大、洋洋自得、不计较得失。

（2）少阳之人"多阳而少阴"，即阳气虽偏多但不旺，阴气偏少但不虚。此类体质之人做事精细，善于交际但很难踏实下来。

（3）太阴之人"多阴而无阳"，即阴气独胜而阳气潜藏。此类体质之人既冷静谦虚，也容易产生多疑消极的情绪。

（4）少阴之人"多阴而少阳"，即阴气偏盛而阳气偏弱。此类体质之人很容易嫉妒他人，内心阴险，做事鬼祟。

（5）阴阳平和之人"阴阳调和，无所偏颇"。此类体质之人举止委婉，为人谦虚，不过分追求名利。

另外，在《灵枢》中，通过对人体形态、肤色、行为举止等方面进行比较，再根据五行学说又将体质分为木、火、土、金、水五大不同的类型。

（1）"木形之人"：《素问·阴阳二十五人》有言"其为人苍色，小头，长面，大肩背，直身，小手足"，即从体态来看，此类体质之人，肤色为苍，头小而面长，肩背宽厚，四肢条达而力不强。"好有才，劳心，少力，多忧劳于事"，即从心理来看，木形人有才智，勤劳，为人正派耿直，善于脑力而弱于体力，但容易思虑过度。

（2）"火形之人"：《素问·阴阳二十五人》有言"其为人赤色，广䏚，锐面小头，好肩背髀腹，小手足"，即从体态来看，此类体质之人，面色为赤，头小而面尖，形体丰满。"有气轻财，少信，多虑，见事明，好颜，急心，不寿暴死"，即从心理来看，火形人豪爽轻财，性格急躁，明事理但多虑。

（3）"土形之人"：《素问·阴阳二十五人》有言"其为人黄色，圆面，大头，美肩背，大腹，美股胫，小手足，多肉，上下相称"，即从体态来看，此类体质之人，面色为黄，头大而面圆，身材匀称而肌肉紧实。"安心，好利人，不喜权势，善附人也"，即从心理来看，土形人安静平和，乐于帮助他人且不看重权势。

（4）"金形之人"：《素问·阴阳二十五人》有言"其为人白色，小头，小肩背，小腹，小手足"，即从体态来看，此类体质之人，面色为白，身体清瘦。"身清廉，急心，静悍，善为吏"，即从心理来看，金形人为人刚正不阿，做事认真，精明强干但急躁。

（5）"水形之人"：《素问·阴阳二十五人》有言"其为人黑色，面不平，大头，廉颐，小肩，大腹"，即从体态来看，此类体质之人，面色为黑，头大而眉眼粗大，身材偏胖。"不敬畏，善欺绐人，戮死"，即从心理来看，水形人做事圆滑，善于欺诈，不敬畏权威。

在此基础上，结合五音、阴阳以及手足三阳经的左右上下等，又衍生出总计25种体质类型。除此之外，还有通过心理、气质、体型等方面对体质进行分类的方法，这些方法无一例外都对后世的医家认识临床常见的体质病理表现，调整用药等产生了巨大的帮助，也为如何进行养生康复提供了理论依据。

从体质学说来看，疾病的发生与病情的发展都和体质有密切的关系。因此，为了预防疾病的发生和进行养生保健，增强体质便具有重要的意义。在《黄帝内经》里，从以下几个方面论述了增强体质的方法：

（1）顺应自然。《素问·上古天真论》中记载："上古之人，其知道者，法于阴阳，和于术数，食饮有节，起居有常，不妄作劳，故能形与神俱，而尽终其天年，度百岁乃去。"即人与自然只有和谐共处，才能获得长寿健康。如《素问》中将四时与五脏相对应，"肝主春……肾主冬"，就提示我们木形人脏腑对应肝胆，所以此类人养生应重点在于春季。

（2）合理饮食。《素问》有言："五谷为养，五果为助，五畜为益，五菜为充。气味和而服之，以补精益气。"人体的营养物质主要来源于食物，这也提示我们不同体质的人，应遵循不同的饮食习惯。如火形人容易心火旺盛，可以适当吃些苦瓜、莲子等苦味食物来泻心火。而"饮食自倍，肠胃乃伤"，则提醒人们要有健康饮食的习惯，以使人体气血、阴阳、脏腑平衡。

（3）适当运动。《素问》指出："春三月，夜卧早起，广步于庭……养生之道也。"人们可以运动锻炼，使体内阳气慢慢散发，以此达到修身养性、强健身体的目的。虽然经常进行锻炼可以增强体质，但是书中也提出"久视伤血，久卧伤气，久坐伤肉，久立伤骨，久行伤筋"的论点，过度锻炼反而有损健康，因此要做到劳逸结合。

（4）心情舒畅。《灵枢》曰："火形之人……急心，不寿暴死。"这说明情志与体质有着极为重大的关系，甚至可以影响寿命的长短，而不同体质的人在此方面也有不同的重点。但无论何种体质，都应做到保持心志闲适，精神乐观，知足常乐，这样才能起到良好的养生效果。

同时，不同的体质对疾病的预防以及预后都有着莫大的关系。《素问》有言："精者三日，中年者五日，不精者七日。"《灵枢》中也曾提到："同时而伤，其身多热者易已；多寒者难已。"这提示我们，往往体质优者更不容易患病，即使患病，预后一般也能恢复得更好，体弱者则反之。

随着医学的不断发展以及历代医家对体质学说的不断完善，许多常见的临床疾病，都可以从体质学说入手，根据不同体质的人选取不同的治疗方案，从而对患者进行身心并治以达到全面且更好的康复。且如今中医养生的思想逐渐深入人心，人们越来越重视养生保健，但有时会因为不"对症下药"而得到适得其反的结果。因此，通过学习中医体质理论，辨明自己的体质特征以选取适合自己的运动方法，调整自己的饮食和作息习惯就显得尤为重要。

（陈　玥）

读《小儿药证直诀》有感

《小儿药证直诀》为钱乙弟子阎孝忠整理编纂而成，为专门论述小儿疾病的著作。《四库全书总目提要》称其为"幼科之鼻祖，后人得其绪论，往往有回生之功"。其分上、中、下3卷，卷上为"脉证治法"，主要论述小儿脉法、生长发育、五脏所主、五脏病，急慢惊风、发搐、伤风吐泻、咳嗽、黄疸、盗汗、疳积、疮疹侯、初生疾病、小儿杂症等81种；卷中记"尝所治病二十三证"；卷下载儿科方药118首，为钱乙在前人古方的基础上化裁或创新而成。书中许多方剂对后世影响深远，对于读《小儿药证直诀》的感悟论述如下。

1. 小儿生理病理特点方面

钱乙在总结前人思想基础上，对小儿生理病理特点做了如下总结：其一指出小儿生理上主要表现为"脏腑娇嫩、形气未充"，即"五脏六腑成而未全……全而未壮"，虽脏腑的形和气均为不足，但以肺脾、肾、三脏不足尤为明显。肺主气司呼吸，小儿肺脏娇嫩，宣发功能不健全，常表现为呼吸不均，息数较促，同时腠理不固，外邪由皮毛而入，首先犯肺，故临床常见肺系疾病。脾胃常不足，故临床多见脾系疾病如积滞、呕吐、泄泻等疾病。肾为先天之本，生命之源。小儿本肾气未盛，肾精未充，加之小儿脏腑形气未充，不足以化生精血养肾中精气，故"肾主虚，无实也"，主要是针对"肾气未盛"而言的，常表现为立迟、齿迟、遗尿等疾病。其二认为小儿为纯阳之体，临床症状多以阳证、实证、热证为主，不宜过用热性药物，即所谓"小儿纯阳，无须益火"。在病理上认为"脏腑柔弱，易虚易实，易寒易热"，虚实是指小儿机体正气的强弱与疾病的邪气盛衰状况。小儿患病，初起常见邪气呈盛势的实证，但由于其病理特点，其正气易伤而虚，可迅速出现正气被损的虚证或虚实相兼之证。由于小儿"稚阴未长"，故易见阴伤阳亢，表现为热证；又由于小儿"稚阳未充"，故易见阳气虚衰，表现为寒证。小儿的易寒易热常常与易实易虚交错出现，形成寒证与热证迅速转化或兼挟。钱乙提出的小儿生理病理特点为后世儿科生理病理特点奠定了理论基础。

上述理论对于现代医家有较大的启迪意义，在辨证论治的过程中，应重视小儿的生理病理特点，生理方面最重要的就是小儿脾胃之体成而未全，脾胃之气全而未壮，脾胃运化不足，受纳腐熟功能不全。一方面小儿处于迅速生长阶段，但另一方面小儿脾胃功能状态与快速生长发育的需求不相适应，故每因饮食不当或调护失宜易引起脾胃运化功能异常，故临证时应注意顾护脾胃。病理方面，应重视小儿脏腑柔弱的特点，故用药宜轻灵柔润，中病即止，如祛邪不宜过用辛燥苦寒，所谓"小儿脏腑柔弱，不可痛击"。

2. 论述小儿五脏辨证

钱乙首创小儿五脏辨证，提出心主惊、肝主风、脾主困、肺主喘、肾主虚的五脏辨证纲领，区分五脏的寒热虚实证候，并根据五脏辨证纲领制定五脏补泻治疗法则，指导临床遣方用药，如心热用导赤散，肝热用泻青丸，脾热用泻黄散，肾虚用六味地黄丸，脾虚用益黄散等。同时钱乙注重面部望诊，提出"面上证"及"目内证"，《面上证》指出了左腮、右腮、额上、鼻、颏分别归属于肝、肺、心、脾、肾，可作为诊断疾病的依据。而《目内证》则提出"赤者，心热，导赤散主之；淡红者，心虚热，生犀散主之；青者，肝热，泻青丸主之，浅淡者补之；黄者，脾热，泻黄散主之；无精光者，肾虚，地黄散主之"。注重以目内颜色、光泽来诊察疾病，同时钱乙在诊察小儿疾病时除望面色之外，还注重与其他治法并用，以便更准确全面地进行疾病的诊断和鉴别诊断，如同为头身发黄的病症，钱乙认为如果"一身尽黄，面目指爪皆黄，小便如屋尘色，看物皆黄"属黄疸；若"面黄，腹大，食土，渴者"为脾疳；如果"自生而身黄者"，为胎疸。结合了中医的整体观念，这种诊断方法在当今仍具有极大的指导意义。

钱乙重视面部望诊的思想也启示我们，需重视四诊合参。随着现代科学技术的发展，我们可以依赖多种现代辅助检查手段，但也不能抛弃传统的中医四诊，尤其是望诊，所谓"小儿病有诸于内，必形诸于外"。小儿肌肤娇嫩，反应灵敏，凡外感六淫，内伤乳食，以及脏腑功能失调，或气血阴阳偏盛偏衰，均易从面、唇、舌等苗窍各部显现出来，其反映病情的真实性较成人更为明显，不易受患儿主观因素的影响，通过望诊可以观察患儿全身和局部情况。五脏辨证强调五脏本身证治，但并不孤立对待，而是从整体观出发，认为五脏之间，五脏与自然之间有相互联系，五脏可以相兼为病，四时气候对小儿五脏疾病有一定影响。因此，在临床上，应灵活运用五行生克乘侮理论，来辨别五脏相兼病证的虚实，判断预后，并采取相应治法，这也是其五脏辨证论治的一大特点。

3. 用药独具特色，剂型多样

钱乙总结小儿生理病理特点，强调五脏辨证，灵活化裁古方，创制了五脏补泻诸方，比如经典的六味地黄丸加减，如化桂附八味丸为六味地黄丸。因钱乙认为小儿为纯阳之体，而"肾主虚"，强调阴尚不足，故应以滋阴为主，故除肉桂、附子二味，变温补肾气之剂为滋补肾阴之方，三补三泻于一体，主治小儿肾虚诸证，后世化裁多种地黄丸系列之方。同时钱乙在化裁古方时用药灵活，在基础方上适当配伍，以适应不同证型的需要。如四君子汤加陈皮，名为异功散，以治虚冷吐泻；而四君子汤加藿香、木香、葛根，名为七味白术散，临床常用于治疗小儿脾虚泄泻、虚热作渴等。与此同时，钱乙还根据五脏的虚实寒热，创制了导赤散、泻白散等五脏补泻方剂，迄今仍广泛应用于临床。

小儿服药困难，疾病复杂，年龄不同药各异，钱乙别出心裁，组方多以丸、散、丹为主，而且组方精，用量少，便于小儿服用，足见钱氏在药物剂型和给药途径方面的造诣，对现在儿科用药剂型的选择和创新发展有重要的指导意义。现代临床儿科药物制剂有几十种，常用的有颗粒剂、冲剂、喷雾剂、灌肠剂、口服液、鼻黏膜吸收剂等，基本可以满足儿科用药要求。钱乙用药就少而精专，其组方结构明确，主治针对性强，因此现代儿科用药则严格遵循用药指标，可在保证疗效的前提下尽量精简组方，以减轻小儿消化道的负担。

4. 注重调理脾胃

其一是在辨证论治的过程中注重调理脾胃。钱乙认为脾胃失调是导致多种疾病的重要因素，也是引起小儿内伤病的病机关键。钱乙认为，儿科多种疾病均与脾胃有关，"疮疹、咳嗽、黄疸、肿病、夜啼"等病也与脾胃密切相关，因此顾护小儿脾胃在儿科疾病的诊治和治疗中尤为重要。其二是提出"脾主困"的思想。钱乙认为"脾主困，实则困睡，自热，饮水，虚则吐泻生风"。脾失健运有虚实两方面，实证包括痰食内阻、脾为湿困、气机升降失常等，虚证包括脾胃虚损、运化失司等。其三是主张运脾法。钱乙以"脾主困"为依据，强调脾胃气机的调理，以保护胃气为宗旨，畅达气机、恢复运化功能为目的，如异功散"治吐泻，不思乳食"的脾胃虚弱而兼气滞之证，方中以四君子汤补脾，加入陈皮一味以收补而不滞之功，更符合"脾主困"的病理特点。藿香散治"胃虚有热，面赤，呕吐涎嗽"，用柔润之麦冬配辛燥之半夏、藿香，加甘草补中，全方刚柔相济，既治虚热，又降逆止呕，令胃气降则和，用意之深令人感叹。其四是注重饮食调理。《小儿药证直诀》载方114首，而其中用"饭和丸""麦糊丸""粟米饭和丸""糯米饭和丸""蜜丸""米饮汤下""乳下"等方法共80有余，均有和胃扶脾之义。如泻青丸治肝热抽搐，因方中有苦寒之品，故"炼蜜和丸，砂糖温水化下"，避免损伤胃气。"白饼子治壮热"，方中虽有巴豆，但以糯米粉为丸，且"量小儿虚实用药""以利为度"；泻白散、泻黄散，虽曰泻剂，但药无苦寒直折，三香连丸（白附子香连丸、豆蔻香连丸、小香连丸）治泄泻与冷热痢，特以饭为丸，米饮汤下，也可顾护脾胃。同时在饮食护理方面，钱乙提出了"忌口""慎口""不可令饥""频与乳食"等观点。盖脾为后天之本，生化之源，脾健则气血充盈，气机调畅。

钱乙重视脾胃的思想对于后世也影响深远。由于小儿有"脾常不足"之生理特点，因此无论是饮食、外感、内伤，还是药之不慎，均可伤及脾胃。脾胃失调也就成为多种疾病的病机关键。因此，临证治疗上应始终以脾胃为重，时时顾护脾胃之气。这启示我们在临床用药时应攻邪不伤正，补正不滞邪，用药多寒温并投，并从柔调方面下功夫，以扭转时医滥用香燥刚伐药物之偏向。重视脾胃的思想也可改变目前中医儿科受现代西医用药的影响，多用清热解毒和寒凉攻下中药，滥用抗生素，因其苦寒甘寒之性从而损伤后天脾胃，导致脏腑功能失调，多种疾病反复发作的现状。

（刘　玥）

基于内经官窍理论，探思鼻之用在于通

肺在窍为鼻，肺气通于鼻，肺气充沛，肺鼻互相协调，完成鼻部通气及嗅觉的生理功能。但是，随着碰到的临床问题越来越多，深刻认识到鼻在诸多疾病中扮有特殊角色，尤其是儿科问题。抱着问题，回归经典，对鼻这一窍有了更深入的认识。

1.《黄帝内经》中的鼻

在《素问·阴阳应象大论》中有论："肺主鼻……在窍为鼻。"《灵枢·五阅五使》云："鼻者，肺之官也。"可见鼻为肺之官窍，而关于鼻之所功用，《灵枢·脉度》云："五脏常内阅于上七窍也，故肺气通于鼻，肺和则鼻能知臭香矣。"《素问·五脏别论》云："故五气入鼻，藏于心肺，心肺有病，而鼻为之不利也。"鼻为肺之外窍，但是要肺脏功能正常，鼻窍才能够完成行呼吸、知香臭的作用。

2. 鼻的生理结构

随着医学的发展，现在对鼻腔的结构有了深入的认识。鼻腔由鼻中隔分为左右两腔，外部由鼻孔与外界相通，后方的后鼻孔与鼻咽部相通，鼻咽部向下为口咽，但是鼻腔中又有着许多管道与其他相连通。

众所周知，人体4组鼻窦均有开口和鼻腔相通，但开口处稍有不同，上颌窦、额窦及前组筛窦为前组鼻窦，均开口于中鼻道；后组筛窦与蝶窦为后组鼻窦，前者开口于上鼻道，后者开口于蝶筛隐窝（图6-1）。

另外，有鼻泪管，上接泪囊，向下开口在下鼻道的前部。而在鼻咽部，其顶后壁有呈橘瓣状排列的淋巴组织团，是为腺样体。儿童的腺样体较大，目前儿童腺样体肥大也逐渐受家长及医生的重视。在鼻咽两侧壁有咽鼓管的咽口与鼓室相通，由于婴儿和儿童的咽鼓管较成人短、粗而平直，故中耳炎较成人为多。

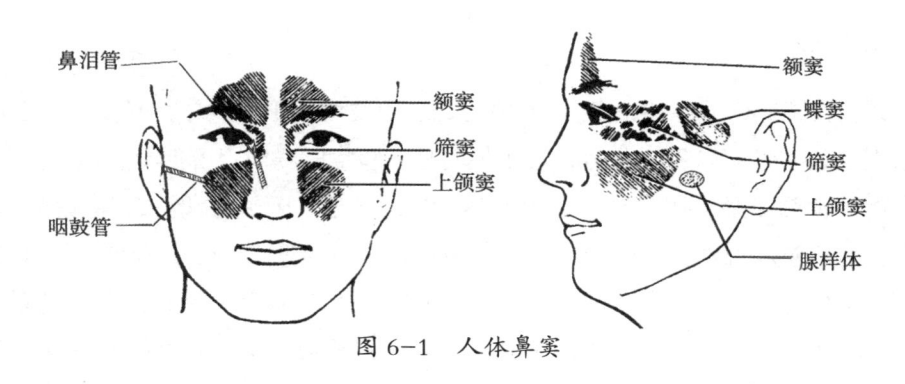

图6-1 人体鼻窦

不难看出，鼻腔四通八达，上通目，下通咽，外通耳，可谓是"襟三江而带五湖，控蛮荆而引瓯越"，是为诸头窍之机枢！

3. 鼻之用在于通的理论支持

鼻腔的位置和结构，无不提示鼻窍的特殊与重要，但是目前中医文献似乎未有鼻为诸窍之机枢等类似相关说法。倒是瑶医中有"鼻关总窍"的说法。但瑶医认为，胎儿自出生起就通过鼻的呼吸开始自身生命活动。眼可闭目休息，耳可避噪不闻，唯有鼻昼夜不停参与生命活动，时刻与外界保持着气体交换，故"鼻关总窍"。

《黄帝内经》中虽无明确提出鼻之用在于通，但有是意也。《素问·阴阳应象大论篇》云："清阳出上窍，浊阴出下窍。"人体的清阳之气走上七窍，耳目口鼻，同时五官七窍也需得脏腑清阳之气的温煦濡养，才能发挥正常的生理功能。《灵枢·邪气脏腑病形》曰："十二经脉，三百六十五络，其血气皆上于面而走空窍，其精阳气上走于目而为睛，其别气走于耳而为听，其宗气上出于鼻而为臭，其浊气出于胃，走唇舌而为味。"

若清阳不升，浊阴乘虚而入，充塞诸窍，则患窍疾。《黄帝内经素问集注》有注曰："阳因而上，卫外者也。如人之阳不固密于上，不卫护于外，则邪走空窍而为害矣。"譬如鼻渊（鼻窦炎）。所谓"浊气在上，则生䐜胀"，鼻渊之患儿，时有头胀头痛，甚有耳闷耳痛（中耳炎）者，此之故也。《素问玄机原病式》中也提到："人之眼、耳、鼻、舌、意、神识能为用者，皆升降出入通利也，有所闭塞，不能为用也。"

是故"上窍冲虚而不滞塞，清和而不烦热者，清气升而浊气降也"，清灵通利是诸窍之所用，而鼻之所处，诸头窍之机枢，如今之交通枢纽也，类比取象，更当以通畅为要。

是以愚以为，鼻为头窍之机枢，其用重在通利，凡临证有鼻渊、鼻衄、耳闷、鼻塞、久咳、头痛等病症因鼻窍不利所致者，宜合通利鼻窍之法也。

4. 临床应用

孙某，女，6岁，于2022年1月10日因"反复咳嗽1个多月"就诊。患儿近1个月来出现反复咳嗽，以晨起及运动后咳嗽明显，咳嗽时喉间痰音明显，咳痰欠畅，咳剧伴呕吐，流涕不显，稍有擤鼻，无发热，胃纳一般，夜寐打鼾，二便无殊。舌红，苔薄白，脉略数。近期使用辅舒酮、孟鲁司特钠、通窍鼻炎颗粒仍未见明显好转。西医诊断：上气道咳嗽综合征。中医诊断：久咳——肺失宣降。治以川芎茶调散加减，川芎、石菖蒲、白芷、辛夷、薄荷各6 g，荆芥、路路通、防风、皂角刺各10 g，细辛3 g，颗粒剂，共3剂，日1剂分两次开水冲服。2022年1月12日复诊，咳嗽较前好转，稍有流涕，服药后当夜始既未再打鼾，胃纳一般，伴有口气。原方加佛手、山楂以健脾消食，再进3剂而咳嗽见愈。

按语：患儿反复咳嗽1个多月，属慢性咳嗽，咳嗽以晨起及运动后明显，咳剧伴呕吐，先前使用辅舒酮及孟鲁司特钠效果欠佳，故暂不考虑为咳嗽变应性哮喘，结合患儿有打鼾，咳嗽痰音重，但肺部听诊大致正常，考虑为肺失宣降、鼻窍不通所致，故以宣通鼻窍、祛风散邪为治，选川芎茶调散加减。取法邵师加皂角刺、路路通这一药对，以重开导上焦之力，再以石菖蒲芳香清冽，辛通四达，开窍豁痰。全方以一"通"字为用，虽无一味止咳药，而因鼻窍得通，邪气外驱，阳气和利，肺气和畅，则咳嗽见愈。

川芎茶调散为疏风之剂，虽以治外感风邪头痛见于教材，然不可不谓其为清利头窍之要剂也。愚临床遇之因鼻窍不通所致头痛、鼻塞打鼾、久咳，加减用之收效颇佳。若以通窍之角度观之，方中之薄荷是为点睛之药。《药品化义》云："薄荷，味辛能散，性凉而清，通利六阳之会首，祛除诸热之风邪。取其性锐而轻清，善行头面。"薄荷性锐而轻清，直取头面，而六阳之会首者，即为头也，清利头窍。故历代医家均认为薄荷大治头疼、目疼、鼻渊、鼻塞、齿疼、咽喉肿疼等症，皆应其大能通利开郁也。

愚才疏学浅，个人拙见，贻笑大方，还请见谅。

（田浦任）

《厘正按摩要术》读书心得

按摩之法古已有之，经曰：悍者，按而收之。早在唐朝时官方医学已设置按摩专科，今日推拿，实其遗法。故有古之按摩，今之推拿之说。近代儿科推拿名家张振鋆汇通古今，著成《厘正按摩要术》详细介绍推拿要义、手法、辨证及应用，今得拜读，收获良多。

1. 医之大者，博采众长，普法济世

相较于中药、针灸，按摩之法历代多在民间广泛流传使用。如序言中所言："按摩之法，民间多妇人女子习是术，不知医理，不知经络、穴道为何，不知表里寒热虚实病证为何，不知八法为何，而概以手推抹，未能尽推拿动伸之妙，实则害已！"张先生负济世之志，肆力于医，得周氏推拿书二册，不曾秘藏，订其紊乱，正其谬，意在推展流传，以救人命。更采先哲名言，外治良法，以附益之，辨证立法，考穴绘图，井井有条，粲然大备，诚活人之要术，保幼之新书也。越人云：人之所患患病多，医之所患患道少。医者得此书而习之，可免道少之讥。推拿家得此正传，亦不致遗殃幼小。此书不仅能为医者提供借鉴学习，该书中还有一些简便适用于日常生活的"对症治疗"的推拿手法，如按肚角，"肚角在脐之旁，用右手掌手按之，治腹痛，亦止泄泻"。针对此部位通常采用摩腹的操作手法，"摩腹用掌心团摩满腹上，治伤乳食，周于番"。这些推拿治疗效果显著，简便易行，无毒副作用。即是穷乡僻壤，有病无医，根据法则治疗，均能取效。行见按摩所及，着手生春。

2. 法无贵贱，以效择之

中医学经历几千年的发展和传承，形成一个理论较为完整、治法多样的医学体系，推拿、按摩、针灸、拔罐、中药等治病手段都是中医学的重要组成部分。旧时中医师大多能针药外治并施，因时因地因人制宜，选择最适宜有效的治法；然今日之医，多重药而轻其他，行医治病，多择其一端，少有"全能"之才，而每每疗效平平而不知其因。古云"岐黄疗病之法，针灸而外，按摩继而尚之"，针对小儿习性特点，张氏充分肯定了按摩的医学地位，坚持"小儿不喜药，推拿（按摩）于小儿最宜"。现代医学实践证明，推拿等外治手法不仅在儿科具有较好效果，在其他人群和疾病中亦有一席之地。这也启示我们学习、传承中医，不能自断其臂，以偏概全，要不断拓展自己的医疗手段，以病患为中心，针对病情，给出最适宜之法。

3. 病证不辨，不可治也

通观《厘正按摩要术》，张氏强调按摩推拿操作是作为医疗手段，首要在于"辨证施术"，强调守住"辨证"这个前提。凡例中曰："证宜先也。"因小儿脏腑娇嫩，功能未充，病机传变迅速，稍有不慎，贻误病情。推拿是治病之法，亦需谨慎使用，因此书中详细介绍小儿疾病的辨证方法及其出处，以脏腑辨证来选择相应的用法用穴，形成了脏腑辨证—依证立法—穴法有性—辨证列证的小儿推拿学的辨证施治经典，先辨表里寒热虚实病证，再选温清补泻等治法。书中并附以案例进行系统描述，旨在指导后人，先明辨是非而后施术论治。

4. 小儿推拿手法的规范性和规定性

小儿推拿用穴，以脏腑辨证立法，重点在于穴位手法有性论，如取天河水法：法主大凉，病热者用之，取清凉退热之义，天河水在总经之上，曲池之下。蘸水，由横纹推至天河，为清天河水；蘸水由内劳宫推至曲池，为大推天河水；蘸水，由曲池推至内劳宫，为取天河水，均是以水济火。苍龙摆尾法：法能退热开胸，医右手拿儿左手食中名3指，以左手从总经起，搓摩至天河及斗肘，手法略重，自斗肘又搓摩至总经，一上一下三四次，又将左手大食中三指捏儿斗肘，右手照前拿法，摇动9次。因而可见，推拿手法有动作的规范性和规定性的特点。

5. 张氏推拿手法在儿科腹泻中的应用

运用推拿治疗小儿腹泻历史悠久，在长期实践中，其操作方式经历了由简到繁、从粗到细的演变；其作用机理也愈发清晰和完备。张氏在小儿腹泻推拿治疗上颇有经验，根据小儿的生理病理特点，泄泻的病因主要有内因、外因两类，内因脾胃虚弱，脾胃阳虚，外因感受外邪，饮食所伤。正如《幼科发挥》所云："泄泻有三，寒热积也。"张氏对前人治疗腹泻的用穴做了较为完整的总结，其用穴以脾经、手阴阳、脐及龟尾为主，脾经穴具有健脾胃、补气血之效；手阴阳可以调和一身之阴阳气血，行气消食；脐及龟尾二穴是止泻的常用对穴，具有温中止泻、健脾、消食、调理大肠等功效，现今也常常把这二穴与腹和七节骨二穴同用称为"止泻四法"。单式手法以推法、揉法、掐法3种手法为主，按、运、搓、分合法等手法为辅；复式手法使用较为均衡，作用分别为消食、行气、清热、解表等。在用穴分布规律上以上肢部穴位为主，躯干及下肢部次之，头面部最少，体现了张氏在对腹泻的治疗中主张以健脾止泻为主，寒热阴阳同调的治疗理念。健运脾胃是泄泻治疗的治本之法，脾健则水湿运化，胃和则水谷腐熟，脾健胃和，则升清化浊，气血化生，泄泻自愈。且小儿脏腑娇嫩，脾胃发育未臻完善，即"脾常不足"，在治疗上更应注重健运脾胃，故泄泻治疗中，健脾手法的应用是治疗求本的关键，以达到标本兼治的目的。在治疗小儿腹泻时许多医家采取补肾水的方法，肾水具有固肾温阳、调节二便的功效，但张氏又有鲜明的个人特色，指出"内治宜分消，宜温补"，采用推清肾水手法，颇有"利小便而实大便"之意。

总体而言，张氏的经验为我们学习小儿推拿留下了宝贵财富。然而推拿技艺实践性强，法理虽清，但临证效果也因施术者不同、手法不同而产生较大差异，因此只有通过不断实践，才能将其内化吸收，逐步领悟推拿之奥妙。

（葛　亮）

《小儿药证直诀·变蒸》浅思

变蒸是古代医家对婴幼儿生长发育现象的一种描述，历朝历代都有医家对其进行论述。随着医学的不断成熟，医家们对小儿疾病的认识亦不断深化。故而明清以来，可见诸家对变蒸的认识未有大的突破，甚至不乏有对变蒸产生质疑者。本着站在现在的角度回望学习变蒸，及对前人经验的总结，读《小儿药证直诀·变蒸》，略有思索，现论述如下。

1. 钱乙理解的变蒸

自两汉起就有各医家对变蒸进行阐述，相互之间有所异同，又有所发展。隋代巢元方《诸病源候论》中提及"变者上气，蒸者体热"。而钱乙首次提出了"变者，易也"，所谓"易"者，改变也，亦为有异于前。"变每毕，即情性有异于前。何者？长生脏腑智益故也"，明确提出所谓之变为脏腑成熟，是为变生五脏六腑之神智。并且钱乙论述了他认为的脏腑变生次第：肾（膀胱）→心（小肠）→肝（胆）→肺（大肠）→脾（胃）。而钱乙一重要学术思想即是重视脏腑辨证，从他认为的变蒸脏腑变生顺序来看，也可见一斑。

对于蒸的解释，钱乙提到："自生下，骨一日十段而上之，十日百段。三十二日计三百二十段，为一遍。亦曰一蒸。""凡一周遍，乃发虚热，诸病如是。十周则小蒸毕也。"可见钱乙在前人认为蒸者为热的基础上，也表达了蒸为长骨骼之意。明代龚云林言"变则精神易，蒸则骨骼成"，可谓一言概括。

值得一提的是，钱乙言变蒸，非为出生后在变蒸期才长五脏六腑，而是说小儿在母亲怀胎时，已生五脏六腑，只是成而为全。变蒸不是变生脏腑，而是使脏腑功能更加完善。

对于变蒸的处理，钱乙认为这是小儿正常的生理过程，"是以小儿须变蒸"。虽每一变，其发各有不同之症状，如有耳与尻冷，发汗出而微惊，目不开而赤，肤热而汗或不汗，不食，肠痛而吐乳。但整体治疗保持一个原则，即"不可余治"，不需进行多余的治疗，唯"不汗而热者，发其汗。大吐者，微下"，如是而已。

总而言之，钱乙认为变蒸是小儿出生后都需要的一种生长发育变化，其间会改易小儿五脏六腑，生精神，异情性，长骨及齿牙。对于期间伴随出现的症状，适当处理，不需过多干预。

2. 现在对变蒸的认识

要详细阐述变蒸是一个复杂的问题，不过大家主要还是对于变蒸过程中的两个方面进行探讨，一个是发热，一个是生长发育规律。

王伏峰在《试论小儿变蒸学说》一文中，认为小儿体温调节机制尚不完善，各种生化反应不断地从平衡到不平衡，无数微观代谢反映的热力学不平衡，累积到一定程度，就可能自发地出现阶段性的低热。也有学者认为变蒸发热可能也跟出牙等相关。

而关于变蒸提及的情志等发育相关问题，汪受传等认为，变蒸学说与现代医学的枢纽龄学说相比较，共同揭示了婴幼儿心身发育具有一定的规律。

枢纽龄学说是美国儿科专家盖泽尔提出的关于小儿生长发育规律的学说。盖泽尔通过观察发现，正常儿童各类行为范型的显现与年龄有关，其中有其必然的规律性。他将婴幼儿划分为22个组龄，不同的组龄标志着不同的进展时期。其中56周以下每4周为一个组龄，15～24个月每3个月为一个组龄，24～42个月每6个月为一个组龄。盖泽尔的研究说明，4周、16周、28周、40周、52周、18个月、24个月、36个月时，儿童在行为上显示出特殊的飞跃进展。这些年龄时期称为"枢纽龄"。

有趣的是，这个组龄的划分，与变蒸的时间周期十分接近。"故以生之日后，三十二日一变"，32天与4周（28天）可谓相当。至于整个变蒸的时间长短，不同医家有不同看法。钱乙认为大致为320天，小儿一岁左右，"经云：变且蒸，谓蒸毕而足一岁之日也"。而婴幼儿期，儿童在体魄生长、运动、语言、智能及社会适应能力等方面确实显示出特殊的飞跃进展。也就是说，变蒸周期是古代医家对小儿生长发育进程中标志性时期的一个总结。而我国古代对婴幼儿这种迅速的心身发展规律观察，足足比西方提早了很多。

3. 变蒸学说的延展

变蒸学说至明清后就发展比较缓慢，结合现在儿童生长发育特点，及小儿脏腑成而未全，全而未壮，细细思索，不禁有所思悟。既然脏腑神智有变成次第，那小儿脏腑从有形至成熟是否也有时间次第耶？

　　此非无根之由，《素问·上古天真论》有载："（女子）二七，而天癸至，任脉通，太冲脉盛，月事以时下，故有子""（丈夫）二八，肾气盛，天癸至，精气溢泻，阴阳和，故能有子"。所谓天癸，是促进人体生长、发育和生殖机能，维持妇女月经和胎孕所必需的物质。其与肾气的变化密切相关，肾气初盛，天癸亦微；肾气既盛，天癸蓄极而泌；肾气渐衰，天癸乃竭。由此可见，肾脏的成熟期，大致在女子二七，男子二八之数，与现在的青春期相当。故而可见肾是在成人之前方逐渐成熟的。

　　肾且如此，其余脏腑是否亦有迹可循乎？结合自身体悟，思之，婴儿自出生始，即赖之一口呼吸，肺之功用随之完备。而随后，婴儿即开乳食，其所生化赖脾之本。故而思之儿童伊始，当以肺脾首先逐步生长成熟。"天气通于肺，地气通于嗌"，肺脾二脏实属生之本，最先成熟。

　　而随之儿童生长，逐渐学会自我思索，性情初定，神明稳固，盖心肝自肺脾后逐渐成熟。然如黎明前之黑暗，当孩童脏腑初壮之际，最易受之偏颇动荡，易发相关脏系疾病。故幼儿大致以肺脾疾病多见，学龄期以心肝疾病多见，而至青春期左右肾系疾病亦多。

　　而肺脾先成熟，则更易受喂养调护等影响，是以有小儿肺脾不足之言；而肾最晚成熟，儿童从生理角度而言，一直处于肾气未盛，相较而言，故而有小儿肾常虚之论；而心肝为阳脏，肾之不足，肾水不充，不足以制约，小儿心肝常有余盖如是也。可谓与三不足二有余理论相印证。

　　故愚之所想，儿童脏腑成壮亦有次第，大致肺脾→心肝→肾，对应不同时期也，故而在儿童不同时期，亦当尤其注意相关脏腑调护。自是粗陋之语，粗陋之思，敬请指正。

（田浦任）